D1728134

Berliner Beiträge zu Bildung, Gesundheit und Sozialer Arbeit

Band XI

Ambulant betreute Wohngemeinschaften für Menschen mit Demenz

Entwicklung, Strukturen und Versorgungsergebnisse

Karin Wolf-Ostermann
Andreas Worch
Johannes Gräske

Berlin 2012

Schibri-Verlag   Berlin • Milow • Strasburg

Die Schriftenreihe der Alice Salomon Hochschule Berlin thematisiert aktuelle Erkenntnisse und wichtige Positionen. Ziel ist es, fruchtbare Diskussionen auf den Weg zu bringen und den wechselseitigen Transfer zwischen Wissenschaft und Praxis im Bildungs-, Gesundheits- und Sozialbereich zu initiieren und zu intensivieren.

© 2012 by Schibri-Verlag
Meininger Straße 4
10823 Berlin
E-mail: info@schibri.de
Homepage: www.schibri.de

ISBN 978-3-86863-099-2

INHALTSVERZEICHNIS

ABBILDUNGSVERZEICHNIS

TABELLENVERZEICHNIS

ABKÜRZUNGSVERZEICHNIS

ADL	Aktivitäten des täglichen Lebens
AES	Apathy Evaluation Scale
ANOVA	Varianzanalyse
BEM	bewegungseinschränkende Maßnahmen
BMFSFJ	Bundesministerium für Familie, Senioren, Frauen und Jugend
BMG	Bundesministerium für Gesundheit
BMI	Body-Mass-Index
BSfGS	Berliner Senatsverwaltung für Gesundheit und Soziales
BSHG	Bundessozialhilfegesetz
BUKO-QS	Bundeskonferenz zur Qualitätssicherung im Gesundheits- und Pflegewesen e. V.
CMAI	Cohen-Mansfield Agitation Inventory
DBfK e. V.	Deutscher Berufsverband für Pflegeberufe e. V.
DEGAM	Deutsche Gesellschaft für Allgemeinmedizin
DeWeGE	Berliner Studie zur outcomebezogenen Evaluation der gesundheitlichen Versorgung von Menschen mit Demenz in ambulant betreuten Wohngemeinschaften
DIMDI	Deutsches Institut für Medizinische Dokumentation und Information
DNQP	Deutsches Netzwerk für Qualitätsentwicklung in der Pflege
DSM	Diagnostisches und Statistisches Manual Psychischer Störungen
FEM	Freiheitsentziehende Maßnahme
FSJ	freiwilliges soziales Jahr
GDS	Global Deterioration Scale
GLM	General Linear Model
ICD	Internationale Klassifikation der Krankheiten
IGOS	Institut für sozialpolitische und gerontologische Studien
IQWIG	Institut für Qualität und Wirtschaftlichkeit im Gesundheitswesen
MAE	Mehraufwandsentschädigung
MAG	Malnutrition Advisory Group

MDS	Medizinischer Dienst der Spitzenverbände der Krankenkassen e. V.
Mio	Million
MmD	Menschen mit Demenz
MMSE	Mini Mental State Examination
MuG	Möglichkeiten und Grenzen der selbstständigen Lebensführung
MUST	Malnutrition Universal Screening Tool
NPI	Neuropsychiatric Inventory
NPS	Neuropsychiatrische Symptome
PEG	Perkutane endoskopische Gastrostomie
QoL	Lebensqualität
QUALIDEM	Instrument zur Messung der Lebensqualität bei Menschen mit Demenz
RAI	Resident Assessment Instrument
s	Standardabweichung
SGB	Sozialgesetzbuch
SWA	Selbstbestimmtes Wohnen im Alter e. V.
SWB	Spezialwohnbereich
u. a.	unter anderem
VBVG:	Vormünder- und Betreuervergütungsgesetz
vs	gegenüber
WG	Wohngemeinschaft
WGQual	Forschungsbasierte Qualitätsentwicklung zur Stärkung von Lebensqualität und präventiven Potenzialen in ambulant betreuten Wohngemeinschaften für pflegebedürftige ältere Menschen
WHO	Weltgesundheitsorganisation
WTG	Gesetz über Selbstbestimmung und Teilhabe in betreuten gemeinschaftlichen Wohnformen (Wohnteilhabegesetz)
z.B.	zum Beispiel
Ø	Durchschnitt

VORWORT UND DANKSAGUNG

Demenzen gehören zu den sowohl schwerwiegendsten psychiatrischen Erkrankungen als auch zu den häufigsten Erkrankungen im Alter. Die zu erwartende starke Zunahme demenziell erkrankter Menschen wird die Gesellschaft in den nächsten Jahren vor zunehmende Herausforderungen in der medizinischen und pflegerischen Versorgung stellen, nicht zuletzt auch unter ökonomischen Gesichtspunkten. Weltweit haben sich inzwischen neben langjährig etablierten, vollstationären Versorgungsformen in traditionellen Pflegeheimen kleinräumige Versorgungsarrangements entwickelt, die auf eine familiennahe und alltagsnahe Versorgung abzielen. In Deutschland bildet Berlin einen Schwerpunkt in der Entwicklung von ambulant betreuten Wohngemeinschaften für pflegebedürftige Menschen (WG), insbesondere für Menschen mit Demenz. Während über die Realität, Strukturen, und Outcomes der Versorgung in stationären Pflegeheimen in den letzten Jahren verschiedene Studien und auch Berichte des Medizinischen Dienstes der Gesetzlichen Krankenversicherungen (z. B. MDS 2007; Seidl et al. 2007) Aufschluss geben, fehlen diese Informationen bezüglich WG bisher weitgehend. Ambulant betreute WG sind im allgemeineren Bewusstsein oft positiv konnotiert, allerdings fehlten lange Zeit belastbare wissenschaftliche Ergebnisse zu Versorgungsstrukturen und Versorgungsoutcomes in diesem Segment, die auch einen validen Vergleich mit anderen Versorgungsformen erlauben. Das vorliegende Buch soll deshalb zum ersten Mal umfassend über Hintergründe und Versorgungsgeschehen in WG für Menschen mit Demenz informieren und die Entwicklung von ambulant betreuten WG in Deutschland nachzeichnen. Nach einem kurzen Überblick zu Epidemiologie und Versorgungskosten demenzieller Erkrankungen soll zunächst eine Charakterisierung ambulant betreuter WG gegeben und ihre Entwicklungsgeschichte in Deutschland erläutert werden. Im Anschluss daran werden Ergebnisse der ersten öffentlich zugänglichen Studie aus dem Jahr 2006 (Wolf-Ostermann 2007; Wolf-Ostermann & Fischer 2010), in der erstmals Grundlagendaten zu ambulant betreuten WG in Berlin erhoben wurden, berichtet. Die nachfolgenden Kapitel beschreiben Ergebnisse der vom Bundesministerium für Gesundheit (BMG) im Rahmen des Leuchtturmprojekts Demenz geförderten Forschungsprojekte „Berliner Studie zur outcomebezogenen Evaluation der gesundheitlichen Versorgung von Menschen mit Demenz in ambulant betreuten Wohngemeinschaften – DeWeGE" (Fischer & Wolf-Ostermann 2008). Dies sind zum einen Ergebnisse, die auf einer Querschnittuntersuchung aller ambulant betreuten WG in Berlin im Jahr 2009 beruhen und eine detaillierte Analyse der Nutzer- und Versorgungsstrukturen sowie vergleichende Analysen zwischen WG und Spezialwohnbereichen (SWB) in Berliner Pflegeheimen unter Berücksichtigung sozio-demografischer und erkrankungsspezifischer Einflussvariablen erlauben. Zum anderen wurde das Versorgungsgeschehen in ambulant betreuten WG anhand bewohnerbezogener Outcomes methodisch fundiert über ein Jahr nachverfolgt und mit dem anderer spezialisierter Versorgungsangebote verglichen. Ziel aller Studien war es dabei explizit, wissenschaftliche Ergebnisse zu erzielen, die eine hohe Praxisrelevanz aufweisen. Die Schlussfolgerungen und Empfehlungen aus den Projekten ermöglichen es, Stärken und Schwächen der untersuchten Versorgungsformen für demenziell erkrankte Menschen zu identifizieren und darauf aufbauend weitergehende Empfehlungen für die Gestaltung kooperativer vernetzter Versorgungsstrukturen für demenziell Erkrankte unter Berücksichtigung unterschiedlicher beteiligter Professionen und Institutionen auszuarbeiten. Die Ergebnisse werden anschließend miteinander verglichen und vor dem Hintergrund – auch internationaler – Ergebnisse zur Versorgung von Menschen mit Demenz diskutiert und in ihrer Relevanz eingeordnet. Ein Fazit zur derzeitigen Situation der Versorgung von Menschen mit Demenz in ambulant betreuten WG sowie ein Ausblick auf zukünftige Entwicklungen und Versorgungserfordernisse runden die vorliegende Publikation ab.

Für die zuteil gewordene Unterstützung – ohne welche die Durchführung der Studien in der vorliegenden Form nicht möglich gewesen wäre – möchten wir uns an dieser Stelle bei allen Beteiligten ganz herzlich bedanken. Hierzu zählen insbesondere die Kooperationspartner aus den Vereinigungen der Leistungsanbieter – wie z. B. der Anbieterverband qualitätsorientierter Gesundheitspflegeeinrichtungen e. V., Diakonisches Werk Berlin-Brandenburg – schlesische Oberlausitz e. V., Paritätischer Wohlfahrtsverband LV Berlin e. V., die Alzheimer-Gesellschaft Berlin e. V. sowie die Berliner Senatsverwaltung für Integration, Arbeit und Soziales. Die Berliner Studie zur outcomebezogenen Evaluation der gesundheitlichen Versorgung von Menschen mit Demenz in ambulant betreuten WG, die unter Leitung der Alice Salomon Hochschule Berlin in Zusammenarbeit mit der Charité-Universitätsmedizin Berlin – Institut für Medizinische Soziologie durchgeführt wurde, wurde durch das BMG im Rahmen des Leuchtturmprojekts Demenz gefördert. Für diese Unterstützung danken wir unserem Förderer ausdrücklich.

Wir bedanken uns auch für das große Verständnis und die Unterstützung bei den vielen Beteiligten auf Seiten der ambulanten Leistungserbringer, die durch ihre zahlreiche Beteiligung an den Umfragen die vorliegenden Studien erst ermöglicht haben. Es ist als ein Zeichen besonderen Engagements und auch als ein Hinweis auf ein bestehendes Qualitätsbewusstsein zu werten, dass diese trotz oft knapper eigener zeitlicher Ressourcen bereit waren, zu einer praxisnahen Forschung beizutragen.

Und nicht zuletzt gilt ein großer Dank allen Studienteilnehmerinnen und Studienteilnehmern sowie ihren Angehörigen, die in Zeiten hoher eigener Belastung bereit waren, an den Studien teilzunehmen. Wenn es mit den Ergebnissen dieser Studien gelingt, zur Verbesserung der Versorgung demenziell erkrankter Menschen in der einen oder anderen Form beizutragen, ist dies vielleicht der beste Dank für die vielfältige Unterstützung aller Beteiligten.

Berlin, im Februar 2012

Prof. Dr. Karin Wolf-Ostermann, Andreas Worch, Dipl. Pflegewirt (FH)
Johannes Gräske, Dipl. Pflegewirt (FH), Alice Salomon Hochschule Berlin

1. Einleitung

Eine ansteigende Lebensspanne sowie eine abnehmende Geburtenrate führen in den nächsten Jahren zu deutlichen Veränderungen in der demografischen Altersstruktur der Bundesrepublik Deutschland. Bis 2050 erhöht sich die Zahl der 65- bis unter 80-Jährigen von 12 Millionen im Jahr 2005 auf 13 Millionen (Statistisches Bundesamt 2006: 23). Die Gruppe der 80-Jährigen und Älteren wächst um das Dreifache von 3,7 Millionen im Jahr 2005 auf annäherungsweise 10 Millionen (ebd.). Im Land Berlin wird sich die Gruppe dieser so genannten Hochaltrigen innerhalb der nächsten drei Dekaden schätzungsweise verdoppeln (Ärztekammer Berlin 2010). Konsequenzen der Bevölkerungsalterung sind u. a. die Zunahme von einerseits bestimmten altersspezifischen Erkrankungen und andererseits der Anteile von Personen mit Mehrfacherkrankungen (Wurm & Tesch-Römer 2006). Für die Altersgruppe der 55- bis 69-Jährigen folgt daraus beispielsweise, dass schon die meisten Personen in diesem Alter von zwei und mehr Erkrankungen betroffen sein werden. Hieraus resultiert ein Anstieg der Pflegebedürftigkeit. Zwischen 1999 und 2005 stieg die Anzahl der Pflegebedürftigen im Bund um ca. 6 % (Statistisches Bundesamt 2008a: 4) und neben Bremen am stärksten im Land Berlin um etwa 19 % (Statistisches Bundesamt 2008b: 20). Mit der Zunahme des Anteils älterer und hochaltriger Personen in der Gesellschaft und der Veränderung in der (Multi-)Morbidität im Alter wird die Frage nach den Versorgungserfordernissen und -bedarfen zunehmend wichtig. Bereits im dritten Altenbericht (BMFSFJ 2001: 16) wird darauf hingewiesen: *„Die Anzahl älterer, kranker und beeinträchtigter Menschen wird zweifelsfrei zunehmen. Eine besondere Herausforderung stellt in diesem Zusammenhang die bereits heute zu verzeichnende Zunahme der Demenzerkrankungen dar."*

1.1 Demenzerkrankungen

Demenzen werden in der aktuellen internationalen statistischen Klassifikation der Krankheiten und verwandter Gesundheitsprobleme (ICD-10) folgendermaßen klassifiziert: *„Demenz (F00–F03) ist ein Syndrom als Folge einer meist chronischen oder fortschreitenden Krankheit des Gehirns mit Störung vieler höherer kortikaler Funktionen, einschließlich Gedächtnis, Denken, Orientierung, Auffassung, Rechnen, Lernfähigkeit, Sprache und Urteilsvermögen. Das Bewusstsein ist nicht getrübt. Die kognitiven Beeinträchtigungen werden gewöhnlich von Veränderungen der emotionalen Kontrolle, des Sozialverhaltens oder der Motivation begleitet, gelegentlich*

treten diese auch eher auf. Dieses Syndrom kommt bei Alzheimer-Krankheit, bei zerebrovaskulären Störungen und bei anderen Zustandsbildern vor, die primär oder sekundär das Gehirn betreffen." (DIMDI 2012) Dem diagnostischen und statistischen Manual psychischer Störungen (DSM IV 2003) zufolge wird eine Demenz dann diagnostiziert, wenn *„mehrere kognitive Defizite vorliegen, die sich zeigen in: Gedächtnisbeeinträchtigung plus mindestens eine der folgenden Störungen:*
Aphasie: Störung der Sprache
Apraxie: beeinträchtigte Fähigkeit, motorische Aktivitäten auszuführen
Agnosie: Unfähigkeit, Gegenstände zu identifizieren bzw. wiederzuerkennen
Störung der Exekutivfunktionen, d.h. Planen, Organisieren, Einhalten einer Reihenfolge.
Diese kognitiven Defizite verursachen eine signifikante Beeinträchtigung der sozialen und beruflichen Funktionen und stellen eine deutliche Verschlechterung gegenüber einem früheren Leistungsniveau dar. Die Defizite treten nicht als Teil einer rasch einsetzenden Bewusstseinseintrübung (= Delir) auf. Die Störung kann nicht einem anderen primären psychischen Leiden, wie endogene Depression oder Schizophrenie, zugeschrieben werden." (DSM IV 2003)
Die Prävalenz demenzieller Erkrankungen nimmt mit dem Alter deutlich erkennbar zu und gehört zu den *„häufigsten und folgenreichsten psychiatrischen Erkrankungen im höheren Alter"* (Weyerer 2005: 7). Pro Jahr treten ca. 200.000 Neuerkrankungen auf, so dass im Jahr 2050 mehr als zwei Millionen Menschen an einer Demenz erkrankt sein werden (Ziegler & Doblhammer 2009; Deutsche Alzheimer Gesellschaft 2008; Bickel 2001; Bickel 2000). Nach Weyerer & Bickel (2007) beträgt die durchschnittliche Prävalenz von Demenzerkrankungen in der Bundesrepublik Deutschland derzeit etwa 7 %. Die nachfolgende Abbildung 1 zeigt eine Schätzung von Prävalenz- und Inzidenzraten von Demenzerkrankungen in Deutschland aufgrund von Krankenkassendaten aus dem Jahr 2002 (Ziegler & Doblhammer 2009).

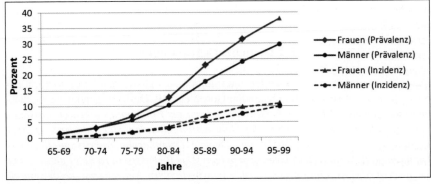

Abb. 1:   *Prävalenz und Inzidenz von Demenz in Deutschland (Ziegler & Doblhammer 2009: 285f.)*

Die diesen Schätzungen zugrundeliegenden Daten dürften jedoch die tatsächlichen Prävalenzen und Inzidenzen der Erkrankung eher unterschätzen, da sie auf der Basis von ICD-10-Diagnosen beruhen. Eine zuverlässige Diagnose von Demenzerkrankungen ist jedoch oftmals nicht gegeben, da z. B. Hausärzte eine Demenz oft erst sehr spät oder gar nicht diagnostizieren (Laux et al. 2010). Schäufele et al. (2006) untersuchten in ihrer Studie, wie hoch der Anteil von Menschen mit Demenz in Privathaushalten ist, die tatsächlich eine ärztlich diagnostizierte Demenz aufweisen. Lediglich bei 49 % der in dieser Studie als demenziell erkrankt eingestuften Personen hat jemals eine ärztliche Abklärung der kognitiven Einschränkungen stattgefunden und nur 31,3 % wiesen tatsächlich eine diagnostizierte Demenz auf. Die häufigsten Formen einer diagnostizierten Demenz sind nach Schneider (2011: 208 f.) mit großem Abstand die Alzheimer Demenz mit 60 %, gefolgt von vaskulären und gemischten Demenzen (jeweils ca. 15 %). Lewy Körperchen-Demenz, frontotemporale und sonstige Demenzen spielen eher eine untergeordnete Rolle (vgl. auch MDS 2009: 148 ff.). Während für die direkt von der Erkrankung betroffenen Menschen mit Demenz (MmD) und ihre Angehörigen Fragen der Therapie/Versorgung und einer weitgehenden Autonomie, Würde und Lebensqualität trotz einer derzeit nicht heilbaren Erkrankung (Herholz & Zanzonico 2009; Qaseem et al. 2008) im Vordergrund stehen, ergeben sich gesellschaftlich daneben auch Fragen der Finanzierung einer angemessenen Versorgung. Der Welt-Alzheimer-Report aus dem Jahr 2010 (Wimo & Prince 2010) nennt für das Jahr 2010 weltweit 758,54 Mio. Menschen im Alter über 60 Jahren, von denen bei einer geschätzten Prävalenz von 4,7 % 36,56 Mio. von einer Demenzerkrankung betroffen sind und deren Zahl sich bis zum Jahr 2050 etwa verdreifachen wird. Für Westeuropa wird aufgrund der bereits ungünstigeren demografischen Struktur „nur" von einer Verdoppelung der Demenzerkrankten (6,98 Mio. in 2010 auf 13,44 Mio. in 2050) ausgegangen. Die Kosten für die Versorgung von MmD belaufen sich nach diesen Schätzung in Westeuropa auf 210,12 Milliarden US-Dollar oder ca. 1,3 % des gesamten Bruttoinlandsproduktes. Wesentliche Faktoren sind dabei indirekte Kosten aufgrund informeller Pflege und Versorgung (41,4 %) und direkte soziale Kosten (44,2 %). Direkte medizinische Kosten umfassen nur 14,4 % aller Aufwendungen. Monetär werden die gesamten Aufwendungen pro Person in Westeuropa auf 30.122 US-Dollar beziffert. Das Statistische Bundesamt veröffentlichte 2010 eine Pressemitteilung, in der die Krankheitskosten für Demenzerkrankungen für das Jahr 2008 in Deutschland mit 9,4 Milliarden Euro beziffert werden. *„Allein bei Demenz und Depressionen erhöhten sich die Kosten in diesem Zeitraum [von 2002 bis 2008] um zusammen 3,5 Milliarden Euro beziehungsweise 32 %. Insgesamt sind die Krankheitskosten seit 2002 um 35,5 Milliarden angestiegen (+ 16 %) und lagen im Jahr 2008 bei 254,3 Milliarden Euro. Psychische und Verhaltensstörungen waren dabei die Krankheitsgruppe mit den dritthöchsten Kosten: Noch höhere Kosten wurden 2008 lediglich durch Herz-Kreislauf-Erkrankungen (37 Milliarden Euro) und Krankheiten des Verdauungssystems (34,8 Milliarden Euro) verursacht."* (Statistisches Bundesamt 2010)

Die Versorgung von hilfe- und pflegebedürftigen Menschen mit Demenz erfolgt in Deutschland vorwiegend in der eigenen Häuslichkeit bzw. der Familie oder in Pflegeheimen. Nach Daten des Welt-Alzheimer-Reports lebten im Jahr 2010 in Deutschland in städtischen Gebieten ca. 50–59 % und in ländlichen Gebieten etwa 60–69 % der MmD im eigenen Haushalt (Wimo & Prince 2010). Während also die Mehrzahl der Leistungsempfänger nach dem Pflegeversicherungsgesetz (SGB XI) ambulant und zumeist auch von Angehörigen versorgt wird (Statistisches Bundesamt 2008a, 2011), stellen demenzielle Erkrankungen einen wichtigen Grund für den Übergang in die vollstationäre Heimversorgung dar (Luppa et al. 2010). Teilstationäre Angebote haben quantitativ nur eine untergeordnete Bedeutung. Seit Bestehen der Pflegestatistik findet eine graduelle Verschiebung im häuslichen Setting von der Laienpflege durch Angehörige hin zur professionellen oder professionell unterstützten Pflege statt. Bis 2006 stieg auch der Anteil der stationären Pflege langsam gegenüber der ambulanten Pflege an. Zum Ende des Jahres 2007 ist erstmals der Anteil der zuhause Versorgten progressiv. Schneekloth & Wahl (2006) bezeichnen in der Bewertung der Ergebnisse der repräsentativen Studie zu „Möglichkeiten und Grenzen der selbstständigen Lebensführung in Privathaushalten" die Situation der Pflege von Menschen mit Demenz in Privathaushalten als „prekär". Gleichzeitig wird seit Jahren Kritik an der vollstationären Pflege im Heim geübt, die bis zur Forderung nach Auflösung der Pflegeheime reicht (Kremer-Preiß & Stolarz 2006; Reder 2002). In der Öffentlichkeit werden Daten der Heimprüfungen des Medizinischen Dienstes der Krankenversicherung (MDS 2007) zum Anlass genommen, die Heimversorgung zu skandalisieren. Jedoch sind nicht nur in Deutschland Bestrebungen zu beobachten, die Versorgung von MmD neu zu arrangieren und unter dem Begriff „Deinstitutionalisierung" neue Wohn- und Versorgungsformen zu gestalten. In einer Studie im Auftrag der Organisation für wirtschaftliche Zusammenarbeit und Entwicklung benennen Moise et al. (2004) als Versorgungsziel, MmD möglichst lange in ihrer eigenen Häuslichkeit zu versorgen und eine sich anschließende institutionelle Versorgung so familiennah wie möglich zu gestalten. Verbeek et al. (2011) formulieren: *„Ein wesentliches Ziel in der institutionellen Pflege von Demenzpatienten ist derzeit die Förderung des allgemeinen Wohlbefindens der Bewohner/innen. Die Erhaltung von Autonomie sowie Lebensqualität (QoL) sind von entscheidender Bedeutung. Um dies zu erreichen, sind Modelle einer integrierten Versorgung von Menschen mit Demenz und eine personenzentrierten Pflege, abgestimmt auf die individuellen Bedürfnisse der Bewohner/innen, notwendig (Chenoweth et al. 2009; Morley & Flaherty 2002; Woods 1996). Der Fokus auf Deinstitutionalisierung und Wohlbefinden in der Versorgung von Menschen mit Demenz hat insgesamt dazu geführt, dass Entwicklungen angestoßen wurden, die kleinräumliche Versorgungstrukturen und Beibehaltung alltags- und familiennaher Strukturen favorisieren."* In einer Literaturstudie aus dem Jahr 2009 identifizierten Verbeek et al. (2009) elf kleinräumige Wohn- und Versorgungsformen im internationalen Vergleich, die auf ältere Menschen mit Demenz ausgerichtet sind und maximal 15 Bewohner/innen pro Haus oder Einheit umfassten:

- CADE Einheiten (Australien)
- Cantou (Frankreich)
- Care Housing (Schottland)
- Domuses (Großbritannien)
- Green Houses (USA)
- Group Homes (Japan)
- Group Living (Schweden)
- Wohngruppen/Hausgemeinschaften (Deutschland)
- Small-Scale Living (Niederlande/Belgien)
- Special Care Facilities (Kanada)
- Woodside Places (USA/Kanada).

All diesen Konzepten ist international gemein, dass sich die Wohnkonzepte strukturell an „typischen" Wohnungen ausrichten, d.h. es sind beispielsweise Küchen und gemeinsame Wohn-/Esszimmer für die Bewohner/innen vorhanden. Ein wesentlicher Fokus in der Pflege und Betreuung liegt auf sinnstiftenden Tätigkeiten der Bewohner/innen („meaningful acitivities") und orientiert sich an alltäglichen häuslichen Verrichtungen. Für die Niederlande berichten Verbeek et al. (2011), dass *„im Jahr 2010 ca. 25 % aller institutionell versorgten Menschen mit Demenz in solchen kleinräumigen Versorgungsformen betreut"* werden, d.h. hier sind diese Versorgungskonzepte bereits Teil einer Regelversorgung geworden. Systematische und vielfältige Studien zur Versorgungsqualität und -outcomes fehlen jedoch auch international. Die wenigen vorliegenden Ergebnisse aus Studien zeigen ein uneinheitliches Bild. Nach Verbeek et al. (2011) wird *„sowohl über positive Ergebnisse – z. B. im Sinne einer besseren QoL – berichtet (Kane et al. 2007; te Boekhorst et al. 2009) als auch über negative Auswirkungen – wie. z.B. mehr Verhaltensprobleme (Onishi et al. 2006)"*. Für deutsche WG gibt es bislang wenige Erkenntnisse hinsichtlich Bewohneroutcomes wie Lebensqualität und Verhaltensproblemen (Gräske et al. 2011a; Wolf-Ostermann et al. 2012).

Mit der nachfolgenden differenzierten Darstellung der Versorgungssituation in deutschen ambulant betreuten WG soll der Versuch unternommen werden, die bestehende Forschungslücke zumindest in Ansätzen zu schließen.

1.2 Ambulant betreute Wohngemeinschaften für Menschen mit Demenz

Als neue Versorgungsform für Menschen mit Demenz haben sich in Deutschland seit 1996 ambulant betreute WG für ältere Menschen mit Pflegebedarf etabliert (Pawletko 1996). Wolf-Ostermann (2011a) beschreibt die Entwicklung dieser Versorgungsform in Deutschland: *„Erste Vorläufer dieser Versorgungsform in Deutschland sind Konzepte für Menschen mit Behinderung („Wohngruppenkonzepte") aus den 1970er*

*und 1980er Jahren (Klie et al. 2005) ... Das ursprüngliche Konzept ambulant be-
treuter WG in Deutschland basiert auf Betroffeneninitiativen wie etwa die erste bekannte WG, die 1987 von „ambet" in Braunschweig gegründet wurde (ambet o. J.).
In Berlin – heute eines der Bundesländer mit dem größten Angebot an ambulant betreuten WG – wurde 1996 die erste durch Angehörige initiierte WG für Menschen
mit Demenz gegründet. Diese wurde auch überregional dadurch bekannt, dass der
Berliner Senat diese polizeilich schließen ließ, da sie als „Kleinstheim" eingestuft
wurde (Pawletko o. J.). Die bundesweite Zahl ambulant betreuter WG für ältere, pflegebedürftige Menschen ist seitdem beträchtlich angewachsen, jedoch fehlen weiterhin aktuelle verlässliche Zahlen für die Bundesrepublik Deutschland. Im Jahr 2003
wurde die Zahl der WG bundesweit auf 143 WG geschätzt (eingeschlossen Spezial-
formen für Menschen mit Behinderung etc.) (Kremer-Preiß & Stolarz 2004: 14ff.),
für das Jahr 2006 wurde allein in Berlin eine Zahl von ca. 230 ambulant betreuten
WG ermittelt (Wolf-Ostermann & Fischer 2010), die bis zum Januar 2009 auf 331
WG anstieg (Wolf-Ostermann 2011a). Aktuell beläuft sich nach Angaben der Berliner Heimaufsicht, welcher seit dem 01. Juli 2010 als Aufsichtsbehörde ambulant
betreute WG zu melden sind (Berliner Senatsverwaltung für Integration, Arbeit und
Soziales 2010), die Zahl ambulant betreuter WG für pflegebedürftige ältere Menschen derzeit auf rund 400 WG."*

Nach Fischer et al. (2011a) lässt sich die Entwicklung ambulant betreuter WG für
pflegebedürftige Menschen/MmD in drei Phasen einteilen. Phase eins umfasst die
Gründung erster WG zumeist als „Betroffeneninitiativen". In der Phase zwei werden
sie zunehmend Teil der Regelversorgung, da z. B. finanzielle Anreize und Anschubfinanzierungen gewährt werden und auch eine Förderung durch Ministerien erfolgt.
In Berlin wird beispielsweise seit 2005 durch die Schaffung von besonderen Leis-
tungskomplexen eine verlässliche Finanzierung für Leistungsanbieter ermöglicht. In
der derzeitigen Phase drei erfolgt eine Etablierung am Markt. Ambulant betreute WG
weisen hohe Zuwachsraten auf und werden zunehmend auch gesetzlich verankert.
Mit ihrem Angebot stellen ambulant betreute WG einen Zwischenschritt zwischen
der ambulanten Versorgung in der eigenen Häuslichkeit oder der Familie und der
vollstationären Versorgung in Heimen dar (vgl. auch Fischer et al. 2011b). Durch
eine koordinierte Inanspruchnahme soll pflegebedürftigen Menschen/MmD, deren
Hilfebedarf sich in der angestammten Häuslichkeit nicht mehr angemessen befrie-
digen lässt und deren Betreuung eine ständige Präsenz von Betreuungs-/Pflegeper-
sonal erforderlich macht, eine ambulante Versorgung in möglichst häuslicher Umgebung ermöglicht werden. Ambulant betreute WG sind dadurch gekennzeichnet,
dass eine Gruppe von in der Regel sechs bis acht alten Menschen (Fischer et al.
2011a; Deutsche Alzheimer Gesellschaft 2008) mit unterschiedlichem Pflege- und
Versorgungsbedarf in einer WG zusammenlebt. Mit dem/r Eigentümer/in der Wohnung besteht ein (Unter-)Mietvertrag. Zusätzlich schließt der/die Bewohner/in einen Vertrag zur ambulanten Versorgung mit einem zugelassenen Pflegedienst ab.
Grundsätzlich ist die/der Betroffene bei der Wahl des Pflegedienstes frei, im All-

gemeinen ist aber in jeder WG nur ein Pflegedienst tätig (Deutsche Alzheimer Gesellschaft 2008; Wolf-Ostermann 2007; Wolf-Ostermann & Fischer 2010). Für die Vergütung des Pflegedienstes werden in der Regel Leistungen nach dem SGB XI herangezogen. Die Merkmale einer solchen WG lassen sich wie folgt zusammenfassen (Roßbruch 2009):

- es dürfen keine Träger/Betreiber vorhanden sein
- der Mietvertrag muss unabhängig von Verträgen zu Betreuungs-/Pflegeleistungen abgeschlossen werden
- Vermieter und Erbringer der Pflegeleistung müssen zwei unterschiedliche juristische Personen sein
- die Wahlfreiheit bezüglich des Pflege-/Betreuungsanbieters muss gegeben sein
- die eigene Häuslichkeit (SGB XI)/Haushaltsführung muss vorliegen.

Ambulant betreute WG unterliegen weder dem Heimgesetz noch sonstigen Regularien, die für stationäre Versorgungseinrichtungen gelten. Derzeit existieren in fast allen Bundesländern aktuelle Bestrebungen (z. B. das „Pflege- und Wohnqualitätsgesetz" in Bayern oder das „Wohnteilhabegesetz – WTG" in Berlin) WG explizit gesetzlich zu verankern. Dabei ist geplant bzw. bereits umgesetzt, dass sie der Aufsicht und Prüfung durch die jeweils zuständige Landesbehörde unterstellt werden sollen. Ohne eine solche gesetzliche Regelung sind WG in der Ausgestaltung der baulichen und organisatorischen Gegebenheiten weitgehend frei. Für Berlin regelt das „Gesetz über Selbstbestimmung und Teilhabe in betreuten gemeinschaftlichen Wohnformen" (WTG) seit seinem Inkrafttreten am 3. Juni 2010 die Anforderungen an ambulant betreute WG. Dazu heißt es: „Betreute Wohngemeinschaften für pflegebedürftige Nutzerinnen und Nutzer im Sinne dieses Gesetzes sind Wohnformen, bei denen mindestens drei pflegebedürftige Nutzerinnen und Nutzer selbstbestimmt in einer Wohnung zusammenleben, gemeinsam die Haushaltsführung organisieren und Pflege- und Betreuungsleistungen bei Leistungserbringern ihrer Wahl eigenverantwortlich erwerben." (§ 4(1) WTG) Als weitere Anforderungen werden formuliert:

- mindestens drei und höchstens zwölf Bewohner/innen
- Wohnraumanbieter und Träger der Pflegeleistungen sind getrennte Rechtspersonen
- in einer WG dürfen keine Büro-, Betriebs- oder Geschäftsräume von Leistungsanbietern vorhanden sein
- organisatorische Trennung von stationären Einrichtungen.

Die Leistungen der Pflegedienste unterliegen den üblichen Vorgaben der Leistungserbringung im Rahmen des SGB XI sowie ggf. des Krankenversicherungsgesetzes (SGB V) und der Hilfe zur Pflege nach SGB XII. Zielsetzung ambulant betreuter WG ist es, *„Menschen in einer weitgehend normalen Wohn- und Lebenssituation ein möglichst selbstständiges, zufriedenes Leben zu ermöglichen"* (Kremer-Preiß & Stolarz 2003), was der geäußerten Erwartung vieler Betroffener entspricht. WG sollen Lebensqualität trotz gesundheitlicher Einschränkungen ermöglichen. Dazu ist ihre Einbindung in ein Netzwerk erforderlich, das neben Pflegediensten auch Ärzte, Therapeuten, Dienstleister (Mobilitätshilfedienste) sowie Angehörige und ehrenamtlich Helfende umfasst. Fischer et al. (2011a) beschreiben als Zielsetzung von ambulant betreuten WG, dass diese

- familienähnliche, alltagsnahe Strukturen schaffen,
- Stadtteil-/Umfeldbezug herstellen,
- Versorgungssicherheit und Wohlbefinden gewährleisten,
- Selbstbestimmung und Selbstständigkeit erhalten sowie
- Angehörige einbeziehen.

Eine Typologie von ambulant betreuten WG, die in Deutschland vorkommen, haben Fischer et al. (2011a) aufgrund von in der Literatur beschriebenen (Ordnungs-) Merkmalen erstellt. Sie ermittelten vier Grundtypen von WG (A I, A II, B I und B II), die sich bezüglich ihres zeitlichen und personellen Versorgungsangebots sowie des Beauftragungsmodells einordnen lassen (vgl. Tab. 1). WG mit einer „Rund-um-die-Uhr-Versorgung" (Typen A I und A II) sind dabei insbesondere für MmD geeignet und orientieren sich eher an einem „home-for-life"-Prinzip, d. h. Bewohner/innen sind aufgrund einer fortschreitenden Erkrankung nicht zwangsläufig gezwungen, ihren Wohnort nochmals zu wechseln.
Zwar steigt die Bedeutung dieser Betreuungsform und der sie umgebenden Versorgungsnetzwerke, so dass genauere Untersuchungen hierzu dringend geboten erscheinen, jedoch gibt es kaum valide umfassende Datengrundlagen zu Versorgungs-

		zeitlich-personelles Versorgungsangebot	
		Rund-um-die-Uhr-Versorgung (Kremer-Preiß & Stolarz 2006)	*stundenweise Betreuung* (Kremer-Preiß & Stolarz 2006)
Beauftragungsmodell	*Trennung* Beauftragung von ambulanter Pflege und Alltagsbegleitung *unabhängig* voneinander (Kremer-Preiß & Stolarz 2006)	*WG-Typ: A I* beinhaltet: • «Berliner Modell» • «ambulanter Typ mit zentraler Bezugsperson» → Poolen von Leistungen (Risse 2009; Reder 2002; Pawletko 2004)	*WG-Typ: B I* beinhaltet: • Braunschweiger Modell (Pawletko 2004; Risse 2009)
	Integration Beauftragung eines ambulanten Pflegedienstes für ambulante Pflege und Alltagsbegleitung (Kremer-Preiß & Stolarz 2006)	*WG-Typ: A II* beinhaltet: • «Berliner Modell» • «ambulanter Typ mit Versorgung durch Pflegedienst» → Poolen von Leistungen (Risse, 2009; Reder 2002; Pawletko 2004)	*WG-Typ B II* In der Literatur bislang nicht beschrieben, real aber existent.

Tab. 1:   Typen von Wohngemeinschaften (Fischer et al. 2011a)

strukturen und -outcomes ambulant betreuter WG. Während über die realen Versorgungsstrukturen und -ergebnisse in stationären Pflegeheimen in den letzten Jahren verschiedene Studien und auch Berichte des Medizinischen Dienstes der Gesetzlichen Krankenversicherungen (z. B. MDS 2007; Schneekloth & Wahl 2007; Seidl et al. 2007) Aufschluss geben, fehlen diese Informationen bezüglich ambulanter WG bisher weitgehend. Ergebnisse der ersten Berliner Studie zu WG für pflegebedürftige Menschen (Wolf-Ostermann 2007; Wolf-Ostermann & Fischer 2010), die erstmals Daten zur Angebots-, Anbieter- und Bewohnerstruktur der WG im Land Berlin ermittelte, werden nachfolgend in Kapitel 2 vorgestellt, bevor weitergehende Ergebnisse auch zu Versorgungsoutcomes der „Berliner Studie zur outcomebezogenen Evaluation der gesundheitlichen Versorgung von Menschen mit Demenz in ambulant betreuten Wohngemeinschaften (DeWeGE)" in den Kapiteln 3 und 4 berichtet werden.

Problematisch ist, dass derzeit keine zuverlässige Grundlage für eine bundesweite Angebotssteuerung und Planung vorhanden ist, da ambulant betreute WG in der offiziellen Pflegestatistik nicht erfasst werden. Die dort tätigen Pflegedienste und vor allem die versorgten Pflegebedürftigen gehen in die allgemeine Statistik zur ambulanten Versorgung ein. Bei einem weiteren Bedeutungszuwachs dieses Versorgungssegments oder für mögliche zukünftige ordnungspolitische Regelungen reicht diese Informationslage bei weitem nicht aus. Gleiches gilt hinsichtlich der Informationen zur gesundheitlichen Lage der Bewohner/innen ambulant betreuter WG. Der einzige andere systematische Ansatz zur Evaluation von ambulant betreuten WG stammt aus Baden-Württemberg (Wohlfahrtswerk für Baden-Württemberg 2007). In eine Querschnittuntersuchung gingen sieben WG von drei Trägern ein; eine WG wurde im Längsschnitt untersucht. Im Vergleich zu einer Population von demenziell erkrankten Pflegeheimbewohnern/innen hatten die WG-Bewohner/innen einen etwas geringeren Hilfebedarf bei Alltagsaktivitäten, gemessen mittels Barthel-Index. Die Daten der Längsschnitterhebung sind aus methodischen Gründen dabei nicht zuverlässig interpretierbar, weil sie primär die Veränderungen innerhalb der WG aufgrund von Ein- und Auszügen widerspiegeln. Da keine bewohnerbezogene Erhebung stattfand, sind eine Beurteilung des Versorgungsverlaufs und der gesundheitlichen Entwicklung ebenso wie Rückschlüsse bzgl. der möglichen Effekte der Wohnform auf personenbezogene Outcomes nicht möglich.

Zwischen 2003 und 2007 wurde die Etablierung von drei WG hauptsächlich für demenzerkrankte Menschen wissenschaftlich begleitet (Hallensleben 2008). U. a. wurden die Veränderungen des körperlichen und psychosozialen Gesundheitszustandes der Bewohnerschaft mittels der Nosger-Skala im zeitlichen Verlauf untersucht. Im Beobachtungszeitraum verbesserten sich die Alltagskompetenz der Bewohner/innen in den Aktivitäten des täglichen Lebens (ADL) und ihre Stimmungslage. Störende Verhaltensweisen nahmen hingegen zu und die Fähigkeiten in den instrumentellen Aktivitäten des täglichen Lebens, die Gedächtnisleistung sowie das Sozialverhalten verschlechterten sich. Aufgrund der sehr geringen Anzahl an beobachteten WG

nur eines einzigen Anbieters sind die Ergebnisse aus dieser Studie allerdings nicht generalisierbar.
Eine deutlich größere Anzahl an WG wurden im Zeitraum 2008/2009 im Auftrag des Verein für Selbstbestimmtes Wohnen im Alter (SWA e. V.) untersucht (Rückemann & Künzel 2009). Die Studie beschränkte sich dabei auf WG des segregativen Typus, in welchen Pflegedienste, die sich freiwillig zur Einhaltung der vom SWA e. V. empfohlenen Qualitätskriterien verpflichtet haben, tätig sind. Im Vordergrund der schriftlich standardisierten Erhebung mittels Fragebogen standen die Art und der Umfang der Einbindung von Freiwilligen in die Versorgung der Bewohner/innen sowie deren Sozialkontakte. Outcomebezogene Parameter wurden hingegen nicht erhoben. Der Anteil der Frauen an der Bewohnerschaft in den 43 beteiligten WG betrug 80 %. Die Mehrzahl der untersuchten Bewohner/innen erhielten mindestens einmal wöchentlich Besuche von Angehörigen bzw. Bekannten. Angehörigentreffen fanden durchschnittlich zweimal jährlich statt.

Verlässliche Daten zur Gesundheits- und Versorgungssituation von ambulant versorgten Menschen mit Demenz erhoben bisher einzig Schäufele et al. (2006) im Rahmen der dritten Studie zu Möglichkeiten und Grenzen der selbstständigen Lebensführung (MUG III). Im Bereich der neuropsychiatrischen Symptome, erhoben mittels Neuropsychiatrischem Inventar (Cummings et al. 1994) und Cohen-Mansfield Agitation-Inventory (Cohen-Mansfield et al. 1992), stellten sie eine unerwartet hohe Prävalenz im Vergleich zu früheren Heimerhebungen fest. Über die genaue Ausgestaltung des professionellen Hilfsnetzwerkes wird nicht berichtet. Immerhin 21,3 % der untersuchten häuslichen Pflegearrangements werten die Autoren als instabil oder in der Stabilität gefährdet. Verlaufsdaten zur Entwicklung des Gesundheitszustandes liegen nicht vor, so dass es auch für diese Versorgungsform keine fundierten Aussagen zu gesundheitlichen Effekten gibt. Das in den zitierten Studien verwendete Querschnittdesign berücksichtigt nicht die unterschiedlich lange Wohndauer und Ausgangssituation der Bewohner/innen vor Eintritt in das Setting. Dadurch kann einerseits kein Verlauf in Bezug zur individuellen Grundsituation abgebildet werden, andererseits kommt es zu Verzerrungen bei den Ergebnissen. So konstatieren Weyerer et al. (2007: 465): *„Vor allem aufgrund des selektiven Mortalitätsrisikos (…) können die sozialen und diagnostischen Verteilungsmuster von Stichtagspopulationen beträchtlich von denjenigen der Neuaufnahmen abweichen."*
Die einzige Studie, die diesem Mangel zu begegnen sucht, stammt von den zitierten Autoren (Weyerer et al. 2006). Beim Vergleich zwischen segregativen und teilsegregativen Wohnformen für Menschen mit Demenz in Hamburger Pflegeheimen führten sie neben einer Querschnitterhebung auch eine konsekutive Längsschnitterhebung neu eingezogener Bewohner/innen durch. Diese fand vier Wochen und sechs Monate nach dem Einzug in den Wohnbereich statt. Eine Basiserhebung vor dem Einzug unterblieb. Im Verlauf von sechs Monaten zeigten sich eine geringfügige Verschlechterung der Alltagskompetenzen und der Mobilität sowie eine leichte Reduktion der neuropsychiatrischen Symptome. Bei der integrativen Betreuung

erwies sich der Rückgang bei Alltagskompetenzen und Mobilität als etwas weniger groß als bei segregativer Betreuung. Auch das Aktivitätsniveau (Teilnahme an Gruppenangeboten/therapeutischen Angeboten) wurde bei integrativer Betreuung etwas besser erhalten. In segregativen Wohnbereichen erhielten die Bewohner/innen hingegen häufiger gerontopsychiatrische Arztkontakte und psychiatrische Pharmakotherapie. Diese grundlegenden Stärken und Schwächen sehen Weyerer et al. (2006) auch auf Grundlage der Daten der Querschnittuntersuchung bestätigt. Zusammenfassend berichten Schäufele et al. (2005) als Ergebnis von verschiedenen vergleichenden Untersuchungen der Versorgung von Menschen mit Demenz in traditionellen stationären Versorgungsformen einerseits und spezialisierten stationären Versorgungsformen andererseits, dass in bisherigen Studien keine signifikanten Unterschiede bei den Kernsymptomen der Demenz (kognitive Leistungsbeeinträchtigungen, ADL-Einschränkungen) ermittelt werden konnten. Eine Ausnahme bildet nur der bessere Erhalt der Mobilität in der segregativen Versorgung (s. o.). Die Befundlage zu Unterschieden bei der Häufigkeit und Schwere neuropsychiatrischer Symptome ist widersprüchlich und verweist auf weiteren Forschungsbedarf. Die in der besonderen Versorgung teils deutlich häufigeren sozialen Kontakte, Aktivitäten und positiven Emotionen erklären Schäufele et al. (2005) mit besseren Personalschlüsseln und besserer Schulung der Mitarbeitenden. Abschließende Befunde hierzu stehen jedoch ebenfalls aus.

Zusammenfassend ist zu konstatieren, dass die Forschungslage zu den Auswirkungen unterschiedlicher Wohn- und Versorgungsformen auf Menschen mit Demenz bruchstückhaft ist. Insbesondere liegen nur sehr wenige Daten zur gesundheitlichen Lage und zur Vernetzung von ambulant betreuten WG für Menschen mit Demenz vor. Während erste Strukturdaten vorhanden sind, die aufgrund der rasch fortschreitenden Entwicklung einer Aktualisierung bedürfen, kann nur wenig über den Einfluss dieser Wohnform auf den Krankheits- und Versorgungsverlauf ausgesagt werden, da Vergleichserhebungen und insbesondere Längsschnittstudien fehlen. In diesen Längsschnittstudien sollten vor allem neu eingezogene Personen berücksichtigt werden. Unterschiede zwischen segregativer und teilsegregativer stationärer Betreuung und zwischen häuslicher und Heimversorgung sind allgemein bekannt. Ob diese Unterschiede auch für ambulant betreute WG bestehen, ist unerforscht. Offen ist auch, ob die Erwartungen, die an ambulant betreute WG geknüpft werden, berechtigt sind.

2. Berliner Studie zu Wohngemeinschaften für pflegebedürftige Menschen

2.1 Hintergrund

Die „Berliner Studie zu Wohngemeinschaften für pflegebedürftige Menschen" wurde im Jahr 2006 zur erstmaligen fundierten Untersuchung der Bewohnerstruktur in WG für pflegebedürftige (ältere) Menschen in Zusammenarbeit der Alice Salomon Hochschule Berlin und der Berliner Senatsverwaltung für Integration, Arbeit und Soziales sowie den Verbänden der Leistungsanbieter[1] konzipiert. Sie hatte zum Ziel, die Versorgungs- und Nutzer/innenstruktur im Bereich von WG für ältere, pflegebedürftige Personen in Berlin zu untersuchen.

2.2 Methode

Die vorliegende Studie bezog alle freigemeinnützigen und privaten Pflegedienste im Land Berlin ein, die in den Jahren 2005/2006 an der Versorgung von Menschen in ambulant betreuten WG beteiligt waren (Wolf-Ostermann 2007; Wolf-Ostermann & Fischer 2010). Die Befragung umfasste die folgenden Bereiche:
- Versorgungssituation in der Wohngemeinschaft
- Bewohner/innen zum Stichtag 07.07.2006
- Einzüge und vorangehende Versorgungssituation im Jahr 2005
- Auszüge im Jahr 2005.

Als Grundgesamtheit waren alle Bewohner/innen ambulant betreuter WG in Berlin zum Stichtag 07.07.2006 definiert. Die Auswahl der Stichprobe wurde als Totalerhe-

---

1   Folgende Verbände der Leistungsanbieter haben die Studie unterstützt: Arbeiterwohlfahrt Gemeinnützige Pflegegesellschaft Nord mbH (AWO), Caritasverband für das Erzbistum Berlin e. V., Paritätischer Wohlfahrtsverband Landesverband Berlin e. V., Deutsches Rotes Kreuz Landesverband Berliner Rotes Kreuz e. V., Diakonisches Werk Berlin-Brandenburg-schlesische Oberlausitz (DBWO) e. V., Jüdische Gemeinde zu Berlin, Arbeitsgemeinschaft Hauskrankenpflege Berlin (AGH) e. V., Arbeitgeber- und BerufsVerband Privater Pflege (ABVP) e. V. Landesvertretung Berlin, Bundesverband privater Anbieter sozialer Dienste (bpa) e. V. Landesgeschäftsstelle Berlin/Brandenburg, AnbieterVerband qualitätsorientierter Gesundheitspflegeeinrichtungen e. V. (AVG), Verein für Krankenpflegeeinrichtungen in Berlin (ViB) e. V.

bung aller Personen in ambulant betreuten WG in Berlin konzipiert. Erfasst wurden ausschließlich WG, deren Bewohner/innen von ambulanten Pflegediensten im Rahmen der Vereinbarungen gem. § 89 SGB XI und § 75 Abs. 3 SGB XII (alt § 93 Abs. 2 BSHG) versorgt werden (LK 19 und 38, Bündelung von Einzelleistungskomplexen). WG, deren Bewohner/innen auf der Basis von Verträgen zu Leistungstypen gem. SGB XII versorgt werden, waren nicht Gegenstand dieser Befragung. Weitergehende Ein- oder Ausschlusskriterien wurden nicht definiert. Ziel der Untersuchung war es, den „Ist-Zustand" zum ausgewählten Stichtag 07.07.2006 zu erfassen. Da bis dato hierzu (bundesweit) keine Daten zur Verfügung standen, wurden auch die Lebenssituation der Bewohner/innen vor dem Einzug in eine WG sowie die Ursachen für das Verlassen der WG abgebildet. Als Forschungsinstrument wurde eine schriftliche standardisierte Befragung eingesetzt, die an alle ambulanten Pflegedienste im Land Berlin versandt wurde.

2.3 Ergebnisse

Die Stichprobe umfasst insgesamt die Daten zu 108 WG und 745 Bewohner/innen. Bezogen auf die zum Stichtag geschätzte Anzahl von 157 WG und 1.083 Bewohner/innen konnte somit ein Rücklauf von jeweils 68,8 % erzielt werden. Aufgrund dieser Rücklaufquote und einer Erfassungsquote von mehr als 50 % für die zahlenmäßig am stärksten vertretenen Verbände der ambulanten Leistungserbringer kann davon ausgegangen werden, dass die erhobenen Daten in einem hohen Maße repräsentativ sind. Bezüglich der Validität des Untersuchungsdesigns gilt, dass eine interne Validität vorliegt, eine Verallgemeinerung der Untersuchungsergebnisse über die ausgewählte Stichprobe hinaus auf andere Populationen (externe Validität) jedoch aufgrund der unterschiedlichen Nutzer- und Versorgungsstrukturen nicht uneingeschränkt möglich ist.

2.3.1 Versorgungssituation in der Wohngemeinschaft

Die in den WG tätigen Pflegedienste sind überwiegend in Verbänden organisiert, davon 57,4 % in privaten Verbänden und 24,8 % in freigemeinnützigen. Etwa 12 % der WG werden von nicht organisierten Pflegediensten versorgt, für fünf Prozent werden mehrere Pflegedienste verschiedener Verbände genannt. Etwa 20 % der Pflegedienste versorgen dabei nur eine WG, es gibt jedoch auch Pflegedienste, deren Mitarbeiterschaft in bis zu elf WG arbeitet. Die drei versorgungsstärksten Dienste betreuen zusammen mehr als ein Viertel (27,7 %) aller hier genannten WG. Umgekehrt liegt bei der überwiegenden Mehrheit (89 %) der untersuchten WG eine Versorgung durch einen einzigen Leistungsanbieter vor, Versorgungsstrukturen mit mehr als zwei Anbietern sind fast nicht vertreten.

Im Mittel (Median) werden pro WG zum Stichtag sechs bis sieben (6,5) Bewohner/innen versorgt. Am häufigsten werden jeweils WG-größen von vier (14,4 %), sechs (17,8 %) oder acht (14,4 %) Personen genannt.

Die in der WG beschäftigten Personen wurden in drei Gruppen unterschieden: im Pflegedienst beschäftigte Mitarbeiter/innen mit und ohne spezielle Qualifizierungen sowie ehrenamtlich Engagierte, wobei in den ersten beiden Untergruppen noch einmal feiner differenziert wurde (vgl. Abbildung 2).

Pflegefachkräfte insgesamt (mit und ohne Qualifizierung) werden von 72,2 % aller Pflegedienste beschäftigt, von diesen haben etwa zwei Drittel (69,9 %) eine oder zwei dieser Pflegefachkräfte unter ihren Mitarbeitenden. Die Anzahl von Pflegefachkräften mit Qualifizierung liegt im arithmetischen Mittel bei 0,6 (Spannweite 0–3) Personen bzw. 0,5 (0–3) Vollzeitstellen pro WG. Bei den Pflegefachkräften (ohne Qualifizierung) werden Werte von 2,2 (0–11) Personen bzw. 1,9 (0–8,6) Vollzeitstellen pro WG ermittelt.

Der Anteil an Pflegefachkräften pro WG an den im Pflegedienst beschäftigten Mitarbeitern/innen beträgt bezogen auf Vollzeitstellen im arithmetischen Mittel 18,6 % (0–100 %). Bezogen auf die Einteilung freigemeinnützig organisierte Pflegedienste, privat organisierte Pflegedienste und private, nicht verbandlich organisierte Pflegedienste zeigen sich signifikante Unterschiede (ANOVA, p=0,043). Pflegedienste, die zu freigemeinnützigen Verbänden von Leistungsanbietern gehören, weisen mit 26,8 % im arithmetischen Mittel um 11,7 % höhere Werte auf als Pflegedienste, die zu privaten Verbänden von Leistungsanbietern gehören (15,1 %).[2]

A. Im Pflegedienst beschäftigte Mitarbeiter/innen		Stellenumfang umgerechnet
	Anzahl	auf Vollzeitstellen
Pflegefachkraft mit Qualifizierung für die Arbeit in Wohngemeinschaften		
Pflegefachkraft		
Pflegehelfer/in		
Fachkraft (Präsenzkraft) mit spezifischer Qualifizierung für die Arbeit in Wohngemeinschaften		
Fachkraft (Präsenzkraft) mit 200-h-Basisqualifizierung Hauspflege		
Fachkraft (Präsenzkraft)		

B. Sonstige im Pflegedienst beschäftigte Mitarbeiter/innen	
	Anzahl
Zivildienstleistender	
FSJler	
Altenpflegeschüler/in	
Sonstige (z. B. MAE²)	

C. Anzahl ehrenamtlich Engagierter	

Abb. 2:   Ausschnitt aus dem Fragebogen zur Anzahl in der Wohngemeinschaft beschäftigter Personen

2   Als MAE-Kräfte werden Personen bezeichnet, die zusätzlich zum Arbeitslosengeld II eine „Mehraufwandsentschädigung" (MAE) für eine ausgeübte Tätigkeit erhalten.

Pflegehelfer/innen werden von 57,5 % aller Pflegedienste beschäftigt. Die Gruppe der Pflegehilfskräfte ist dabei die zahlenmäßig am stärksten besetzte Gruppe, hierfür liegen die Werte bei 4,6 (Spannweite 0–50) Personen bzw. 3,7 (0–33) Vollzeitstellen pro WG. Während bei den Pflegefachkräften vornehmlich eine Struktur von Vollzeitstellen vorliegt, gibt es im Bereich der Pflegehelfer/innen auch einen großen Anteil Teilzeitbeschäftigter. Der Anteil an Pflegehilfskräften pro WG an den im Pflegedienst beschäftigten Mitarbeitenden beträgt bezogen auf Vollzeitstellen im arithmetischen Mittel 25,4 % (0–100 %). Bezogen auf die Einteilung freigemeinnützig organisierte Pflegedienste, privat organisierte Pflegedienste und private, nicht organisierte Pflegedienste zeigen sich keine signifikanten Unterschiede (ANOVA, p=0,384).

Etwa zwei Drittel (65,3 %) der Pflegedienste setzen Fachkräfte (mit und ohne Zusatzqualifizierungen für die Arbeit in WG) ein. Bei den Fachkräften mit spezifischer Qualifizierung werden im arithmetischen Mittel 0,6 (0–3) Personen bzw. 0,5 (0–2,5) Vollzeitstellen, bei den Fachkräften mit 200-Stunden-Basisqualifizierung Hauspflege 8,2 (0–64) Personen bzw. 7,9 (0–64) Vollzeitstellen und bei den allgemeinen Fachkräften 0,8 (0–8) Personen bzw. 0,4 (0–3) Vollzeitstellen pro WG genannt. Auch hier ist – wieder mit Einschränkungen bei den allgemeinen Fachkräften – eher von einer Stellenstruktur mit Vollzeitstellen auszugehen. Auffällig ist die große Variabilität der Stellenanzahl bei den Fachkräften mit 200-Stunden-Basisqualifizierung Hauspflege, die sich durch die einzelnen „zusammengefassten WG" ergibt.

Der Anteil an Fachkräften pro WG an den im Pflegedienst beschäftigten Mitarbeitern/innen beträgt bezogen auf Vollzeitstellen im arithmetischen Mittel 40,2 % (0–100 %).

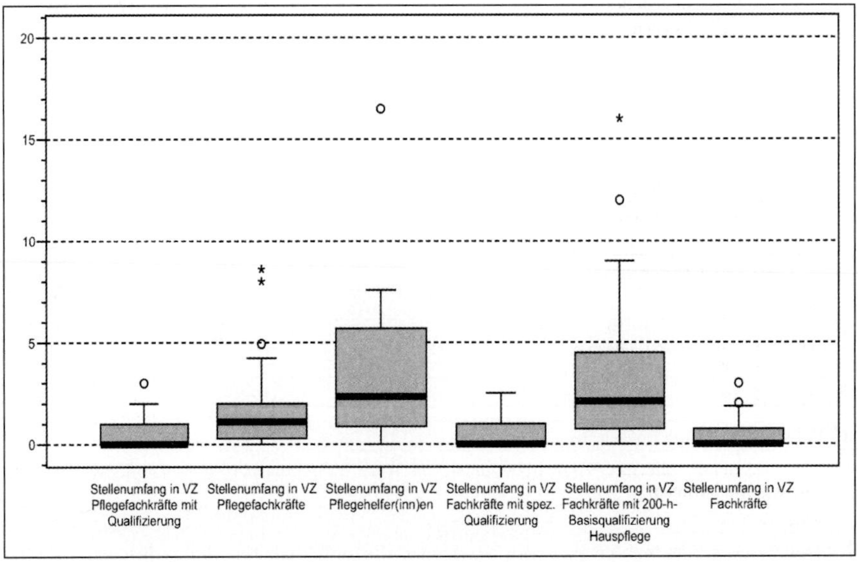

Abb. 3:   Anzahl Vollzeitstellen im Pflegedienst beschäftigter Mitarbeiter/innen pro WG

Die verschiedenen Verbände der Leistungsanbieter bezogen auf die Einteilung freigemeinnützig organisierte Pflegedienste, privat organisierte Pflegedienste und private, nicht organisierte Pflegedienste unterscheiden sich dabei nicht signifikant.
Abbildung 3 fasst die Vollzeitstellen von im Pflegedienst beschäftigten Mitarbei-
tern/innen pro WG zusammen, Tabelle 2 Kennzahlen zur Personalsituation in ambulant betreuten WG.
Zivildienstleistende und Beschäftigte im Freiwilligen Sozialen Jahr (FSJ) werden
von den Pflegediensten nur in sehr geringem Umfang eingesetzt. Nur 15 % aller
Pflegedienste geben an, überhaupt Zivildienstleistende zu beschäftigen, der (arithmetische) Mittelwert liegt bei 0,3 Personen pro WG. Bei den Beschäftigten im
Freiwilligen Sozialen Jahr liegt der Mittelwert bei 0,4 Personen pro WG, nur 18 %
aller Pflegedienste beschäftigen diese Mitarbeiter/innen. Auszubildende in der Altenpflege werden von 31 % der Pflegedienste ausgebildet/beschäftigt, der Mittelwert
liegt bei 0,6 Personen pro WG. Der Anteil sonstiger Kräfte (MAE-Kräfte etc.) ist

Mitarbeiter/innen von Pflegediensten in Wohn-gemeinschaften (Stichtag 07.07.2006)	Anzahl/ Anteil	Mittelwert/ Median	Mini-mum	Maxi-mum
Mitarbeiter/innen insgesamt	1264/100 %	14,0/7,0	3,0	80,0
in Vollzeitstellen	*969,0/100 %*	*11,4/4,5*	*1,8*	*80,0*
Mitarbeiter/innen insgesamt pro Bewohner/in		1,3/1,0	0,4	3,8
in Vollzeitstellen		*0,8/0,8*	*0,3*	*1,9*
Pflegefachkräfte insgesamt	207/16,4 %	2,4/2,0	0,0	11,0
in Vollzeitstellen	*160,7/16,6 %*	*2,0/1,4*	*0,0*	*9,0*
Anteil Pflegefachkräfte an Beschäftigten insgesamt in Vollzeitstellen		18,6 %/ 11,3 %	0,0 %	100 %
Pflegefachkräfte insgesamt pro Bewohner/in		0,3/0,2	0,0	1,5
in Vollzeitstellen		*0,2/0,2*	*0,0*	*1,5*
Pflegehelfer/innen	337/26,7 %	4,6/3,0	0,0	50,0
in Vollzeitstellen	*220,5/22,8 %*	*3,7/2,3*	*0,0*	*33,0*
Anteil Pflegehelfer/innen an Beschäftigten insgesamt in Vollzeitstellen		25,4 %/ 7,1 %	0,0 %	100 %
Pflegehelfer/innen pro Bewohner/in		0,5/0,4	0,0	3,0
in Vollzeitstellen		*0,4/0,3*	*0,0*	*1,3*
weitere Beschäftigte insgesamt	720/57,0 %	8,9/4,0	0,0	64,0
in Vollzeitstellen	*587,8/60,7 %*	*7,9/2,5*	*0,0*	*64,0*
Anteil weitere Beschäftigte insgesamt an Beschäftigten insgesamt in Vollzeitstellen		40,2 %/ 42,9 %	0,0 %	100 %
weitere Beschäftigte insgesamt pro Bewohner/in		0,7/0,6	0,0	2,7
in Vollzeitstellen		*0,5/0,4*	*0,0*	*1,5*
Zivildienstleistende	15	0,3/0	0,0	3,0
FSJler	21	0,4/0	0,0	3,0
Altenpflegeschüler/innen	40	0,6/0	0,0	2,0
Sonstige (z. B. MAE)	59	0,8/1,0	0,0	5,0
Ehrenamtlich Engagierte	112	1,7/0	0,0	15,0

Tab. 2:   Kennzahlen zur Personalsituation in ambulant betreuten WG (Wolf-Ostermann & Fischer 2010)

noch etwas höher, 37 % der Pflegedienste beschäftigen solche Mitarbeiter/innen, der Mittelwert liegt bei 0,8 Personen pro WG. Ehrenamtlich Engagierte finden sich nur bei 19 % der teilnehmenden Pflegedienste, der Mittelwert liegt bei 1,7 Personen pro WG. Ehrenamtlich Engagierte finden sich insbesondere im Bereich der freigemeinnützig organisierten Pflegedienste.

Betrachtet man das Verhältnis von im Pflegedienst beschäftigten Mitarbeitenden zu den Bewohnern/innen der WG, so stehen im (arithmetischen) Mittel 1,3 (0,4–3,8) Personen bzw. 0,8 (0,3–1,9) Vollzeitstellen pro Bewohner/in in den WG zur Verfügung. Für die Unterscheidung in freigemeinnützig organisierte, privat organisierte und private, verbandlich nicht organisierte Leistungsanbieter zeigen sich signifikante Unterschiede (ANOVA, p = 0,001 bei Personen/Bewohner/in und p = 0,005 bei Vollzeitstellen/Bewohner/in). Bezogen auf Vollzeitstellen pro Bewohner/in weisen nicht verbandlich organisierte Pflegedienste mit 1,13 (0,42) Stellen den größten Wert auf, gefolgt von freigemeinnützig organisierten mit 0,82 (0,35) Stellen sowie privat organisierten Pflegediensten mit 0,75 (0,26) Stellen. Im (arithmetischen) Mittel stehen bei den Pflegefachkräften 0,3 Personen bzw. 0,2 Vollzeitstellen pro Bewohner/in, bei den Pflegehilfskräften 0,5 Personen bzw. 0,5 Vollzeitstellen pro Bewohner/in und bei den Fachkräften 0,7 Personen bzw. 0,7 Vollzeitstellen pro Bewohner/in in den WG zur Verfügung.

Im arithmetischen Mittel haben die untersuchten WG mit 69,5 % einen hohen Anteil von Bewohnern/innen mit demenziellen Erkrankungen. Hierbei fallen jedoch Unterschiede zwischen den WG auf. So haben 15 % der WG keine Bewohner/innen mit demenziellen Erkrankungen, 40 % der WG haben dagegen ausschließlich Bewohner/innen mit demenziellen Erkrankungen. Ein Zusammenhang bezüglich der Größe der WG (Anzahl der Bewohner/innen insgesamt) und dem Anteil demenziell erkrankter Personen an der Bewohnerschaft ist nicht nachzuweisen. Signifikante Unterschiede gibt es zwischen den Verbänden der Leistungsanbieter, denen die versorgenden Pflegedienste angehören. Insgesamt weisen privat organisierte Pflegedienste mit durchschnittlich 76,0 % den größten Bewohneranteil mit demenziellen Erkrankungen auf, gefolgt von freigemeinnützig organisierten Pflegediensten mit 69,9 % und privaten, nicht verbandlich organisierten Pflegediensten mit 31,8 %.

2.3.2 Merkmale Bewohner/innen

Für die vorliegende Studie liegen Daten von 745 Bewohner/innen von Berliner WG zum Stichtag 07.07.2006 zu Alter, Geschlecht, Nationalität/Migrationshintergrund, Diagnosegruppe, Pflegestufe, Betreuungssituation sowie zur Lebens- und Versorgungssituation vor Einzug in die WG vor.

Das Durchschnittsalter der Befragten beträgt 79,5 Jahre. Frauen sind in der vorliegenden Stichprobe im Mittel fast elf Jahre älter (Durchschnittsalter 82,1 Jahre) als die Männer (Durchschnittsalter 71,4 Jahre). Der Frauenanteil überwiegt deutlich, nur etwa ein Viertel der Bewohnerschaft ist männlich (weiblich 74,4 % vs. männlich 25,6 %). Es muss von einem äußerst geringen Anteil von Bewohnern/innen mit Migrationshintergrund ausgegangen werden, da für nur 2,4 % der Bewohner/innen als Mutter- bzw. Herkunftssprache eine nichtdeutsche Sprache angegeben wird. Die in der vorliegenden Studie erfassten Bewohner/innen mit nichtdeutscher Mutter-/ Herkunftssprache sind überwiegend männlich.

Im Bereich der Diagnosen wurden psychiatrische, somatische sowie ergänzend sonstige Diagnosen anhand vorgegebener Kategorien von den Pflegediensten dokumentiert. Mehrfachnennungen waren möglich. Für 81,2 % aller Bewohner/innen liegen Daten zu Diagnosen vor. Davon werden für fast drei Viertel (72,9 %) aller Bewohner/innen psychiatrische Diagnosen genannt, 16,9 % weisen (zusätzlich) somatische Diagnosen auf und 15,3 % fallen in die Gruppe „sonstige Diagnosen". Eine der Hauptnutzergruppen von WG sind damit Personen mit psychiatrischen Erkrankungen, somatische oder andere Erkrankungen spielen nur eine untergeordnete Rolle. Ein Zusammenhang von Diagnosegruppe und Geschlecht ist statistisch nicht nachzuweisen (Chi-Quadrat-Test, p = 0,091). Auch bezüglich des Alters der Bewohner/innen lassen sich keine signifikanten Unterschiede zwischen den Diagnosegruppen aufzeigen (ANOVA, p = 0,165). Bei einer Unterscheidung in freigemeinnützig organisierte, privat organisierte und private, verbandlich nicht organisierte Leistungsanbieter zeigen sich signifikante Unterschiede (Chi-Quadrat-Test, p < 0,001). Freigemeinnützig organisierte Pflegedienste versorgen keine Bewohner/innen ohne eine Diagnose oder nur solche mit körperlichen Erkrankungen, der Betreuungsschwerpunkt liegt hier eindeutig bei Personen mit psychiatrischen Erkrankungen. Bei privat organisierten Pflegediensten sowie verbandlich nicht organisierten Pflegediensten ist der Anteil von Bewohnern/innen ohne Diagnose oder nur mit somatischen Diagnosen deutlich höher.

Für 72,9 % aller Bewohner/innen liegen psychiatrische Diagnosen vor, von denen mehr als 80 % Diagnosen zu demenziellen Erkrankungen sind. Nur knapp 20 % der psychiatrischen Diagnosen betreffen andere psychiatrische Erkrankungen, wie z. B. Suchterkrankungen. Innerhalb der Gruppe der psychiatrischen Erkrankungen besteht ein signifikanter Zusammenhang (Cramer-V = 0,388, p < 0,001) zwischen Diagnose und Geschlecht der Bewohner/innen. Frauen sind demnach häufiger von demenziellen Erkrankungen betroffen (vgl. Abbildung 4), Männer weisen hingegen anteilig deutlich öfter psychiatrische Erkrankungen inklusive der Suchterkrankungen auf. Ebenso lassen sich signifikante Unterschiede im Alter der Bewohner/innen je nach psychiatrischer Diagnose feststellen (ANOVA, p < 0,001). Demenzerkrankte ohne erheblichen Verhaltensauffälligkeiten sind im Mittel 2,8 Jahre älter als Demenzerkrankte mit diesen Verhaltensweisen und 21,1 Jahre älter als psychiatrisch Erkrankte.

Bei einer Unterscheidung in freigemeinnützig organisierte, privat organisierte und private, verbandlich nicht organisierte Leistungsanbieter zeigen sich damit ebenfalls signifikante Unterschiede (Chi-Quadrat-Test, p < 0,001). Freigemeinnützig organisierte Pflegedienste betreuen einen höheren Anteil von Menschen mit demenzieller

Erkrankung und erheblichen Verhaltensauffälligkeiten sowie von Menschen mit anderen psychiatrischen Erkrankungen (inkl. Sucht).

Für 16,9 % aller Bewohner/innen liegen somatische Diagnosen vor. Von den erhobenen speziellen somatischen Diagnosen fallen insbesondere Bewohner/innen mit diagnostizierten Schlaganfällen mit einem Anteil von 29,4 % auf, wohingegen Multiple-Sklerose-(MS-) sowie Aids-Erkrankungen von geringerer Bedeutung sind. Innerhalb der Gruppe der somatischen Erkrankungen besteht ein signifikanter Zusammenhang (Cramer-V = 0,415, p < 0,001) von Diagnose und Geschlecht der Bewohner/innen. Aids- und MS-erkrankt sind ausschließlich Männer. Gegenüber Frauen ist der Anteil männlicher Bewohner unter den Schlaganfall-Betroffenen deutlich höher. Ebenso lassen sich bei den somatischen Diagnosen signifikante Unterschiede im Alter der Bewohner/innen je nach Diagnose feststellen (ANOVA, p < 0,001). So sind Menschen mit Aids-Erkrankungen im Mittel 28,3 Jahre jünger als Menschen mit Schlaganfall-Erkrankungen und 32,9 Jahre jünger als Menschen mit anderen somatischen Diagnosen.

Bei den sonstigen Diagnosen wurden Menschen mit bisher im psychiatrischen oder somatischen Bereich nicht erfassten Diagnosen ermittelt sowie Personen ohne Diagnose. Für 15,3 % aller Bewohner/innen liegen sonstige Diagnosen vor. Menschen ohne diagnostizierte Erkrankungen finden sich fast nicht in den WG, es handelt sich bei den Wenigen ausschließlich um Männer. Bezüglich des Alters unterscheiden sich die hier erfassten Bewohner/innen nicht von denen der anderen Diagnosegruppen.

Zur Erfassung der Pflegesituation wurden Beginn der Pflege, Versorgung/Pflege unmittelbar vor Beginn des Pflegeverhältnisses sowie Pflegestufe und eine evtl. Härtefallregelung erfasst. Hierbei ist zu berücksichtigen, dass der registrierte Beginn der Pflege die Entwicklungssituation von WG für pflegebedürftige Menschen wi-

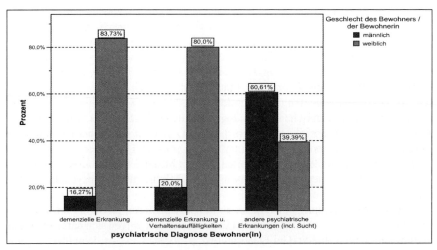

Abb. 4:   *Psychiatrische Diagnosen der Bewohner/innen nach Geschlecht*

derspiegelt. Lediglich 14,9 % aller Bewohner/innen weisen einen Pflegebeginn bis zum Jahr 2002 auf, wohingegen ab dem Jahr 2003 ein massiver Anstieg der Bewohnerzahlen zu beobachten ist. Die bisherige Pflegedauer der Bewohner/innen – die nicht mit der tatsächlichen Gesamtpflegedauer eines Bewohners/einer Bewohnerin in der WG gleichzusetzen ist – beträgt im (arithmetischen) Mittel knapp zwei Jahre (23,6 Monate), wobei Werte von wenigen Tagen bis zu knapp neun Jahren (105,7 Monate) dokumentiert wurden. Die bisherige Pflegedauer beträgt bei den Frauen im Mittel 24,3 Monate und bei den Männern 21,3 Monate und unterscheidet sich nicht signifikant.

Betrachtet man die bisherige Pflegedauer nach der Diagnosegruppe, so zeigen sich statistisch nachweisbare Unterschiede in den Pflegedauern (ANOVA, $p < 0,001$). Demnach haben Bewohner/innen mit mehreren (psychiatrischen und somatischen) Diagnosen die längste mittlere Pflegedauer mit 28,5 Monaten vor Bewohnern/innen mit ausschließlich psychiatrischen Diagnosen mit 21,9 Monaten, Bewohner/innen mit ausschließlich somatischen Diagnosen (14,3 Monate) sowie Bewohnern/innen mit anderen Diagnosen mit 13,1 Monaten.

Mehr als 90 % aller Bewohner/innen von WG haben eine bewilligte Pflegeeinstufung. Eine Zuordnung zu § 45a SGB XI liegt bei mehr als der Hälfte (56 %) der Bewohner/innen vor bzw. ist beantragt. Die meisten Bewohner/innen von WG sind in Pflegestufe II eingestuft (45,9 %), danach folgen Bewohner/innen mit Pflegestufe I (31,1 %). Bewohner/innen mit Pflegestufe III (13,5 %) bzw. ohne Pflegestufe (9,5 %) sind deutlich seltener vertreten. Die Pflegestufe und das Geschlecht sind dabei nicht unabhängig voneinander (Chi-Quadrat-Test, $p < 0,001$). Männliche Personen sind dabei stärker in den Gruppen ohne Pflegestufe bzw. Pflegestufe I vertreten, Bewohnerinnen – auch bedingt durch die andere Altersstruktur – stärker in den höheren Pflegestufen II und III. Personen mit mehreren (somatischen und psychiatrischen) Diagnosen) sind eher in höheren Pflegestufen vertreten, Personen ohne Diagnosen plausiblerweise ausschließlich in der Gruppe ohne Pflegeeinstufung (Cramer-V = 0,151, $p < 0,001$). Auch bezüglich des durchschnittlichen Alters unterscheiden sich die Bewohner/innen von WG je nach Pflegeeinstufung signifikant (ANOVA, $p < 0,001$). Hierbei lassen sich drei „Altersgruppen" erkennen. Personen mit Pflegestufe III bzw. II sind im Mittel 82,5 bzw. 82,2 Jahre alt. Dann folgen sonstige Personen und Personen mit beantragter Pflegeeinstufung bzw. Pflegestufe I mit 77,3 und 77,2 bzw. 77,0 Jahren. Die dritte Gruppe bilden Personen ohne eine Pflegeeinstufung, die mit durchschnittlich 68,2 Jahren deutlich jünger sind.

Zusätzlich wurde pro WG ein Pflegestufenindex berechnet, der die Pflegebedürftigkeit anhand von Pflegeeinstufungen über alle Bewohner/innen einer WG abbildet. Berücksichtigt werden im Pflegestufenindex nur Bewohner/innen mit einer bewilligten Pflegeeinstufung. Alle Personen werden gemäß ihrer Pflegeeinstufung gewichtet (Pflegestufe 0/I/II/III = Gewichtungsfaktor 0/1/2/3), die Gewichtungsfaktoren werden aufsummiert und auf den Bereich 0–100 normiert. Ein Pflegestufenindex von „0" entspricht damit einer WG, die nur Bewohner/innen ohne Pflegeeinstufung (Pflegestufe „0") versorgt, ein Pflegestufenindex von „100" einer WG, die ausschließlich schwerstpflegebedürftige Bewohner/innen (Pflegestufe III) versorgt (Wolf-Ostermann & Fischer 2010). Über alle WG beträgt der arithmetische Mittelwert des Pflegestufenindex 54,6 (Minimum 14,8/Maximum 93,3). Es lässt sich kein Zusammenhang von Pflegestufenindex und Anzahl der versorgenden Mitarbeiter/innen in Vollzeitstellen nachweisen.

Mehr als die Hälfte aller Bewohner/innen (57,6 %) wechseln aus einem Privathaushalt in die WG. In etwa drei Viertel dieser Fälle fand bereits im Privathaushalt eine Versorgung durch einen Pflegedienst statt. In 12,3 % aller Fälle erfolgte ein Wechsel aus einem Krankenhaus. Ein Umzug aus dem Betreuten Wohnen, einem Pflegeheim oder einer Kurzzeitpflege findet deutlich seltener statt. Freigemeinnützig organisierte Pflegedienste weisen im Vergleich mehr Bewohner/innen auf, die aus einem Betreuten Wohnen, Pflegeheim oder Krankenhaus in die WG wechseln, private, nicht verbandlich organisierte Pflegedienste haben hingegen einen deutlich höheren Anteil von Bewohnern/innen, welche aus Privathaushalten oder aus der Kurzzeitpflege in die WG einziehen. Das durchschnittliche Alter der Bewohner/innen von WG unterscheidet sich signifikant nach der Wohnform, aus welcher sie ursprünglich wechselten (ANOVA, p <0,001). Personen aus einem Privathaushalt mit Unterstützung durch einen Pflegedienst sind mit 82,7 Jahren im Mittel am ältesten, vor Personen aus einer Kurzzeitpflege (81,7 Jahre) und aus sonstigen Wohnformen (81,5 Jahre). Mit einigem Abstand folgen danach Personen aus einem Privathaushalt ohne Unterstützung durch einen Pflegedienst mit 77,8 Jahren, vor Personen, die aus einem Pflegeheim (75,4 Jahre) oder einem Krankenhaus (73,6 Jahre) kamen. Personen aus dem Betreuten Wohnen sind mit 69,1 Jahren durchschnittlich am jüngsten. Ein Zusammenhang zwischen der Versorgungsstruktur vor Beginn des Pflegeverhältnisses in der WG und dem Geschlecht lässt sich nicht nachweisen (Chi-Quadrat-Test, p=0,089), jedoch lebten Frauen zuvor tendenziell öfter im privaten Haushalt mit Betreuung durch einen Pflegedienst, während Männer tendenziell häufiger aus einem privaten Haushalt ohne Betreuung durch einen Pflegedienst oder aus einem Krankenhaus zuzogen. Auch zwischen der Diagnosegruppe und der Versorgungsstruktur vor Einzug lässt sich kein Zusammenhang nachweisen (Chi-Quadrat-Test, p=0,403).

Für 87 % bzw. 80 % der Bewohner/innen von WG wurden zum Stichtag der Wohnort und die Lebenssituation vor Einzug erfasst. Mit 94,9 % lebte der Großteil bereits in Berlin. Weitere 2,2 % ziehen aus Brandenburg in die Bundeshauptstadt, und nur 2,9 % der Bewohner/innen stammen aus anderen Bundesländern oder aus dem Ausland. Der Wohnort vor Einzug und die regionale Lage der gewählten WG weisen dabei einen deutlichen Zusammenhang auf (Cramer-V=0,595, p <0,001).

Von den Bewohner/innen, deren Lebenssituation vor Einzug bekannt ist, waren fast drei Viertel (74,4 %) zuvor allein lebend. Die Lebenssituation variiert nach dem Geschlecht (Test nach Fisher, p=0,011): Frauen weisen einen höheren Anteil unter den zuvor allein lebenden Personen auf. Personen, die mit anderen zusammenleben, ziehen dabei überwiegend aus einem Betreuten Wohnen oder aber einem Pflegeheim in die WG um, so dass hier ein signifikanter Zusammenhang zwischen Lebenssituation und Versorgungsstruktur vor Einzug in die WG besteht (Cramer-V $=0,392$, p $<0,001$). Auch die bewilligte Pflegestufe weist einen Zusammenhang zur Lebenssituation vor dem Einzug auf (Cramer-V $=0,175$, p $=0,003$), da Personen mit Pflegestufe III eher als mit anderen zusammenlebend erfasst werden. Personen mit beantragter Pflegeeinstufung sind dagegen in höherem Maße allein lebend. Bei einer Unterscheidung in freigemeinnützig organisierte, privat organisierte und private, verbandlich nicht organisierte Leistungsanbieter zeigen sich ebenfalls signifikante Unterschiede (Chi-Quadrat-Test, p $=0,012$). Freigemeinnützig organisierte Pflegedienste weisen den geringsten Anteil an Bewohnern/innen auf, die zuvor gemeinschaftlich lebten. Dies ist unter anderem dadurch zu erklären, dass hierbei ein größerer Anteil der Bewohner/innen aus einem Betreuten Wohnen, Pflegeheim oder Krankenhaus in die WG wechseln. Auch bezüglich des Alters unterscheiden sich zuvor allein und zusammenlebende Bewohner/innen signifikant (t-Test, p $<0,001$). Im arithmetischen Mittel sind zuvor allein lebende Bewohner/innen 80,1 Jahre alt und damit knapp sechs Jahre älter als zuvor zusammenlebende Bewohner/innen mit einem Durchschnittsalter von 74,2 Jahren. Die Lebenssituation, Pflegestufe und Versorgung vor Einzug in die WG hängen damit vielfältig zusammen.

Der Anteil an Selbstzahlenden unter den Bewohner/innen beträgt 18 %. Unterschiede im Selbstzahlerstatus bezüglich Alter, Geschlecht, Pflegestufe und Lebenssituation lassen sich nicht nachweisen. Es besteht jedoch ein signifikanter Zusammenhang zur Diagnosegruppe (Cramer-V $=0,231$, p $<0,001$) – Personen ohne Diagnose sind ausschließlich Selbstzahlende.

Für etwas mehr als drei Viertel der Untersuchten ist eine gesetzliche Betreuung vereinbart. In weniger als der Hälfte dieser Fälle (43,9 %) nehmen dabei Angehörige diese Funktion wahr. Bewohnerinnen werden eher von Angehörigen betreut, bei männlichen Personen nehmen hingegen Andere diese Funktion stärker wahr (Cramer-V $=0,137$, p $=0,001$). Ein Zusammenhang von Betreuungsstatus und Diagnosegruppen ist nachzuweisen (Chi-Quadrat-Test, p $<0,001$). Einen deutlich höheren Betreuungsanteil weisen Personen mit nur psychiatrischen Diagnosen mit 93,1 % aller Fälle auf, vor Personen mit mehreren Diagnosen (78,9 %) und Personen mit somatischen Diagnosen (71,4 %). Die Versorgung der Bewohner/innen vor Einzug in die WG und der Betreuungsstatus sind ebenfalls nicht voneinander unabhängig (Chi-Quadrat-Test, p $<0,001$). Personen, die aus einem Privathaushalt in die WG wechseln, werden in mehr als der Hälfte aller Fälle von Angehörigen betreut. Den mit 10,9 % geringsten Anteil an Angehörigen als betreuende Personen weisen Bewohner/innen auf, die aus einem Betreuten Wohnen in eine WG wechseln, dann folgen Bewohner/innen aus Krankenhäusern mit 21,7 % und aus Pflegeheimen mit 23,5 %. Auch die Pflegestufe der Bewohner/innen und der Betreuungsstatus sind nicht voneinander unabhängig (Chi-Quadrat-Test, p $=0,004$). Bei den bewilligten Pflegestufen steigt der Anteil betreuender Angehöriger mit zunehmender Einstufung. Bei der Lebenssituation zeigt sich ebenfalls ein Zusammenhang zum Betreuungsstatus (Cramer-V=0,119, p=0,014). Zuvor allein lebende Bewohner/innen weisen häufiger kein Betreuungsverhältnis auf oder aber werden häufiger durch Angehörige betreut, wohingegen mit anderen zusammenlebende Bewohner/innen häufiger von anderen Personen betreut werden. Bezüglich des durchschnittlichen Alters unterscheiden sich die Bewohner/innen je nach Betreuungssituation signifikant (ANOVA, p <0,001). Nicht gesetzlich betreute Personen sind mit 83,1 Jahren im arithmetischen Mittel am ältesten, vor Personen, deren Betreuung Angehörige übernommen haben (82,1 Jahre). Bewohner/innen, die durch andere Personen betreut werden, sind mit durchschnittlich 75,6 Jahren deutlich jünger.

Bewohner/innen mit demenziellen Erkrankungen zum Stichtag 07.07.2006
Nachfolgend sollen nun noch einmal im Besonderen Informationen zu Bewohner/innen mit demenziellen Erkrankungen[5] analysiert werden. Mehr als die Hälfte

Kennzahlen Bewohner/innen in Wohngemeinschaften (Stichtag 07.07.2006)	Anzahl/ Anteil	Mittelwert/ Median	Minimum	Maximum
Bewohner/innen	745/100 %	14,2/6,5	2	107
männliche Bewohner	*190/25,6 %*	*3,8/2,0*	*0*	*25*
weibliche Bewohnerinnen	*553/74,4 %*	*10,9/5,0*	*0*	*82*
Alter in Jahren	739/100 %	79,5/82,4	24,8	104,3
(nur pflegebedürftig[3])	(661/100%)	(80,5/83,1)	(24,8)	(104,3)
männliche Bewohner	*184/24,9 %*	*71,4/71,6*	*24,8*	*104,3*
(nur pflegebedürftig)	*(145/21,9 %)*	*(72,8/73,2)*	*(2,8)*	*(104,3)*
weibliche Bewohnerinnen	*553/74,8 %*	*82,2/84,4*	*42,7*	*98,9*
(nur pflegebedürftig)	*(516/78,1 %)*	*(82,6/84,7)*	*(42,7)*	*(98,9)*
Herkunftssprache	742/100 %	----	----	----
deutsch	*724/97,6 %*	----	----	----
andere	*18/2,4 %*	----	----	----
Diagnosen				
Diagnose vorhanden	605/81,2 %	92,5 %/100 %	0,0 %	100 %
Diagnose fehlend	140/18,8 %			
psychiatrische Diagnosen	543/72,9 %	85,7 %/100 %	0,0 %	100 %
demenzielle Erkrankungen	333/44,7 %	49,6 %/50,0 %	0,0 %	100 %
demenzielle Erkrankungen und Verhaltensauffälligkeiten	111/14,9 %	19,5 %/1,9 %	0,0 %	100 %
andere psychiatrische Erkrankungen	99/13,3 %	16,6 %/0,0 %	0,0 %	100 %
somatische Diagnosen	126/16,9 %	20,4 %/0,0 %	0,0 %	100 %
sonstige Diagnosen	114/15,3 %	8,4 %/0,0 %	0,0 %	100 %
ohne diagnostizierte Erkrankungen	2/0,2 %	0,1 %/0,0 %	0,0 %	1,9 %

Fortsetzung der Tabelle auf Seite 39.
3 Einstufung in Pflegestufe I-III bzw. Härtefallregelung
4 Pflegedauer von Einzug bis zum Stichtag 07.07.2006
5 Demenzielle Erkrankungen wurden dabei nicht explizit durch das Vorliegen einer ärztlichen Diagnose dokumentiert, sondern beruhen auf Angaben der betreuenden Pflegedienste.

Kennzahlen Bewohner/innen in Wohngemeinschaften (Stichtag 07.07.2006)	Anzahl/ Anteil	Mittelwert/ Median	Mini- mum	Maxi- mum
Versorgung/Pflege vor Einzug:	713/100 %			
Privathaushalt ohne Pflegedienst	113/15,8 %	16,5 %/12.5 %	0,0 %	100 %
Privathaushalt mit Pflegedienst	298/41,8 %	46,7 %/0,0 %	0,0 %	100 %
Betreutes Wohnen	37/5,2 %	8,6 %/0,0 %	0,0 %	100 %
Pflegeheim	34/4,8 %	6,7 %/0,0 %	0,0 %	66,7 %
Kurzzeitpflege	47/6,6 %	6,0 %/0,0 %	0,0 %	100 %
Krankenhaus	92/12,9 %	12,4 %/0,0 %	0,0 %	90,0 %
sonstige	92/12,9 %	3,1 %/0,0 %	0,0 %	75,0 %
bisherige **Pflegedauer**[4] in Monaten	728/---	23,7/18,4	0,2	105,7
Pflegestufe	739/100 %			
mit Pflegeeinstufung	669/90,6 %	89,4 %/100 %	25,0 %	100 %
ohne Pflegeeinstufung („0")	55/7,4 %	8,0 %/0,0 %	0,0 %	75,0 %
beantragt/sonstige	15/2,0 %	1,4 %/0,0 %	0,0 %	28,6 %
Pflegestufe I	230/30,9 %	31,3 %/25,0 %	0,0 %	100 %
Pflegestufe II	339/45,5 %	43,5 %/42,9 %	0,0 %	100 %
Pflegestufe III	100/13,4 %	14,7 %/12,5 %	0,0 %	83,3 %
Lebenssituation zuvor	597/100 %			
alleinlebend	444/74,4 %	74,7 %/80,0 %	0,0 %	100 %
zusammenlebend	153/25,6 %	25,3 %/20,0 %	0,0 %	100 %
Selbstzahler	134/18,0 %	20,3 %/16,7 %	0,0 %	75,0 %
gesetzliche Betreuung:	579/100 %			
Angehörige	254/43,9 %	42,9 %/50,0 %	0,0 %	100 %
andere	325/56,1 %	57,2 %/50,0 %	0,0 %	100 %

Tab. 3:   Soziodemografische und krankheitsbezogene Bewohnermerkmale (Wolf-Ostermann & Fischer 2010)

(59,6 %) aller erfassten Bewohner/innen von WG sind nach Angaben der betreu-enden Pflegedienste demenziell erkrankt. Das durchschnittliche Alter dieser Perso-nen beträgt 82,1 Jahre (s = 9,4 Jahre). Demente Bewohner/innen sind überwiegend weiblich (82,8 %). Dieser Anteil ist etwas größer als der Anteil an Bewohnerinnen insgesamt, dies erklärt auch das leicht höhere Durchschnittsalter. Die durchschnitt-liche Dauer der bisherigen Pflege beträgt zwei Jahre (s = 20 Monate), wobei die Verteilung der beobachteten bisherigen Pflegedauer jedoch sehr rechtsschief ist, d. h. mehr als ein Viertel der demenziell erkrankten Bewohnerschaft hat eine bis-herige Pflegedauer von mehr als 33 Monaten, der größte beobachtete Wert liegt bei 7,5 Jahren. Auch hierbei ist wieder zu berücksichtigen, dass es sich bei den bishe-rigen Pflegedauern um rechtsseitig zensierte Daten handelt, da die Dauer nur bis zum Stichtag 07.07.2006 erfasst wurde. 95 % der Bewohner/innen mit demenziellen Erkrankungen weisen eine Pflegeeinstufung auf. Insgesamt sind etwa zwei Drittel (65,8 %) der demenziell erkrankten Personen als schwer oder schwerst pflegebe-dürftig (Pflegestufe II bzw. III) eingestuft.
Pflegeeinstufung und demenzielle Diagnose weisen einen signifikanten Zusammen-hang auf (Cramer-V = 0,206, p < 0,001), d. h. Personen mit einer demenziellen Diag-

nose haben eine höhere Pflegeeinstufung als Personen ohne demenzielle Diagnose. Sie weisen eine deutlich höhere Zuordnung (73,9 %) zu § 45a SGB XI auf als nicht erkrankte Personen (29,6 %). Demenziell erkrankte Personen wechseln signifikant häufiger aus einem Privathaushalt in die WG als Menschen ohne Demenz (Cramer-V = 0,429, p < 0,001). Eine gesetzliche Betreuung ist für 89,2 % aller demenziell erkrankten Bewohner/innen dokumentiert, betreuende Personen sind jeweils annähernd zur Hälfte Angehörige (47,2 %) oder andere Personen (52,8 %). Freigemeinnützig organisierte Pflegedienste weisen einen durchschnittlichen Anteil von 67,6 % Bewohner/innen pro WG mit demenziellen Erkrankungen auf, gefolgt von privat organisierten Pflegediensten mit 58,3 % und privaten, nicht verbandlich organisierten Pflegediensten mit 44,6 %.

2.3.3 Einzüge im Jahr 2005

Für die vorliegende Studie liegen Daten von 204 Bewohnern/innen von Berliner WG zum Einzug im Jahr 2005 zu Einzugsdatum, Alter, Geschlecht, Pflegestufe, Betreuungssituation sowie zum Wohnort und zur Lebenssituation vor Einzug in eine WG vor. Das Durchschnittsalter der im Jahr 2005 Eingezogenen beträgt 78,3 Jahre. Frauen sind bei Einzug in eine WG signifikant älter als Männer (t-Test, p < 0,001). Im arithmetischen Mittel beträgt das Alter von Frauen bei Einzug 80,5 Jahre, das der Männer 72,0 Jahre. Das Verhältnis von Frauen zu Männern unter den Einzügen entspricht der Verteilung der Bewohner/innen insgesamt, etwa drei Viertel der Einziehenden sind weiblich (weiblich 74,0 % vs. männlich 26,0 %).

Zur Erfassung der Pflegesituation bei Einzug wurden Versorgung/Pflege unmittelbar vor Beginn des Pflegeverhältnisses sowie Pflegestufe und eine evtl. Härtefallregelung erfasst. Von den einziehenden Bewohner/innen haben mehr als 90 % eine bewilligte Pflegeeinstufung, bei etwas weniger als der Hälfte (47,1 %) der Einziehenden liegt die Zuordnung zu § 45a SGB XI vor bzw. ist beantragt. Die meisten Einziehenden sind dabei in Pflegestufe II eingestuft (44,1 %), danach folgen Einziehende mit Pflegestufe I (37,7 %). Einziehende mit Pflegestufe III bzw. ohne Pflegestufe sind deutlich geringer vertreten. Mit zunehmender Pflegeeinstufung steigt das durchschnittliche Alter kontinuierlich an.

Fast zwei Drittel aller Einziehenden (61,7 %) wechseln aus einem Privathaushalt in die WG, wobei hier in 69,4 % aller Fälle eine Versorgung durch einen Pflegedienst gegeben war. Danach folgt in 18,6 % aller Fälle ein Wechsel aus einem Krankenhaus in die WG. Ein Umzug aus dem Betreuten Wohnen, einem Pflegeheim oder einer Kurzzeitpflege findet nur in geringem Maße statt. Private, verbandlich nicht organisierte Leistungsanbieter weisen den größten Anteil an Personen (65,2 %) auf, die aus einem Privathaushalt in die WG einziehen, dicht gefolgt von privat organisierten Pflegediensten (63,6 %), und mit großem Abstand gefolgt von freigemeinnützig organisierten Pflegediensten (49,1 %). Das durchschnittliche Alter der Einziehen-

den unterscheidet sich nicht signifikant nach der Wohnform, aus der sie in eine WG wechseln (ANOVA, p=0,086).
Für 93 % bzw. 95 % aller Eingezogenen wurden zum Stichtag der vorherige Wohnort und die vorherige Lebenssituation erfasst. Mit 94,2 % lebten die Erfassten zuvor fast ausschließlich in Berlin. Weitere 2,1 % ziehen aus Brandenburg nach Berlin um, und nur 3,7 % stammen aus anderen Bundesländern. Der Wohnort vor dem Einzug und die regionale Lage der gewählten WG weisen dabei einen deutlichen Zusammenhang auf (Cramer-V=0,558, p <0,001). Von den Bewohnern/innen, mit Angaben zur Lebenssituation vor dem Einzug, waren fast drei Viertel (74,4 %) zuvor allein lebend. Die Lebenssituation ist tendenziell nicht unabhängig vom Geschlecht (Test nach Fisher, p=0,058). Unter den zuvor Alleinlebenden finden sich anteilig mehr Frauen. Personen, die mit anderen zusammenleben, ziehen dabei überwiegend aus einem Pflegeheim oder aber einem Betreuten Wohnen in die WG um, so dass die Lebenssituation an die Versorgungssituation vor dem Einzug gekoppelt ist (Cramer-V=0,474, p <0,001). Auch die bewilligte Pflegestufe weist einen Zusammenhang zur Lebenssituation vor dem Einzug auf (Cramer-V=0,335, p <0,001), da Perso-

Kennzahlen Bewohner/innen bei Einzug	Anzahl/ Anteil	Mittelwert/ Median	Mini- mum	Maxi- mum
Bewohner/innen	*204/100%*	*3,6/3,0*	*1*	*23*
männliche Bewohner	*53/26,0%*	*2,1/2,0*	*1*	*8*
weibliche Bewohnerinnen	*151/74,0%*	*3,4/2,0*	*1*	*23*
Alter in Jahren	*204/100%*	*78,3/80,3*	*33,2*	*98,8*
männliche Bewohner	*53/26,0%*	*72,0/72,8*	*33,2*	*94,0*
weibliche Bewohnerinnen	*151/74,0%*	*80,5/82,1*	*55,6*	*98,8*
Versorgung/Pflege vor Einzug:	201/100%			
Privathaushalt ohne Pflegedienst	38/18,9%	14,8%/0,0%	0,0%	100%
Privathaushalt mit Pflegedienst	86/42,8%	51,1%/50,0%	0,0%	100%
Betreutes Wohnen	10/5,0%	5,2%/0,0%	0,0%	100%
Pflegeheim	9/4,5%	3,4%/0,0%	0,0%	75,0%
Kurzzeitpflege	10/5,0%	3,8%/0,0%	0,0%	50,0%
Krankenhaus	38/18,9%	16,8%/0,0%	0,0%	100%
sonstige	10/5,0%	5,0%/0,0%	0,0%	100%
Pflegestufe	204/100%			
mit Pflegeeinstufung	186/91,1%	92,1%/100%	0,0	100%
ohne Pflegeeinstufung („0")	15/7,4%	7,2%/0,0%	0,0	100%
beantragt/sonstige	3/1,5%	0,7%/0,0%	0,0	25,0%
Pflegestufe I	77/37,7%	41,9%/33,3%	0,0	100%
Pflegestufe II	90/44,1%	40,2%/42,9%	0,0	100%
Pflegestufe III	19/9,3%	9,9%/0,0%	0,0	100%
Härtefallregelung	0/0,0%			
Lebenssituation zuvor	193/100%			
alleinlebend	145/75,1%	79,8%/100%	0,0%	100%
zusammenlebend	48/24,9%	20,2%/0,0%	0,0%	100%

Tab. 4: Soziodemografische und versorgungsbezogene Bewohnermerkmale zum Zeitpunkt des Einzugs in ambulant betreute WG im Jahr 2005 (Wolf-Ostermann & Fischer 2010)

nen mit Pflegestufe III oder ohne eine Pflegeeinstufung eher gemeinschaftlich mit Anderen lebten. Personen mit beantragter Pflegeeinstufung waren dagegen zuvor in höherem Maße allein lebend.

2.3.4 Auszüge im Jahr 2005

Die beteiligten Pflegedienste informierten über 104 Bewohner/innen, welche im Jahr 2005 eine WG verließen bzw. verstorben sind. Hierfür machten sie Angaben zu Alter, Geschlecht, Pflegedauer, Pflegestufe sowie zum Anlass der Beendigung des Pflegeverhältnisses/des Verlassens der WG. Die wachsende Entwicklung von WG spiegelt sich damit auch im Verhältnis von Einzügen zu Auszügen wider. Es sind im Jahr 2005 etwa doppelt so viele Bewohner/innen in WG eingezogen als Bewohner/innen diese verlassen haben (204 zu 104 Personen).

Das Durchschnittsalter zum Zeitpunkt des Verlassens/Versterbens beträgt 82,6 Jahre. Frauen sind dabei mit durchschnittlich 85,1 Jahren signifikant älter als Männer mit im Mittel 75,8 Jahren (t-Test, $p = 0,002$). Das Verhältnis von Frauen zu Männern unter den Auszügen ist äquivalent zur Verteilung der Bewohner/innen insgesamt bzw. zur Verteilung bei Einzug (weiblich 73,7 % vs. männlich 26,3 %).

Von den ausziehenden Bewohner/innen haben 97 % eine bewilligte Pflegeeinstufung, bei etwa einem Drittel (31,7 %) der Ausziehenden liegt die Zuordnung zu § 45a SGB XI vor bzw. ist beantragt. Die meisten Ausziehenden waren dabei in Pflegestufe II eingestuft (46,9 %), danach folgen Personen mit Pflegestufe III (36,7 %). Ausziehende mit Pflegestufe I bzw. ohne Pflegeeinstufung sind deutlich seltener vertreten. Im Vergleich zu einziehenden Personen sind somit die Auszüge durch eine höhere Pflegebedürftigkeit charakterisiert. Pflegestufe und Geschlecht sind dabei nicht unabhängig voneinander (Chi-Quadrat-Test, $p = 0,001$). Männer sind bei Auszug deutlich stärker in den unteren Pflegestufen vertreten, Frauen deutlich stärker in den Pflegestufen II und III. Bezüglich des durchschnittlichen Alters unterscheiden sich die Ausziehenden je nach Pflegeeinstufung signifikant (ANOVA, $p < 0,001$). Personen ohne eine zugewiesene Pflegestufe sind mit durchschnittlich 54,9 Jahren deutlich jünger als Personen mit Pflegeeinstufung. Mit zunehmender Einstufung steigt das durchschnittliche Alter kontinuierlich an. So sind Personen mit Pflegestufe I, II bzw. III im arithmetischen Mittel 73,1 Jahre, 84,8 Jahre bzw. 85,6 Jahre alt.

Die Pflegedauer in einer WG beträgt im arithmetischen Mittel für ausziehende Personen etwas mehr als eineinhalb Jahre (1,6 Jahre). Die maximale beobachtete Pflegedauer betrug 5,8 Jahre. Hierbei ist zu berücksichtigen, dass dieser Wert natürlich auch vom Eröffnungsdatum der jeweiligen WG abhängt, so dass die berichteten Werte und Zusammenhänge unter diesem Vorbehalt zu interpretieren sind. Frauen haben bei Auszug aus einer WG eine signifikant längere Aufenthaltsdauer als Männer (1,9 Jahre vs. 1,0 Jahre) (t-Test, $p = 0,006$). Die Pflegedauer unterscheidet sich dabei signifikant nach der Pflegeeinstufung (ANOVA, $p = 0,001$). Werden Personen ohne Pflegestufe exkludiert, steigt mit zunehmender Pflegestufe kontinuierlich die Aufenthaltslänge an. Personen mit Pflegestufe I verlassen die WG nach durchschnittlich 0,6 Jahren, Personen mit Pflegestufe II nach 1,3 Jahren und Personen mit Pflegestufe III erst nach 2,3 Jahren.

Für die Unterscheidung in freigemeinnützig organisierte, privat organisierte und private, verbandlich nicht organisierte Leistungsanbieter zeigen sich signifikante Unterschiede (ANOVA, p=0,004). Bewohner/innen, die von freigemeinnützig organisierten Pflegediensten betreut wurden, weisen mit 2,3 Jahren die längste mittlere Aufenthaltsdauer auf, gefolgt von Bewohner/innen privater, verbandlich nicht organisierter Leistungsanbieter mit 2,1 Jahren und Bewohner/innen privat organisierter Leistungsanbieter mit 1,2 Jahren.

Fast drei Viertel (71,1 %) aller Personen, welche die WG verlassen, verstarben – 36,1 % direkt in der WG und 35,1 % in einem Krankenhaus. Ein Umzug in ein Pflegeheim, einen Privathaushalt oder ein Betreutes Wohnen findet nur in geringem Maße statt. Ein Zusammenhang zwischen dem Anlass für die Beendigung des Pflegeverhältnisses und dem Geschlecht lässt sich nachweisen (Chi-Quadrat-Test, p=0,001). Die in einer WG verstorbenen Personen sind überwiegend Frauen, zudem ziehen Frauen in einem größeren Maße in ein Pflegeheim um. Männer weisen einen größeren Anteil unter den in einem Krankenhaus verstorbenen Personen auf. Sie ziehen zudem häufiger in einen Privathaushalt um, was mit dem größeren Anteil von männlichen Personen ohne bewilligte Pflegeeinstufung im Zusammenhang stehen dürfte. Auch zur Pflegeeinstufung gibt es einen signifikanten Zusammenhang (Cramer-V=0,454, p=0,001). So sind die in der WG verstorbenen Personen überwiegend in Pflegestufe III eingruppiert. Das durchschnittliche Alter der Auszüge unterscheidet sich signifikant nach dem Anlass der Beendigung des Wohn-/Pflegeverhältnisses (ANOVA, p=0,002). Personen, die in der WG verstorben sind, sind im arithmetischen Mittel mit 86,9 Jahren am ältesten, gefolgt von Personen, die im Krankenhaus verstorben sind (84,1 Jahre). Danach folgen Personen, die in ein Pflegeheim gewechselt haben mit 80,1 Jahren, vor Personen, die in einen Privathaushalt umgezogen sind (73,5 Jahre) oder in ein Betreutes Wohnen (69,2 Jahre).

Eine separate Diskussion der Ergebnisse soll an dieser Stelle nicht vorgenommen werden, da diese zusammen mit den Ergebnissen einer Nachfolgestudie in Kapitel 3.4 erfolgt. Ergänzend sei auf den Artikel von Wolf-Ostermann & Fischer (2010) verwiesen.

---

6   Wert hängt sowohl vom Einzugsdatum als auch ggf. vom Eröffnungsdatum der jeweiligen WG ab

Kennzahlen Bewohner/innen bei Auszug	Anzahl/ Anteil	Mittelwert/ Median	Mini- mum	Maxi- mum
Bewohner/innen	99/100 %	2,2/1,0	1	13
männliche Bewohner	26/26,3 %	0,7/0,0	0	5
weibliche Bewohnerinnen	73/73,7 %	1,9/1,0	0	12
Alter in Jahren	98/100 %	82,6/83,2	43,5	101,2
männliche Bewohner	26/26,5 %	75,8/79,6	43,5	94,8
weibliche Bewohnerinnen	72/73,5 %	85,1/85,1	61,2	101,2
Pflegedauer in Jahren[6]	95/---	1,6/1,1	0,0	5,8
Pflegestufe	98/100 %			
mit Pflegeeinstufung	95/96,9 %	96,5 %/100 %	0,0 %	100 %
ohne Pflegeeinstufung („0")	3/3,1 %	3,5 %/0,0 %	0,0 %	100 %
Pflegestufe I	13/13,3 %	16,5 %/0,0 %	0,0 %	100 %
Pflegestufe II	46/46,9 %	45,4 %/45,0 %	0,0 %	100 %
Pflegestufe III	36/36,7 %	34,7 %/11,5 %	0,0 %	100 %
Härtefallregelung	0/0,0 %			
Anlass für die Beendigung des Pflegeverhältnisses/ das Verlassen der Wohngemeinschaft:	97/100 %			
verstorben				
in Wohngemeinschaft	35/36,1 %	35,4 %/25,0 %	0,0 %	100 %
im Krankenhaus	34/35,1 %	32,6 %/0,0 %	0,0 %	100 %
Umzug				
in Privathaushalt	5/5,2 %	7,5 %/0,0 %	0,0 %	100 %
in Pflegeheim	9/9,3 %	13,6 %/0,0 %	0,0 %	100 %
in Betreutes Wohnen	3/3,1 %	4,0 %/0,0 %	0,0 %	100 %
sonstiges	11/11,3 %	7,0 %/0,0 %	0,0 %	100 %

Tab. 5:   *Soziodemografische und versorgungsbezogene Bewohnermerkmale zum Zeitpunkt des Verlassens ambulant betreuter WG im Jahr 2005 (Wolf-Ostermann & Fischer 2010)*

3. BEWOHNER-, ANGEBOTS- UND VERSORGUNGSSTRUKTUREN IN AMBULANT BETREUTEN WOHNGEMEINSCHAFTEN FÜR MENSCHEN MIT DEMENZ

3.1 Hintergrund

Über die Strukturen in ambulant betreuten WG gibt es bislang wenige Erkenntnisse. Bis 2009 beschreibt lediglich die zuvor berichtete erste Berliner Studie (Wolf-Ostermann & Fischer 2010; Wolf-Ostermann 2007) basierend auf einer größeren Stichprobe, WG und deren Versorgungsstrukturen (siehe Kapitel 2). Weitere Erkenntnisse, insbesondere zu bewohner- und angebotsbezogenen Merkmalen fehlten bis dahin weitgehend. Wie schon zuvor in Kapitel 1.1 beschrieben, gehören Demenzen zu den sowohl schwerwiegendsten psychiatrischen Erkrankungen als auch zu den häufigsten Erkrankungen im Alter. Die zu erwartende starke Zunahme demenziell erkrankter Menschen wird die Gesellschaft in den nächsten Jahren vor zunehmende Herausforderungen in der medizinischen und pflegerischen Versorgung stellen, nicht zuletzt auch unter ökonomischen Gesichtspunkten. Das Bundesministerium für Gesundheit hat daher im Rahmen der Ressortforschung in den Jahren 2008 bis 2010 ein Leuchtturmprojekt Demenz durchgeführt, in dem insgesamt 29 Projekte zu verschiedenen Themenfeldern mit Demenzbezug mit insgesamt rund 13 Mio. Euro gefördert wurden. Im Themenfeld 2 „Evaluation von Versorgungsstrukturen" wurde dabei unter dem Akronym DeWeGE eine Studie zu Angebots- und Versorgungsstrukturen von Bewohner/innen ambulant betreuter WG durchgeführt. Die Studie wurde unter Leitung der Alice Salomon Hochschule Berlin in Zusammenarbeit mit der Charité-Universitätsmedizin Berlin, Institut für Medizinische Soziologie in den Jahren 2008–2010 durchgeführt. Mit der Studie sollten Strukturen in ambulant betreuten WG charakterisiert und mit Ergebnissen aus Spezialwohnbereichen (SWB) in Berliner Pflegeheimen verglichen werden.

Menschen mit Demenz sind im Verlauf der Erkrankung durch kognitive Einschränkungen in der Organisation zunehmend in ihrer eigenen Pflege eingeschränkt. Die Morbidität nimmt stetig zu, da die Betroffenen nicht immer den Vorgaben zur Einnahme von Medikamenten oder den Hinweisen zur Ernährung folgen können und Anzeichen einer Krankheit oder Infektion nicht wahrnehmen (Riggs 2001). Um den besonderen Herausforderungen gerecht zu werden, wurden in stationären Pflegeeinrichtungen zunehmend SWB für Menschen mit Demenzerkrankungen eingerichtet (Weyerer & Schäufele 2009). Diese SWB sind neben einer räumlichen Trennung von

Demenzerkrankten und Bewohner/innen ohne Anzeichen einer Demenz durch eine besondere demenzfreundliche Architektur und Einrichtung gekennzeichnet (Marquardt & Schmieg 2009). Dazu zählen Hilfestellungen wie z. B. Namensschilder oder jahreszeitliche Dekoration, wodurch den Bewohner/innen die Orientierung erleichtert werden soll (Schäufele 2009). Darüber hinaus erhält das Personal besondere Schulungen zu Bereichen wie Kommunikationstechniken, Umgang mit Aggressivität oder Erinnerungsarbeit (Kastner & Löbach 2007). Für die Aufnahme in einen Spezialwohnbereich für Menschen mit Demenzerkrankungen müssen in vielen Einrichtungen bestimmte Voraussetzungen wie das Vorliegen eines erhöhten Betreuungs- und Pflegebedarfs (mindestens Pflegestufe II) oder nachgewiesene fortgeschrittene Einschränkungen kognitiver Fähigkeiten (z. B. Mini Mental Status Test < 17 Punkte) erfüllt sein. Die nachfolgend formulierten Forschungsfragen standen in der DeWeGE-Studie im Vordergrund:

1. **Welche Bewohnerstruktur haben ambulant betreute WG für ältere Menschen mit Demenz?**
   a) Soziodemografie
   b) medizinische u. pflegerische Diagnosen
   c) Leistungen nach SGB XI
   d) Pflegesituation (Ernährungsstatus, Stürze, Dekubitus, soziale Kontakte, freiheitseinschränkende Maßnahmen, körperliche Beeinträchtigungen)
   e) Versorgungssituation vor Einzug in die WG

2. **Welche Angebotsstruktur liegt in ambulant betreuten WG für ältere Menschen mit Demenz vor?**
   a) bauliche und personelle Ausstattung
   b) Fortbildungsangebote für Mitarbeiter/innen
   c) aktive Einbindung von Angehörigen und Ehrenamtlichen
   d) Inanspruchnahme von Haus-/Fachärzten und Dienstleistern
   e) Art und Umfang vorgehaltener gemeinschaftlicher Aktivitäten

3. **Zeigen sich Unterschiede hinsichtlich der Entwicklung des Gesundheitszustandes, der Bewohnerstruktur und der Angebotsstruktur zwischen**
   a) WG, in denen ausschließlich ältere Menschen mit Demenz leben,
   b) WG in denen ältere Menschen mit und ohne Demenz leben und
   c) Spezialwohnbereichen für Menschen mit Demenz in Pflegeheimen?

3.2 Methode

In Anlehnung an die Studie von Wolf-Ostermann (2007) wurden alle ambulant betreuten WG und SWB für Menschen mit Demenz in stationären Altenpflegeeinrich-

tungen im Land Berlin zum Stichtag 30.01.2009 in die DeWeGE-Studie einbezogen. Erfasst wurden ausschließlich WG, in denen ambulante Leistungserbringer Pflege und Betreuungshandlungen nach § 89 SGB XI und § 75 Abs. 3 SGB XII vorhalten oder zur Verfügung stellen. Nicht zur Grundgesamtheit gehören hingegen betreute Wohnformen nach § 4 (2) des Berliner Wohnteilhabegesetzes für Bewohner/innen mit geistiger, körperlicher oder mehrfacher Behinderung soweit hierfür leistungsrechtliche Vereinbarungen nach dem Rahmenvertrag gemäß § 79 Zwölftes Buch Sozialgesetzbuch gelten und (sozial-)pädagogische und/oder therapeutische Betreuungsleistungen im Vordergrund stehen (§ 4(2) WTG). Weitergehende Ein- und Ausschlusskriterien wurden nicht definiert. Da zum Zeitpunkt der Erhebung keine vertragliche oder gesetzliche Grundlage existiert, die seitens der Vertragspartner eine Anzeigepflicht für WG beinhaltet, erfolgte eine telefonische Rekrutierung der Studienteilnehmer. Dazu wurden alle ambulanten Pflegedienste im Land Berlin befragt, ob sie in WG tätig sind. Wenn dies der Fall war, wurden sie über die Studie und deren Ziel informiert. Die Studie wurde als Totalerhebung durchgeführt. Der Fragebogen basiert im Wesentlichen auf dem aus der ersten Berliner Studie (Wolf-Ostermann 2007; Wolf-Ostermann & Fischer 2010). Es wurden folgende Bereiche erfasst:
- bauliche und personelle Ausstattung in den WG/SWB
- Versorgungssituation in den WG/SWB
- Bewohnercharakteristika zum Stichtag 30.01.2009
- Ein- und Auszüge in die WG/SWB im Jahr 2008

Nach einem vorangegangenen Pretest erfolgte die standardisierte schriftliche Befragung im Zeitraum Januar bis April 2009. Zum Fragebogen wurde eine Ausfüllanleitung entwickelt und den Pflegediensten zur Verfügung gestellt. Studienmitarbeitende haben im Abstand von jeweils vier Wochen telefonisch an die Studie erinnert. Die ausgefüllten Fragebögen wurden postalisch zurückgesendet. Die Datenerhebung für die WG/SWB erfolgte pseudonymisiert. Hingegen wurden die Daten der Bewohner/innen nur aggregiert und anonymisiert erhoben. Das Vorgehen wurde mit den behördlichen Datenschutzbeauftragten abgestimmt und positiv beurteilt. Die Ethikkommission der Charité-Universitätsmedizin beurteilte das Vorgehen und gab das ethische Clearing (EA1/109/08). Die Datenauswertung erfolgte unter Verwendung deskriptiver, explorativer und induktiver statistischer Verfahren mittels SPSS (V. 18.0).

3.3 Ergebnisse

Nach der telefonischen Umfrage kann von 331 WG mit ca. 2.000 Bewohner/innen und 48 SWB ausgegangen werden (Wolf-Ostermann et al. 2011; Gräske et al. 2011a). Insgesamt lagen Daten von 572 Bewohner/innen aus 105 WG (n = 50 Pflegedienste) und 391 Bewohner/innen aus 26 SWB (n = 17 Einrichtungen) zum Stichtag 30.01.2009 für die Auswertung vor. Das bedeutet, dass der Rücklauf 31,7 % in Bezug auf die WG und 27,5 % hinsichtlich ihrer Bewohner/innen beträgt. Der Rücklauf seitens der stationären Bereiche beläuft sich auf ca. 54,2 % bezogen auf die Anzahl der SWB und auf 94,0 % bezogen auf die Anzahl der Bewohner/innen. Die Ursachen für eine Nichtteilnahme sind der Tabelle 6 zu entnehmen.

Ursachen für Nichtteilnahme	Anzahl Pflegedienste (n = 113)	Anzahl Einrichtungen (n = 15)
keine zeitlichen und personellen Ressourcen	35	10
Arbeitsaufwand als zu hoch bewertet	12	2
Fragebogen nicht angekommen	9	-
WG/SWB anderer Art	8	1[7]
Pflegedienst versorgt nicht (mehr) in WG	6	-
kein Interesse	5	-
WG existiert noch nicht	4	-
bereits Beteiligung an anderen Studien	3	2
datenschutzrechtliche Bedenken	1	-
betriebsinterne Gründe	-	3[8]
sonstige Gründe/unklar	44	2

Tab. 6:   Ursachen für Nichtteilnahme im QS – Leistungserbringer (Mehrfachnennungen)

3.3.1 Institutionelle Merkmale

Insbesondere die Wahlfreiheit ist in WG ein postuliertes Anliegen der Gesetzgebung (siehe Berliner WTG § 4 (1)). Aus Vorstudien ist allerdings bekannt, dass die Wahlfreiheit beim Pflegedienst nur selten gelebt wird. In knapp 90 % aller WG ist nur ein Pflegedienst vor Ort tätig (Wolf-Ostermann et al. 2010). In der aktuellen Studie liegt dieser Anteil sogar noch deutlich darüber. In 99,4 % (n = 104) aller WG ist den Angaben zufolge ein Leistungsanbieter tätig. Nur in einer WG findet eine Versorgung der Bewohner/innen durch zwei Pflegedienste statt (Wolf-Ostermann et al. 2011).

Typus	Häufigkeit	Prozent
integrativ	53	50,5
segregativ	39	37,1
andere WG	4	3,8
keine Angabe	9	8,6
Gesamt	**105**	**100,0**

Tab. 7:   Typus der WG

Art, Größe und Trägerschaft der Einrichtung

In 87,6 % (n = 92) aller untersuchten WG leben Menschen mit Demenzerkrankungen (Wolf-Ostermann 2011b). Die Hälfte aller untersuchten WG sind vom integrativen Typus. Hier wohnen Menschen mit Demenz (Ø 4,2) gemeinschaftlich mit Menschen ohne Demenz (Ø 1,8) zusammen.

---

7   seit Dezember 2008 existiert der Spezialwohnbereich nicht mehr.
8   bevorstehende Prüfungen durch Heimaufsicht, Gesundheitsamt.

In mehr als einem Drittel der WG leben ausschließlich Menschen mit Demenzerkrankungen (siehe Tabelle 7).
Sämtliche untersuchten vollstationären Einrichtungen verfügen über eine spezielle Leistungs- und Qualitätsvereinbarung nach § 80 a SGB XI. Bei gut der Hälfte der Einrichtungen (53,8 %; n = 14) handelt es sich um eine integrative Versorgungsform. Freie Betten wurden hier auch mit nicht demenzerkrankten Menschen belegt. In den übrigen untersuchten Wohnbereichen (46,2 %; n = 12) leben ausschließlich Menschen mit Demenz.
Die teilnehmenden Pflegedienste und Einrichtungen wurden um Angaben zum Gründungszeitpunkt der WG bzw. des SWB gebeten. Die ältesten WG (1,9 %; n = 2) etablierten sich im Jahr 1998, die jüngsten (2,9 %; n = 3) im Januar 2009. Alle SWB wurden im Zeitraum zwischen 1999 und 2008 in Betrieb genommen. Während die beteiligten WG sich hauptsächlich ab dem Jahr 2004 konstituierten, wurden die SWB vermehrt im Zeitraum zwischen 1999 und 2003 gegründet.
Für die Beschreibung der baulichen Gegebenheiten wurden Informationen zu der Gesamtwohnfläche sowie der Anzahl und der Größe der einzelnen Bewohnerzimmer erfragt. Die Anzahl der Privatzimmer in den WG variiert zwischen zwei und zwölf. 21 % (n = 22) der hier untersuchten WG verfügen über sieben und 20 % (n = 21) über sechs Privatzimmer. Die mittlere Anzahl pro WG beträgt 7,3. Verglichen mit WG existieren in den untersuchten SWB durchschnittlich doppelt so viele (14,1) Bewohnerzimmer. Die Anzahl variiert hier zwischen fünf und 31 (Wolf-Ostermann et al. 2011). Die Größe der Bewohnerzimmer in WG bemisst sich auf eine Fläche von 11,0 m^2 bis zu 30,0 m^2 und beträgt durchschnittlich.16,9 m^2. Die Zimmer in den untersuchten SWB sind im Vergleich zu Zimmern in WG im Mittel 3 m^2 größer. Im stationären Bereich liegen die Zimmergrößen zwischen 16,0 m^2 und 25,8 m^2 und im Mittel bei 20,0 m^2.
In 87,6 % (n = 92) der WG steht mindestens eine gemeinschaftlich genutzte Kochgelegenheit zur Verfügung. In sieben (6,7 %) WG gibt es auch zwei, in zwei (1,9 %) WG drei Kochgelegenheiten. In jeweils einer WG werden acht bzw. elf Kochgelegenheiten bereitgehalten. Nach Angaben des Pflegedienstes, welcher in dieser WG tätig ist, handelt es sich hierbei um eine frühere Pension. Pro SWB steht meistens (76,9 %; n = 20) eine Kochgelegenheit zur Verfügung. In drei Fällen gibt es je zwei und drei Kochgelegenheiten. Etwa jede zweite (50,5 %; n = 53) untersuchte WG verfügt über zwei Bäder. In 18,1 % (n = 19) der WG sind drei Bäder, in 14,3 % (n = 15) ist ein Bad eingebaut. Eine WG verfügt über n = 11 Bäder. Ein SWB verfügt im Mittel über 10,2 Bäder (Median: 8,0). Die minimale Anzahl der Bäder je stationäre Einheit beträgt eins, die maximale 26.
Mit der Befragung sollten auch Angaben zum Umfang und zur Art der Außenbereiche in beiden Settings gewonnen werden. Mehrfachantworten waren hierbei möglich. Angaben in Bezug auf das Vorhandensein eines Außenbereichs ergaben (vgl. Tabelle 8), dass 56,2 % (n = 59) aller WG über Balkone und 20,0 % (n = 21) über Terrassen verfügen. 38,1 % (n = 40) haben einen Garten und in 37,1 % (n = 39)

| Art der Außenanlage(n) | Versorgungsform | | | |
| | WG | | SWB | |
	N	Prozent der Fälle	N	Prozent der Fälle
Balkon	59	56,2	15	57,7
Terrasse	21	20,0	18	69,2
Garten	40	38,1	20	76,9
Innenhof	39	37,1	6	23,1
Kein Außenbereich	7	6,7	0	0,0
Gesamt	166	158,1	59	226,9

Tab. 8: Außenanlagen nach Versorgungsform (Mehrfachantworten)

| Organisationsart | Versorgungsform | | | |
| | WG | | SWB | |
	Anzahl	Prozent	Anzahl	Prozent
privat	55	52,4	8	30,8
frei gemeinnützig	24	22,9	14	53,8
öffentlich	0	0,0	1	3,8
nicht organisiert	23	21,9	2	7,7
keine Angabe	3	2,9	1	3,8
Gesamt	**105**	**100,0**	**26**	**100,0**

Tab. 9: Organisationsart der Leistungsanbieter

kann ein Innenhof als sogenannte Außenanlage genutzt werden. Sieben WG verfügen über keine Außenanlage. Im Gegensatz zu den untersuchten WG existiert in allen SWB mindestens ein Außenbereich. 69,2 % (n = 18) verfügen über Terrassen, 57,7 % (n = 15) über Balkone und 76,9 % (n = 20) über einen Garten. In 23,1 % (n = 6) kann ein Innenhof für Aktivitäten im Freien genutzt werden. In diesem Zusammenhang ist festzustellen, dass bei dem weit überwiegenden Teil (81,9 %; n = 86) der untersuchten WG die jeweilige Außenanlage selbstständig von den Bewohner/innen betreten und genutzt werden kann. In 6,7 % (n = 7) wird ein freier Zugang für die Bewohner/innen nicht gewährleistet. Für 10,5 % (n = 11) liegen keine Aussagen hinsichtlich der Zugänglichkeit der Außenanlagen für die Bewohner/innen vor. Ebenfalls wie bei den WG sind die Außenbereiche der SWB mehrheitlich (80,8 %; n = 21) für die Bewohner/innen frei zugänglich. Allerdings sind diese im Vergleich doppelt so häufig (15,4 %; n = 4) für die jeweilige Bewohnergemeinschaft verschlossen.

Ca. drei Viertel der in den WG tätigen Pflegedienste sind verbandlich organisiert (siehe Tabelle 9). 21,9 % sind nicht organisiert. In 52,4 % (n = 55) der WG arbeiten Pflegedienste mit privater Verbandszugehörigkeit. Von denen sind die meisten dem AnbieterVerband qualitätsorientierter Gesundheitspflegeeinrichtungen e. V. (AVG) zugehörig. In 22,9 % (n = 24) der untersuchten WG sind Pflegedienste in frei gemeinnützigen Verbänden organisiert, hauptsächlich in dem Paritätischen Wohlfahrtsverband Landesverband Berlin e. V. (DPW) (11,4 %; n = 12).

88,5 % aller untersuchten SWB werden von Einrichtungen vorgehalten, welche verbandlich organisiert sind. Davon befinden sich mehr als die Hälfte in frei gemeinnützig organisierten Pflegeeinrichtungen wie der Diakonie (34,6 %; n = 9). Die Einrichtungen mit privater Verbandszugehörigkeit (30,8 %) sind vorwiegend beim Bundesverband privater Anbieter Sozialer Dienste e. V. organisiert (26,9 %).

Angaben zum Personal

Durchschnittlich waren im Januar 2009 7,4 Personen in den untersuchten WG beschäftigt, wobei die Anzahl der Mitarbeitenden zwischen zwei und n = 22 schwankt. Dazu zählten Pflegefachkräfte, Kranken-/Altenpflegehelfer/innen und z. B. auch Hauswirtschaftskräfte (Wolf-Ostermann et al. 2011).

Zur personellen Situation in den untersuchten stationären Einrichtungen liegen Daten von n = 25 SWB vor. Durchschnittlich waren 10,5 Personen in den untersuchten SWB beschäftigt, wobei die Anzahl der Mitarbeitenden zwischen drei und n = 24 schwankt (Wolf-Ostermann et al. 2011).

Die Angaben zur Personalbesetzung sind noch einmal aufgeschlüsselt nach Tag- und Nachtarbeit erhoben worden (vgl. Tabelle 10). Den Antworten der Befragten zufolge arbeiten tagsüber von einer bis zu 21 und durchschnittlich 6,3 Personen in den untersuchten WG, wobei sich die mittlere Anzahl der Beschäftigten nach der Art der Trägerschaft unterscheidet. Frei gemeinnützig getragene Pflegedienste beschäftigen in diesen Zeiten mit durchschnittlich 7,7 Mitarbeiter/innen pro WG zwei Mitarbeitende mehr als privat getragene (t-Test, p = 0,023). Ein ähnlicher Zusammenhang zeigt sich in der Gegenüberstellung von segregativen und integrativen WG. In segregativen WG werden durchschnittlich 7,5 Mitarbeiter/innen pro WG und damit zwei mehr als in integrativen WG beschäftigt (t-Test, p = 0,028).

Durchschnittlich 1,5 Pflegefachkräfte sind tagsüber in den untersuchten WG tätig. Während in 38,1 % (n = 40) aller WG im Tagesdienst jeweils eine Pflegefachkraft anwesend ist, arbeiten in n = 37 WG (35,2 %) tagsüber zwei Pflegefachkräfte. In WG mit verbandlich organisierten Pflegediensten sind in dieser Zeit im Mittel weniger Pflegefachkräfte (1,3) im Einsatz als in WG mit nicht organisierten (1,9) Pflegediensten (t-Test, p = 0,010).

Versorgungsform	alle MA[1]	PFK[2]	PK[3]	Sonst.[4] MA
WG tagsüber				
durchschn. Anzahl ... (min–max)	6,28 (1,10–21,00)	1,45 (0,00–5,00)	3,37 (0,00–10,00)	1,56 (0,00–9,00)
Betreuungsrelation[5]	1 : 0,93	1 : 3,70	1 : 1,75	1 : 4,17
nachts				
durchschn. Anzahl ... (min–max)	1,06 (0,00–4,00)	0,18 (0,00–4,00)	0,63 (0,00–3,00)	0,25 (0,00–2,00)
Betreuungsrelation[5]	1 : 5,26	1 : 33,34	1 : 8,30	1 : 25,00
SWB tagsüber				
durchschn. Anzahl ... (min–max)	9,13 (2,00–21,00)	2,37 (0,00–4,00)	3,24 (1,00–12,00)	3,51 (0,00–8,00)
Betreuungsrelation[5]	1 : 1,59	1 : 6,67	1 : 4,55	1 : 3,85
nachts				
durchschn. Anzahl ... (min–max)	1,36 (0,50–3,90)	0,69 (0,00–3,00)	0,53 (0,00–2,00)	0,15 (0,00–1,00)
Betreuungsrelation[5]	1 : 8,33	1 : 16,67	1 : 20,00	1 : 100,00

[1] Mitarbeitende, [2] Pflegefachkräfte, [3] Pflegekräfte, [4] sonstige Mitarbeitende, [5] Anzahl der Bewohner/innen je Mitarbeiter/in

Tab. 10:   Angaben zur personellen Situation nach Versorgungsform (Wolf-Ostermann et al. 2011)

Mit durchschnittlich 3,4 Pflegehelfern/innen stellen diese die zahlenmäßig größte Qualifikationsgruppe aller tagsüber in den untersuchten WG tätigen Personen. In WG mit freigemeinnützig organisierten Pflegediensten arbeiten am Tage im Mittel 4,1 und in WG mit privat organisierten Pflegediensten 3,1 derartig Qualifizierte (t-Test, p=0,033). Ein tendenzieller Unterschied zeigt sich auch hier zwischen WG vom segregativen Typus mit im Mittel 3,9 Pflegehelfer/innen und WG vom integrativen Typus mit 3,2 Pflegehelfern/innen (t-Test, p=0,098). Daneben sind tagsüber durchschnittlich 1,5 sogenannte sonstige Mitarbeitende in den untersuchten WG tätig. Zwei sonstige Mitarbeitende arbeiten in n=19 WG (18,1 %). In n=31 WG (29,5 %) arbeitet tagsüber jeweils ein/e sonstige Mitarbeiter/in. In n=25 WG (23,8 %) werden am Tage außer Pflegefachkräften und Pflegehelfer/innen keine weiteren Personen beschäftigt. Ein deutlicher Unterschied zeigt sich zwischen der Anzahl aller sonstigen Mitarbeiter/innen und dem Typus der WG (t-Test, p=0,002). Im Mittel findet sich pro segregativer WG ein/e sonstige/r Mitarbeiter/in mehr als in integrativen WG (2,0 vs. 1,0). In der Nacht (vgl. Tabelle 10) liegt die durchschnittliche Anzahl von Mitarbeitenden in der Versorgungsform WG bei 1,06. In 82,9 % (n=87) aller WG sind nachts keine Pflegefachkräfte vor Ort. In einer WG sind in dieser Zeit vier Pflegefachkräfte anwesend. Bezogen auf alle untersuchten WG arbeiten nachts durchschnittlich 0,18 Pflegefachkräfte. Die Anwesenheit von Pflegefachkräften unterscheidet sich signifikant (t-Test, p=0,049) nach der Organisationsart der Pflegedienste. Während freigemeinnützig organisierte Pflegedienste nachts keine Pflegefachkräfte bereitstellen, beschäftigen privat organisierte Pflegedienste im Mittel 0,29 Mitarbeiter/innen in dieser Zeit. Nachts sind i. d. R. 0,63 Pflegehelfer/innen eingesetzt.
Insgesamt ergibt sich daraus eine mittlere Betreuungsrelation von 1 : 0,93. Das heißt, dass 0,93 Bewohner/innen von einer Betreuungsperson versorgt werden. Das kleinste berechnete Betreuungsverhältnis beträgt in WG 1 : 2,32, das größte 1 : 0,25, hier wird also eine Person von vier Mitarbeitenden versorgt.
In den untersuchten SWB sind tagsüber durchschnittlich 9,1 Personen tätig. Die mittlere Anzahl der Pflegefachkräfte je SWB beträgt 2,4. Während in 7,7 % (n=2) aller SWB im Tagesdienst keine Pflegefachkräfte anwesend sind, arbeiten in n=10 SWB tagsüber drei Pflegefachkräfte. Durchschnittlich sind 3,2 Pflegehelfer/innen tagsüber in den untersuchten SWB tätig sowie 3,5 sogenannte sonstige Mitarbeitende. In zwei SWB werden am Tage außer Pflegefach- und Pflegehilfskräften keine weiteren Personen beschäftigt.
In der Nacht liegt die durchschnittliche Anzahl von Mitarbeitenden in den untersuchten SWB der stationären Einrichtungen bei 1,36, wobei die minimale Anzahl der Angestellten nachts 0,50, die maximale 3,90 je SWB beträgt. In den untersuchten SWB versorgt eine Pflegeperson durchschnittlich 1,33 Frauen und Männer (Median: 1,85). Damit unterscheidet sich diese Betreuungsrelation von der in den teilnehmenden WG (t-Test, p <0,001).
Vergleicht man die beiden Versorgungsformen WG und SWB (vgl. Tabelle 10), so wird deutlich, dass die SWB-Mitarbeitenden tagsüber etwa doppelt so viele Bewoh-

ner/innen zu versorgen haben wie Mitarbeitende in den WG. Der Unterschied ist signifikant (ANOVA, p=0,001). Dies trifft uneingeschränkt auch auf die Versorgung durch Pflegefachkräfte zu. Im Mittel werden 6,67 Bewohnerinnen und Bewohner von einer im SWB tätigen Pflegefachkraft versorgt und damit deutlich mehr als in WG, denn dort ist eine Pflegefachkraft durchschnittlich für 3,70 Personen zuständig (t-Test, p <0,001). Im Mittel ist eine nichtexaminierte Pflegekraft in den stationären Einheiten für 4,55 Bewohner/innen verantwortlich und damit für doppelt so viele Bewohner/innen im Vergleich zu WG (t-Test, p <0,001). Die tagsüber vorherrschende Betreuungsrelation durch das sonstige Personal ist in SWB und WG vergleichbar. In Bezug auf die Versorgung der WG-Bewohner/innen in der Nacht ist ein durchschnittliches Verhältnis von 5,26 Bewohner/innen pro Mitarbeiter/in zu verzeichnen (vgl. Tabelle 10). Die nächtlichen Betreuungsrelationen variieren sehr stark und reichen von keiner Betreuung bis zu einer 1 : 1 Betreuung. Eine Versorgung durch Pflegefachkräfte ist in dieser Zeit oftmals nicht gewährleistet.
Wie der Betreuungsschlüssel tagsüber unterscheidet sich auch der nächtliche deutlich nach der Versorgungsform (t-Test, p=0,021). In den SWB werden im Nachtdienst durchschnittlich 8,33 Bewohner/in von einer Pflegeperson versorgt. Dabei beträgt das kleinste Betreuungsverhältnis 1 : 33,33 und das größte 1 : 2. Eine Pflegefachkraft begleitet nachts im Mittel 16,67 Bewohner/innen und eine nichtexaminierte Pflegekraft 20 Bewohner/innen. In acht SWB ist nachts keine Pflegekraft anwesend. Der Betreuungsschlüssel Pflegekräfte/Bewohner/innen (t-Test, p=0,021 sowie sonstige Mitarbeitende/Bewohner/innen (t-Test, p=0,010) unterscheidet sich signifikant nach der Versorgungsform.
Die an der Studie teilnehmenden Pflegedienste und Einrichtungen wurden dazu befragt, wie viele Wochenstunden Pflegefachkräfte in der Woche vom 19.01. bis 25.01.2009 in den WG und SWB tätig waren. Auf jede/n Bewohner/in in einer WG entfallen in diesem Zeitraum 10,1 Pflegestunden von Pflegefachkräften, was einem täglichen Umfang von 1,4 h entspricht. Die Anwesenheitszeit von Pflegefachkräften in den untersuchten SWB war in der Woche vor der Erhebung mit 9,5 Pflegestunden (täglicher Umfang: 1,4 h) gleich hoch wie in den WG.

Demenzspezifische Fortbildungen und Weiterbildungen des Personals
In 84,8 % (n=89 WG) gab es Fortbildungsangebote zum Thema Demenz für das Personal. In sechs Fällen (5,7 %) wurden keine Fortbildungen angeboten. Für zehn WG (9,5 %) haben die Pflegedienste dazu keine Angaben gemacht. Bis auf eine Einrichtung haben alle SWB derartige Fortbildungen für Ihre Angestellten offeriert. Insgesamt wurden in 82,0 % (n=73) der WG Schulungen zum Thema „Pflege und Betreuung von Menschen mit Demenz" mit einem durchschnittlichen Umfang von 6,1 Stunden durchgeführt. Fast in jeder zweiten WG (48,3 %, n=43) hatten die Beschäftigten die Möglichkeit, an Fortbildungen zum Thema „Krankheitsbilder" mit durchschnittlich 3,3 Stunden teilzunehmen. Veranstaltungen zu „Dementia Care Mapping (DCM)" oder gerontopsychiatrische Weiterbildungen veranstalteten 32,6 %

(n = 29) der WG. Diese Fortbildungen haben mit durchschnittlich 33,1 Stunden den größten Umfang der angebotenen Fortbildungen. In 23,6 % aller WG (n = 21) wurden Schulungen zur (Arbeits-)Organisation mit einem durchschnittlichen Umfang von 0,6 Stunden durchgeführt. Fortbildungen mit demenzspezifischem Inhalt, die sich keinem der oben genannten Themenbereiche zuordnen ließen, gab es in weiteren 22,5 % aller WG (n = 20) in einem mittleren Umfang von 5,8 Stunden. (Wolf-Ostermann et al. 2011)

In 84,0 % (n = 21) aller sich äußernden Einrichtungen wurden Schulungen zum Thema „Pflege und Betreuung von Menschen mit Demenz" im Umfang von 10,4 Stunden und in 48,0 % (n = 12) Fortbildungen zum Thema Krankheitsbilder im Umfang von 2,5 Stunden angeboten. Veranstaltungen zu „Dementia Care Mapping (DCM)" oder

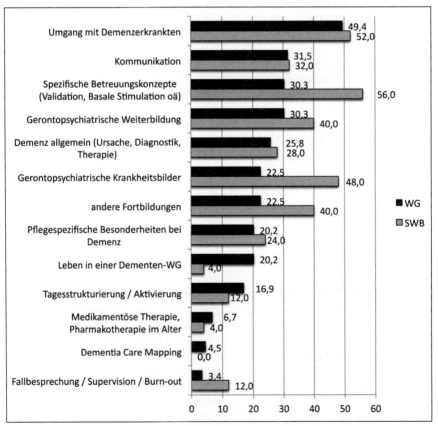

Abb. 5:   Themen demenzspezifischer Fortbildungen in WG (n = 89) und SWB (n = 25) in % (Wolf-Os-
          termann et al. 2011)

gerontopsychiatrische Weiterbildungen absolvierten die Angestellten von 40,0 %
(n = 10) dieser SWB. Mit durchschnittlich 36,8 Stunden haben diese Fortbildungen
auch in diesem Setting den größten Umfang aller Fortbildungsangebote. In genau so
vielen SWB wurden Fortbildungen im Umfang von 28,5 Stunden angeboten, welche
sich nicht zuordnen ließen. Veranstaltungen zum Thema „(Arbeits-)-Organisation"
wurden mit durchschnittlich etwa 1,7 Stunden für die Mitarbeitenden von 12,0 %
(n = 3) der antwortenden SWB vorgehalten. Die genauere Unterteilung der angebotenen Fortbildungen in beiden Versorgungsformen ist der Abbildung 5 zu entnehmen.

3.3.2 Merkmale Bewohner/innen

Insgesamt lagen für die Auswertung Daten von 572 Bewohner/innen aus 105 WG
und 391 Bewohner/innen aus 26 SWB (n = 17 Einrichtungen) vor. Die durchschnittliche Bewohner/innenzahl in den WG betrug 6,3 Bewohner/innen, variierend zwischen einem/einer Bewohner/in in einer WG und maximal 12 Bewohner/innen. Die
durchschnittliche Bewohnergemeinschaft je SWB beträgt 16,0 Personen, variierend
zwischen 6 und maximal 33 Bewohner/innen.

Soziodemografische Daten
Das Durchschnittsalter der Bewohner/innen der untersuchten WG beträgt zum Stichtag 30.01.2009 79,4 Jahre (s = 11,9 Jahre). Frauen sind mit einem mittleren Alter
von 81,9 Jahren (s = 10,6 Jahre) signifikant älter (t-Test, p < 0,001) im Vergleich zu

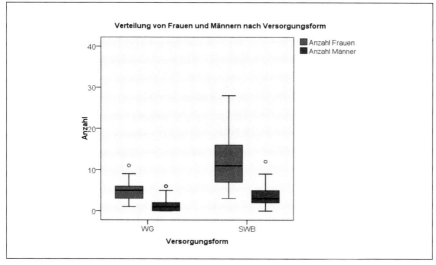

Abb. 6:   Verteilung der Bewohner/innen nach WG (Frauen: n = 502; Männer: n = 159) und SWB (Frau-
en n = 302; Männer n = 99)

Kriterium	WG	SWB	p
Geschlechtsverteilung in % (n)			$=0,275^1$
Frauen	76,6 (438)	74,7 (292)	
Männer	23,4 (134)	25,3 (99)	
Durchschnittsalter gesamt in Jahren (s*)	79,4 (11,9)	82,7 (9,0)	$<0,001^2$
Frauen	81,9 (10,6)	84,3 (8,2)	$=0,001^2$
Männer	71,1 (12,3)	78,1 (9,8)	$<0,001^2$
mittlere Verweildauer gesamt zum Zeitpunkt der Erhebung in Monaten (s*)	27,6 (9,3)	32,1 (9,2)	$=0,007^2$
Frauen	28,3 (24,9)	34,6 (24,8)	$=0,002^2$
Männer	25,2 (22,0)	25,4 (21,0)	$=0,944^2$
Pflegestufe in %			$<0,001^3$
Keine Pflegestufe	4,5	0,8	
Pflegestufe I	21,0	12,5	
Pflegestufe II	49,8	42,5	
Pflegestufe III	21,9	40,7	

[1] Test nach Fisher, [2] t-Test, [3] Chi-Quadrat-Test, *s = Standardabweichung

Tab. 11:   Stichprobenschreibung/Charakteristiken auf Ebene der Bewohner/innen

den untersuchten Männern (Durchschnittsalter: 71,1 Jahren; s = 12,3 Jahre) (Wolf-Ostermann et al. 2011). Mit 76,6 % (vgl. Tabelle 11) überwiegt der Anteil weiblicher Personen in allen WG deutlich (Männer: 23,4 %). Ähnlich ist der Geschlechtsunterschied in den untersuchten SWB. 74,7 % sind hier weiblich und 25,3 % männlich.

Einzug in das Setting

Die absolute Mehrheit der WG-Bewohner/innen lebte vor ihrem Einzug im Land Berlin. Relativ selten wurde aus anderen Bundesländern hierhin gewechselt und lediglich eine Person lebte zuvor im Ausland. 58,7 % (n = 298) aller Personen, welche zuvor im Land Berlin lebten, sind innerhalb desselben Stadtbezirks, also wohnortnah in eine WG umgezogen.

Verglichen mit WG lebten vor ihrem Umzug in einen SWB deutlich weniger Personen im Land Berlin aber in etwa genauso viele in anderen Bundesländern. Der vorherige Wohnort und die Versorgungsform sind nicht unabhängig voneinander (Chi-Quadrat-Test, p < 0,001). Von allen Zuzügen aus anderen Bundesländern zogen die meisten Personen besonders häufig aus dem Land Brandenburg nach Berlin (WG: 48,4 % vs. SWB: 34,8 %). Ein wohnortnaher Einzug ist nicht unabhängig von der Versorgungsform (Test nach Fisher, p < 0,001). Den Angaben zum Wohnort vor dem Einzug und dem Stadtbezirk, in welchem der SWB liegt, zufolge, sind 77,9 % (n = 239) wohnortnah umgezogen.

Das durchschnittliche Alter der Untersuchten beträgt zum Zeitpunkt ihres jeweiligen Einzugs in die WG 76,9 Jahre (s = 12,0 Jahre). Die einziehenden Frauen waren hier mit 79,3 Jahren im Mittel 10,4 Jahre älter im Vergleich zu den einziehenden Männern mit 68,9 Jahren. Personen, welche in die Versorgungsform SWB wechselten, waren durchschnittlich 79,4 Jahre (s = 10,2) alt und verglichen mit WG ca. 2,5 Jahre jünger. Die dort einziehenden Frauen waren mit durchschnittlich 80,5 Jahren 4,5 Jahre älter im Vergleich zu den einziehenden Männern (76,0 Jahre). Demenzerkrankte (siehe Tabelle 22, S. 75) zogen im Alter von 79,6 Jahren ein und waren damit im Mittel 12,2 Jahre älter verglichen mit nicht Demenzerkrankten (t-Test, p < 0,001).

Bis zum Stichtag 30.01.2009 betrug die Verweildauer aller Bewohner/innen in einer WG (siehe Tabelle 11) durchschnittlich ca. 2,3 Jahre. Die mittlere Verweildauer von Frauen liegt hierbei um ca. 3 Monate über der von Männern. Es besteht ein signifikanter Unterschied bei der Aufenthaltsdauer je nach Versorgungsform (t-Test, p=0,002); in den untersuchten SWB ist diese ca. fünf Monate länger[9]. Auffallend ist ebenfalls die verschieden lange Verweildauer von Männern und Frauen. Letztere leben durchschnittlich 10 Monate länger im SWB.

Lebenssituation vor dem Einzug
75,3 % aller Frauen lebten vor ihrem Umzug und damit deutlich häufiger (Test nach Fischer, p <0,001) als ihre Mitbewohner (53,0 %) allein. Zuvor allein Lebende haben einen Anteil von 64,2 % der Stichtagspopulation und sind mit einem Durchschnittsalter von 83,1 Jahren ca. 5,5 Jahre älter als Menschen, die zusammen mit Anderen lebten (76,6 Jahre). Im Vergleich (siehe Tabelle 22, Seite 75) zu Menschen ohne eine demenzielle Erkrankung lebten Demenzerkrankte zuvor häufiger allein (Test nach Fischer, p=0,003).
Die vorherige Lebenssituation ist nicht unabhängig von der Versorgungsform (Test nach Fischer, p=0,001), denn anteilig lebten mehr WG-Bewohner/innen vor ihrem Einzug allein (vgl. Abbildung 7).

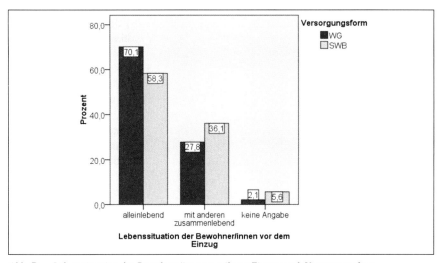

Abb. 7:   Lebenssituation der Bewohner/innen vor ihrem Einzug nach Versorgungsform

---

9   Es muss davon ausgegangen werden, dass es durch die spätere Gründungsphase der WG hier zu einem Verzerrungseffekt kommt.

Versorgung/Pflege unmittelbar vor dem Einzug
Bewohner/innen, die sowohl in eine WG als auch in einen SWB einziehen, lebten zuvor gleichermaßen häufig in einem Privathaushalt ohne Beteiligung eines ambulanten Pflegedienstes (vgl. Tabelle 12). Personen, die in eine WG ziehen, nehmen jedoch doppelt so häufig die Leistungen eines ambulanten Pflegedienstes in Anspruch, wohingegen etwa doppelt so viele SWB- wie WG-Bewohner/innen aus einem Krankenhaus wechselten. Die Versorgungssituation vor dem Einzug ist nicht unabhängig von dem Geschlecht (Chi-Quadrat-Test, p < 0,001). Frauen wechselten im Vergleich zu Männern häufiger aus einem Privathaushalt sowohl mit (weiblich: 46,8 % vs. männlich: 36,6 %) als auch ohne (weiblich: 28,5 % vs. männlich: 21,6 %) Beteiligung eines ambulanten Leistungsanbieters. Verglichen mit Bewohnerinnen ziehen Bewohner häufiger aus einem Krankenhaus (weiblich: 6,2 % vs. männlich: 9,7 %) und einer anderen WG (weiblich: 1,8 % vs. männlich: 8,2 %) in die untersuchten WG ein. Tabelle 22 (s. S. 75) stellt die (vorherige) pflegerische Situation von Menschen mit und ohne eine demenzielle Erkrankung gegenüber. Im direkten Vergleich beider Gruppen zeigt sich, dass Demenzerkrankte vor dem Einzug in eine WG deutlich häufiger Hilfeleistungen eines ambulanten Pflegedienstes innerhalb der eigenen Häuslichkeit in Anspruch nahmen. Wesentlich seltener resultierte ein Wechsel aus einem Krankenhaus, einem Pflegeheim oder einem betreuten Wohnen heraus.

Die Versorgung bzw. die Pflege unmittelbar vor dem Einzug in die WG unterscheidet sich signifikant bzgl. des jeweiligen Alters zu diesem Zeitpunkt (ANOVA, p < 0,001). Im eigenen Haushalt lebende Personen sind mit 82,8 Jahren bei Einzug im Mittel die ältesten, gefolgt von Personen, die zuvor in Kurzzeitpflegeeinrichtungen betreut wurden (79,0 Jahre) und Perso-

	Versorgungsform	
	WG	SWB
Versorgung/Pflege unmittelbar vor dem Einzug in % (n)		
zu Hause ohne Beteiligung Pflegedienst	26,9 (154)	43,0 (168)
zu Hause mit Beteiligung Pflegedienst	44,4 (254)	20,7 (81)
Betreutes Wohnen	2,4 (14)	2,0 (8)
Kurzzeitpflege	3,5 (20)	1,0 (4)
Krankenhaus	7,0 (40)	12,8 (50)
(andere) Wohngemeinschaft	3,3 (19)	0,5 (2)
anderer Wohnbereich	-	6,4 (25)
(anderes) Pflegeheim	6,1 (35)	4,3 (17)
sonstiges	1,4 (8)	0,5 (2)
keine Angabe	4,9 (28)	8,7 (34)

Tab. 12: Versorgung/Pflege unmittelbar vor dem Einzug: WG- im Vergleich zur SWB-Bewohnerschaft

nen, die aus der eigenen Häuslichkeit und dort ohne eine professionelle pflegerische Versorgung (78,8 Jahren) wechselten. Die durchschnittlich jüngsten Bewohner/innen zogen im Alter von 67,4 Jahren aus einer anderen WG oder im Alter von 65,9 Jahren aus einem Betreuten Wohnen um. Die Versorgungssituation vor Einzug und die Organisationsart sind nicht unabhängig voneinander (Chi-Quadrat-Test, p < 0,001). Bewohner/innen, die in eine WG mit einem frei gemeinnützig getragenen Pflegedienst

einzogen, lebten seltener in einem Privathaushalt ohne Betreuung durch einen Pflegedienst, wechselten dafür jedoch im Vergleich zu WG mit privat oder nicht verbandlich
organisierten Pflegediensten öfter aus einem Krankenhaus oder einer anderen WG.

Gesetzliche Betreuung/Vorsorgevollmacht
Die Befragten konnten mittels eines Mehrfachantwortensets Angaben zum Betreuungsverhältnis ihrer Bewohnerschaft abgeben. Hierbei wurde nach einer gesetzlichen
Betreuung und einer Vorsorgevollmacht unterschieden, welche bei ein und derselben
Person gleichzeitig vorliegen können. Es sollte jeweils die Betreuungsperson benannt
werden. Nur 4,7 % (n=27) der WG-Bewohnerschaft verfügte zum Stichtag weder über
eine gesetzliche Betreuung noch über eine Vorsorgevollmacht. Für den größten Anteil
der Bewohner/innen (89,5 %, n=512) lag mindestens eine der o. g. Betreuungsformen
vor, bei vier Personen liegt neben einer gesetzlichen Betreuung gleichzeitig eine Vorsorgevollmacht vor. Demenzerkrankte stehen mit 96,6 % deutlich häufiger unter einer
der beiden Betreuungsformen als nicht Demenzerkrankte mit 89,0 % (vgl. Tabelle 22,
s. S. 75). Eine gesetzliche Betreuung durch einen Berufsbetreuer wurde zum Stichtag
der Untersuchung für 56,0 % (n=300) der Bewohnerinnen und Bewohner angegeben.
Bei 19,6 % (n=105) übernehmen Angehörige diese Art der Betreuung und Andere
(z. B. Bekannte, Rechtsanwalt) in vier Fällen. Eine Vorsorgevollmacht wird für 21,8 %
der Demenzerkrankten, aber für nur 10,2 % aller Bewohner/innen ohne eine Demenz
angegeben (Test nach Fisher, p=0,002). Die Vorsorgevollmacht durch Angehörige
liegt für 19,0 % (n=102) der Untersuchten vor und nur in zwei Fällen (0,4 %) durch
Berufsbetreuer/innen. Andere Personen übernehmen diese Betreuungsform nicht.
Im Vergleich zu Männern mit 89,2 % (n=300) liegt lediglich bei 77,1 % (n=107) der
Frauen eine der beiden Betreuungsarten vor (Test nach Fisher, p=0,002).
Insgesamt 88,5 % (n=346) aller Bewohner/innen in SWB stehen zum Stichtag unter
einer der o. g. Betreuungsformen. Nur bei 2,8 % (n=11) existiert kein Betreuungsverhältnis. In 38,9 % (n=139) der Fälle liegt eine gesetzliche Betreuung durch Angehörige, in 33,9 % (n=121) durch einen Berufsbetreuer und in 1,1 % (n=4) durch
Andere (z. B. Bekannte, Nachbarn) als gesetzlich Betreuende vor. Eine Vorsorgevollmacht existiert nur durch Angehörige und wird in 24,9 % (n=89) der Fälle beschrieben. (Gräske et al. 2011a)

Pflegestufe und weitere Finanzierungen am Stichtag
Rund die Hälfte der WG-Bewohnerschaft (vgl. Tabelle 11) verfügt zum Zeitpunkt
ihres Einzugs über eine Pflegestufe II, gefolgt von 21,9 % mit einer Pflegestufe III.
Die zugewiesene Pflegestufe ist nicht unabhängig von dem Vorliegen einer Demenzerkrankung (Chi-Quadrat-Test, p <0,001). Personen mit Pflegestufe II und III sind
häufiger auch demenziell erkrankt. Die Pflegestufe ist tendenziell nicht unabhängig
von dem Geschlecht der Untersuchten (Chi-Quadrat-Test, p=0,086). Männer haben
im Vergleich zu Frauen häufiger keine Pflegestufe oder eine Pflegestufe I. Frauen
hingegen haben häufiger eine Pflegestufe II. Fast identisch ist die prozentuale Vertei-

lung der Pflegestufe III bei beiden Geschlechtern. Bewohner/innen mit einer Pflegestufe III sind mit einem Durchschnittsalter von 81,9 Jahren die ältesten, gefolgt von
Bewohner/innen mit einer Stufe II mit im Mittel 81,8 Jahren. Personen, bei welchen
eine Härtefallregelung in Kraft tritt, sind durchschnittlich 77,0 Jahre alt. Mit einem
Durchschnittsalter von 67,7 Jahren sind die jüngsten Bewohner/innen gleichzeitig
diejenigen, die zum Zeitpunkt ihres Einzugs in eine WG über keine Einstufung verfügen. Anders als die WG-Bewohner/innen verfügen die untersuchten SWB-Be-
wohner/innen zum Zeitpunkt ihres Einzugs zwar ebenfalls hauptsächlich über eine
Eingruppierung in die Pflegestufe II (Chi-Quadrat-Test, p <0,001), allerdings wurde
einem etwa doppelt so hohen Anteil von ihnen eine Pflegestufe III bewilligt. Ca. halb
so oft verfügen jene über eine Pflegestufe I und weniger als ein Prozent über keine
Pflegeeinstufung. Analog zur Berechnung eines Pflegestufenindex je WG innerhalb
der Berliner Studie (siehe Kapitel 2.3.2) wurde ebenfalls in der vorliegenden Studie
ein Pflegestufenindex je WG/SWB ermittelt, der den Schweregrad der Pflegeeinstufung über die gesamte Bewohnergemeinschaft einer WG bzw. eines SWB abbildet.
Berücksichtigt werden dabei nur Bewohner/innen mit einer bewilligten Pflegeeinstufung. Über alle WG beträgt der arithmetische Mittelwert des Pflegestufenindex
62,9 (Minimum 11,1; Maximum 96,3). Der mittlere Pflegestufenindex über alle SWB
liegt mit 76,9 (Minimum 38,9; Maximum 95,8) signifikant höher (t-Test, p <0,001).
Vergleicht man den Pflegestufenindex mit dem in der Berliner Studie aus dem Jahr
2006 ermittelten Wert von 54,6, dann liegt dieser deutlich darüber.

Mit einem Anteil von 84,4 % (n=483) werden mehrheitlich pflegerische Sachleis-
tungen der WG-Bewohner/innen von den Sozialleistungsträgern finanziert, 12,8 %
(n=73) finanzieren diese selbst. Personen, die in einem der untersuchten stationären SWB leben, sind mehr als doppelt so häufig Selbstzahler wie WG-Bewohner/
innen (Test nach Fisher, p <0,001). Zusätzliche Betreuungsleistungen können nach

	Demenz (n=444)	Keine Demenz (n=123)	p
Betreuungsleistungen nach § 45b SGB XI (in %)			<0,001[2]
nein	21,0	44,1	
ja, in Höhe EUR 100	32,8	36,4	
ja, in Höhe EUR 200	46,2	19,5	
Pflegestufe zum Stichtag (in %)			<0,001[2]
keine Pflegestufe	3,2	9,8	
Pflegestufe I	17,3	35,0	
Pflegestufe II	52,7	38,2	
Pflegestufe III	24,1	13,8	
Härtefallregelung	0,5	0,0	
Pflegestufe beantragt	2,0	3,3	
Selbstzahler/in (in %)	14,6	6,7	=0,012[1]

[1] Test nach Fisher, [2] Chi-Quadrat-Test

*Tab. 13:   Pflegerelevante Merkmale der WG-Bewohnerschaft: Demenzerkrankte im Vergleich mit nicht
Demenzerkrankten*

§ 45b SGB XI geltend gemacht werden. Diese Leistungen werden für Personen mit einer in erheblichem Maße eingeschränkten Alltagskompetenz mit monatlich 100 € und für Personen, mit einer in erhöhtem Maße eingeschränkten Alltagskompetenz mit monatlich 200 € finanziert, wenn diese im ambulanten Bereich versorgt werden. Mit 70,3 % erhalten nahezu drei Viertel aller WG-Bewohner/innen zusätzliche Betreuungsleistungen. Die Mehrheit (38,5 %, n = 220) bekommt diese in Höhe von 200 € und 31,8 % (n = 182) in Höhe von 100 €. Nur 21,0 % aller Demenzerkrankten erhalten keine derartigen Leistungen (siehe Tabelle 13).

Ernährungsstatus
Zur Beurteilung des Ernährungsstatus dient der Literatur zufolge üblicherweise der von der Weltgesundheitsorganisation (WHO) klassifizierte Body-Mass-Index (BMI) als Richtmaß. Bei 65-Jährigen und Älteren sollte der BMI höher angesetzt werden (MDS e. V. 2003; National Research Council 1989). Weil dies mehrheitlich auf die Stichprobe zutrifft, wird die Ernährungssituation zusätzlich anhand des altersadjustierten BMI beschrieben.
Der durchschnittliche BMI der WG-Bewohnerschaft liegt mit 24,7 nach der Klassifikation der WHO (2010) im Bereich „Normalgewicht" (18,5–24,9 kg/m²). Unterschiede sind innerhalb beider Versorgungsformen und Typen nicht erkennbar. Allerdings ist diese Maßzahl bei Demenzerkrankten signifikant kleiner als bei nicht Demenzerkrankten (siehe Tabelle 14). WG-Bewohner/innen, welche Interesse am Alltagsgeschehen oder ihren Aktivitäten bzw. Hobbys zeigen, haben einen signifikant größeren BMI als Bewohner/innen mit mangelndem Interesse (siehe Tabelle 15). Frauen haben einen mittleren BMI von 24,3. Der durchschnittliche BMI der Männer ist mit 25,9 signifikant größer (t-Test, p = 0,002) und liegt im Bereich „Übergewicht" (25,0–29,9). Es lässt sich feststellen, dass anteilig mehr Frauen als Männer untergewichtig sind (10,5 % vs. 2,4 %). Im Vergleich zu den WG-Bewohner/innen unterscheidet sich der BMI in der Versorgungsform SWB nicht nach dem Geschlecht und beträgt bei hier lebenden Frauen 24,8 und Männern 25,0 (insgesamt 24,9). Der Anteil der untergewichtigen Frauen beläuft sich hier auf etwa 7 % und ist etwa doppelt so groß wie der von Männern.
Der größte Anteil der WG- (45,1 %) und SWB-Bewohnerschaft (48,3 %) ordnet sich in der Kategorie „normalgewichtig" ein. Den Grenzwert von 27 Punkten[10] (Heiat et al. 2001) überschreiten etwa 29,8 % (n = 14) der 65–74-Jährigen und 28 Punkte[11] 15,1 % (n = 48) der über 74-Jährigen. Insgesamt 4,6 % sind untergewichtig.
Grundlage der weiteren Beschreibungen ist der altersadjustierte BMI. Normalgewichtig sind hier Personen, deren BMI im Bereich 24,00–29,99 liegt. Nach dieser

---

10 In der Gruppe der 65 bis 75-Jährigen gilt ein BMI ≥ 27 Punkte als Risikofaktor für Mortalität (Heiat et al. 2001).

11 In der Gruppe der über 74-Jährigen gilt ein BMI ≥ 28 Punkte als Risikofaktor für Mortalität (ebd.).

Einteilung sind mehr als die Hälfte der WG-Bewohnerschaft und etwa die Hälfte der SWB-Bewohnerschaft untergewichtig (vgl. Abbildung 8). Die Gruppe der Untergewichtigen ist mit einem Durchschnittsalter von 83,0 Jahren die älteste, während übergewichtige Personen mit im Mittel von 80,4 Jahren die jüngsten sind (ANOVA, p=0,065). Im Vergleich zu Männern sind Frauen sowohl geringfügig häufiger untergewichtig als auch übergewichtig. Männer sind häufiger normalgewichtig. Im direkten Vergleich von Menschen mit und ohne Demenz wird deutlich, dass erstere geringfügig häufiger untergewichtig und seltener normal- bzw. übergewichtig sind (siehe Tabelle 14). 68,0 % (n=83) jener WG-Bewohner/innen, welche sich nicht für das Alltagsgeschehen oder ihre Hobbys interessieren, sind, verglichen mit allen Anderen (52,6 %; n=201), häufiger untergewichtig (siehe Tabelle 15).

Auch in den untersuchten SWB entspricht der größte Anteil der untersuchten Bewohner/innen (47,3 %) der Kategorie „untergewichtig". Demgegenüber sind hier 36,4 % und damit tendenziell mehr als in den WG normalgewichtig. Mit 16,2 % sind geringfügig mehr Bewohner/innen von SWB übergewichtig (Chi-Quadrat-Test, p=0,021) (Meyer et al. 2011).

Stürze innerhalb der vergangenen vier Wochen
Insgesamt sind 9,9 % (n=57) der WG-Bewohnerschaft gestürzt, also laut der Definition der (DNQP 2006) unbeabsichtigt auf dem Boden oder auf einer tieferen Ebene zu liegen gekommen. Dabei sind 44 Bewohner/innen (7,7 %) einmal und sieben (1,2 %) zweimal gestürzt. Über mehr als zwei Stürze in diesem Zeitraum wird nur

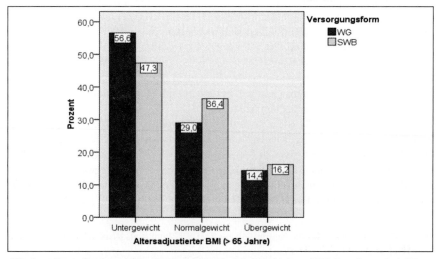

Abb. 8:   Altersadjustierter BMI: WG-Bewohnerschaft im Vergleich zur SWB-Bewohnerschaft (Meyer et al. 2011)

selten berichtet. Alter und Geschlecht haben nachweislich keinen Einfluss auf die Sturzhäufigkeit. Auch in den untersuchten SWB stürzte mit 8,7 % (n = 34) insgesamt nur ein geringer Anteil der Bewohnerschaft. Im Vergleich zu Frauen stürzen Männer in dieser Versorgungsform doppelt so häufig (t-Test, p = 0,097).

Dekubitus

Zum Stichtag 30.01.2009 haben die meisten Bewohner/innen (97,6 %) in den WG keinen Dekubitus. Lediglich 2,4 % (n = 13) aller WG-Bewohner/innen sind hiervon betroffen. Das Geschlecht hat dabei keinen Einfluss. Eine Bewohnerin hat zwei

		Demenz (n = 444)	Keine Demenz (n = 123)	p
BMI (in kg/m²) im Mittel (s)		24,4 (4,6)	25,9 (5,6)	= 0,004[2]
Altersadjustierter BMI in %		(n = 379)	(n = 79)	n.s.[3]
Untergewicht (<23,99)		53,8	46,8	
Normalgewicht (24,00–29,00)		31,1	34,2	
Übergewicht (>29,00)		15,0	19,0	
Anzahl der Stürze innerhalb der letzten 4 Wochen im Mittel		0,17	0,25	n.s.[2]
Dekubitus zum Stichtag (n)		10	3	n.s.[3]
Körperliche Einschränkungen in %				
Sprachstörung/Aphasie		29,5	18,8	= 0,038[3]
Schwerhörigkeit/Gehörlosigkeit		20,0	13,3	n.s.[3]
starke Sehbehinderung		17,1	14,1	n.s.[3]
Lähmung		7,7	17,2	n.s.[3]
Erblindung		1,8	3,9	n.s.[3]
Alltagskompetenz in % (Barthel-Index)				
Sich Waschen	5	17,6	25,8	=0,028[3]
	0	81,5	73,4	
Toilettenbenutzung	10	17,3	39,1	<0,001[3]
	5	54,7	43,8	
	0	27,5	17,2	
Essen	10	27,7	31,2	=0,023[3]
	5	54,3	60,9	
	0	16,7	7,0	
Aufsetzen & Umsetzen	15	36,5	55,5	=0,003[3]
	10	20,9	15,6	
	5	32,7	21,9	
	0	8,8	7,0	
Aufstehen & Gehen	15	33,6	40,6	=n.s.[3]
	10	13,1	15,6	
	5	26,4	21,9	
	0	26,4	21,9	

[1] Test nach Fisher, [2] t-Test, [3] Chi-Quadrat-Test, n. s. = nicht signifikant

Tab. 14:   Gesundheitliche Situation (körperlich) in WG: Demenzerkrankte im Vergleich mit nicht Demenzerkrankten

Druckstellen. Insgesamt haben n = 10 Demenzerkrankte aber nur n = 3 nicht Demenzerkrankte Druckgeschwüre (siehe Tabelle 14). Mit durchschnittlich 82,3 Jahren sind Personen, welche eine Dekubitalulzeration aufweisen, im Mittel drei Jahre
älter als Bewohner/innen ohne dieses Leiden. In sechs Fällen liegt ein Dekubitus
zweiten Grades, in fünf Fällen der Grad eins und in zwei Fällen ein Grad drei vor.
Im stationären Setting sind insgesamt 2,8 % (n = 11) Personen von einem Druckgeschwür betroffen. Neun Bewohner/innen haben jeweils einen und zwei Bewohner/
innen zwei Dekubitus.

Interesse am Alltagsgeschehen
Die Befragten sollten Auskunft zum Interesse der Bewohner/innen am Alltagsgeschehen in der WG und/oder an ihren Aktivitäten und Hobbys geben. In den letzten
zwei Wochen vor dem Stichtag zeigen den Auskunftgebenden nach ca. drei Viertel
aller Bewohner/innen (75,9 %; n = 434) derartige Interessen. 23,6 % (n = 135), d. h.

		Interesse am Alltagsgeschehen		
		ja (n = 434)	nein (n = 135)	p
BMI (in kg/m²) im Mittel (s)		25,1 (4,8)	23,5 (4,6)	=0,001[2]
Altersadjustierter BMI in % Untergewicht (<23,99) Normalgewicht (24,00–29,00) Übergewicht (>29,00)		(n = 382) 52,6 30,4 6,6	(n = 122) 68,0 25,4 17,1	=0,003[3]
Alltagskompetenz in % (Barthel-Index) Sich Waschen	5 0	75,6 23,5	92,6 6,7	<0,001[3]
Toilettenbenutzung	10 5 0	26,0 56,9 16,6	9,6 37,8 52,6	<0,001[3]
Essen	10 5 0	33,7 59,5 6,8	13,3 47,4 39,3	<0,001[3]
Aufsetzen & Umsetzen	15 10 5 0	46,3 22,4 27,0 3,5	23,0 11,1 41,5 23,7	<0,001[3]
Aufstehen & Gehen	15 10 5 0	41,2 14,1 25,6 18,7	15,6 11,9 25,2 46,7	<0,001[3]

[1] Test nach Fisher, [2] t-Test, [3] Chi-Quadrat-Test

*Tab. 15:   Gesundheitliche Situation (körperlich) in WG: Bewohner/innen mit Interesse am Alltagsge-
schehen/Hobbys im Vergleich zu Bewohner/innen ohne Interesse*

fast einem Viertel der WG-Bewohnerschaft wird solches Interesse abgesprochen. Diese Personen sind durchschnittlich 81,1 Jahre alt und im Mittel 2,3 Jahre älter im Vergleich zu den übrigen Bewohner/innen (t-Test, p=0,044). Mit 41,9 % (n=164) ist in den untersuchten SWB ein fast doppelt so hoher Anteil der Personen wie in WG (23,6 %) weder am Alltagsgeschehen noch an Aktivitäten und Hobbys interessiert (Test nach Fisher, p <0,001). Interesse zeigen hier 55,8 % (n=218). Während ein Zusammenhang zwischen dem Interesse/Desinteresse und dem Geschlecht im ambulanten Setting nicht nachzuweisen ist, zeigen sich hier Tendenzen (Test nach Fischer; p=0,059). So sind Bewohnerinnen im Vergleich zu Bewohnern häufiger interessenlos.

Alltagskompetenz der Bewohnerinnen und Bewohner
Der Bewertungszeitraum sind die letzten 14 Tage vor dem Stichtag. Überblickartig verdeutlicht Tabelle 16 die Selbstversorgungsfähigkeiten in den jeweiligen Aktivitäten des täglichen Lebens (ADL).
Das Selbstversorgungsdefizit der WG-Bewohnerschaft ist insgesamt geringer als bei den Bewohnern/innen der SWB. Sowohl beim sich Waschen, der Toilettenbenutzung, beim Essen als auch beim Aufstehen & Gehen ist der Anteil der Bewohner/innen, die diese Tätigkeiten gar nicht durchführen können, signifikant kleiner in den WG gegenüber den SWB. Lediglich beim Auf- & Umsetzen ist der Anteil in der WG

ADL (Barthel-Index)		WG				SWB				WG vs. SWB
		Frauen	Männer	alle	p*	Frauen	Männer	alle	p*	p*
Sich Waschen	5	18,7	21,6	19,4	n. s.	7,2	10,1	7,9	=0,044	<0,001
	0	80,4	77,6	79,7		92,5	86,9	91,0		
Toilettenbenutzung	10	19,4	31,3	22,2	=0,030	9,6	5,1	8,4	n. s.	<0,001
	5	54,1	46,3	52,3		58,2	64,6	59,8		
	0	26,0	22,4	25,2		31,8	29,3	31,2		
Essen	10	26,3	35,8	28,5	n. s.	16,1	17,2	16,4	n. s.	<0,001
	5	56,8	52,2	55,8		55,5	52,5	54,7		
	0	15,8	10,4	14,5		27,7	30,3	28,4		
Aufsetzen & Umsetzen	15	37,7	50,7	40,7	=0,051	33,2	36,4	34,0	n. s.	=0,038
	10	21,9	12,7	19,8		21,2	14,1	19,4		
	5	30,6	29,1	30,2		37,7	44,4	39,4		
	0	8,9	6,7	8,4		6,8	4,0	6,1		
Aufstehen & Gehen	15	33,6	40,3	35,1	n. s.	34,2	36,4	34,8	n. s.	=0,010
	10	13,7	13,4	13,6		11,3	10,1	11,1		
	5	26,3	22,4	25,3		19,5	17,2	18,9		
	0	25,8	23,9	25,3		34,6	36,4	35,0		

*Chi-Quadrat-Test, n. s. = nicht signifikant

Tab. 16: Aktivitäten des täglichen Lebens (ADL): WG-Bewohnerschaft im Vergleich zur SWB-Bewohnerschaft (erreichte Punktzahl; Anteile in %)

kleiner, demgegenüber steht aber, dass hier der Anteil der SWB Bewohner/innen kleiner ist, welche keinerlei Hilfe benötigen. Menschen mit einer Demenzerkrankung können diese basalen Alltagstätigkeiten signifikant schlechter ausüben (siehe Tabelle 14). Ein vorhandenes Interesse am Alltagsgeschehen wirkt sich förderlich auf die Ausführung der Alltagstätigkeiten aus (siehe Tabelle 15).

Körperliche Einschränkungen
Mit der Befragung wurden Angaben zu funktionalen Beeinträchtigungen der untersuchten Bewohnerinnen und Bewohner erhoben. Hierfür konnten die Auskunftgebenden verschiedene vordefinierte Antworten ankreuzen. Mehrfachantworten waren erlaubt. Insgesamt können durch n=680 Angaben die Einschränkungen der WG- und n=464 Angaben die Einschränkungen der SWB-Bewohnerinnen und Bewohner beschrieben werden. Ein größerer Anteil WG-Bewohner/innen hat mindestens eine körperliche Einschränkung (Chi-Quadrat-Test, p=0,001). Mit 44,6 % (n=313) ist fast jede zweite Person in einer WG, aber nur jede dritte (33,8 %; n=132) Person in einem SWB funktional beeinträchtigt. Es besteht ein Zusammenhang zwischen dem Vorliegen von körperlichen Einschränkungen und dem Alter der WG-Bewohnerschaft (t-Test, p=0,021). Eingeschränkte Menschen sind mit durchschnittlich 80,4 Jahren durchschnittlich 2,4 Jahre älter. In den SWB zeigt sich diese Auffälligkeit nicht. In beiden Wohnformen haben geringfügig mehr Frauen mindestens eines der körperlichen Defizite.

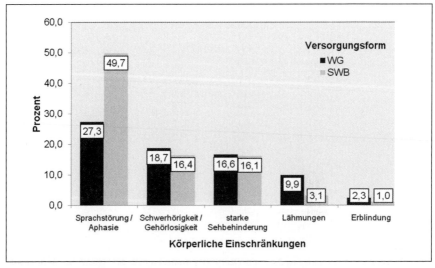

Abb. 9:   Körperliche Einschränkungen: WG-Bewohnerschaft im Vergleich zur SWB-Bewohnerschaft

Besonders deutlich zeigt sich dies bei Sprachstörungen/Aphasie in der Gegenüberstellung beider Gruppen (vgl. Tabelle 14). Während nur 18,8 % (n = 24) aller nicht Demenzerkrankten in ihren sprachlichen Fähigkeiten eingeschränkt sind, haben 29,5 % (n = 131) der Demenzerkrankten derartige Defizite. Dabei handelt es sich um die am häufigsten vertretene Form von Einschränkungen. Abbildung 9 verdeutlicht, dass 27,3 % (n = 155) aller WG-Bewohner/innen gegenüber ca. jeder zweiten (49,7 %; n = 191) Person eines SWB (Test nach Fisher, p < 0,001) hiervon betroffen sind.

Bewegungseinschränkende Maßnahmen
Mittels der Erhebung sollten Informationen über die Anwendung und die Art von bewegungseinschränkenden Maßnahmen (BEM) gewonnen werden. Die Befragten konnten derartige Maßnahmen anhand von vordefinierten Kategorien beschreiben. Mehrfachantworten waren erlaubt. Insgesamt berichten n = 588 Angaben über die Anwendung von Bewegungseinschränkungen der WG-Bewohner/innen und n = 442 der SWB-Bewohner/innen. Abbildung 10 verdeutlicht, dass bei der Mehrheit aller Bewohnerinnen und Bewohner in WG im Zeitraum der letzten vier Wochen vor dem Stichtag auf physikalische Maßnahmen verzichtet wurde. Bei fast einem Viertel dieser Population wurde mindestens eine der genannten BEM angewandt. In n = 3 Fällen wurden keine Angaben gemacht. Frauen werden hier tendenziell häufiger in ihrer Bewegungsfreiheit eingeschränkt (Chi-Quadrat-Test, p = 0,074). Während nur 15,7 % (n = 21) aller männlichen Personen betroffen sind, sind es bei den Frauen mit 24,0 % (n = 105) fast ein Viertel. Bewohner/innen, bei denen BEM durchgeführt

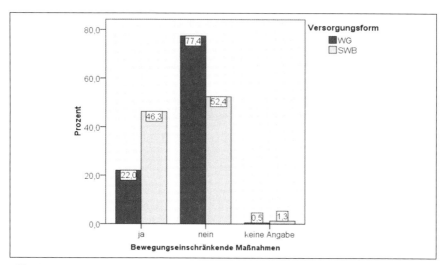

Abb. 10:   Anwendung von bewegungseinschränkenden Maßnahmen: WG-Bewohnerschaft im Vergleich zur SWB-Bewohnerschaft

werden, sind 83,1 Jahre alt und im Mittel 4,8 Jahre älter als alle anderen (t-Test, p <0,001). Mit 26,4 % wird ein etwas größerer Anteil der segregativ Betreuten im Vergleich zu integrativ Betreuten (21,0 %) fixiert. Von bewegungseinschränkenden bzw. freiheitseinschränkenden Maßnahmen sind anteilig häufiger Menschen mit einer Demenzerkrankung (25,7 %; n = 114) betroffen als Nicht-Demenzkranke (9,4 %; n = 12) (Test nach Fisher, p <0,001).

Verglichen mit der Versorgungsform WG werden BEM im stationären Setting bei einem doppelt so hohen Anteil der dort lebenden Bewohner/innen eingesetzt (Chi-Quadrat-Test, p <0,001). Hier ist mit 46,3 % (n = 181) fast jede zweite Person bewegungsfreiheitlich eingeschränkt. Bei 52,4 % (n = 205) ist dies nicht der Fall. In 1,3 % der Fälle werden keine Angaben gemacht. Anders als in den untersuchten WG werden in SWB mit 50,5 % (n = 50) überwiegend Männer bewegungseingeschränkt (Frauen: 44,9 %; n = 131). Entgegen den WG ist hier die Gruppe derjenigen mit BEM mit 82,0 Jahren im Mittel 1,1 Jahre jünger als die Gruppe der Bewohner/innen ohne solche Maßnahmen.

Die häufigste beobachtete BEM in den untersuchten WG ist das Hochstellen der Bettgitter. Hiervon ist fast jede/-r Fünfte (19,2 %; n = 109) betroffen. Andere bewegungseinschränkende Maßnahmen, wie das Abschließen der Wohnungstür (2,8 %; n = 16) oder das Anlegen von Fixiergurten (2,5 %; n = 14), werden eher selten beschrieben. Bei 0,3 % (n = 2) aller Personen werden andere Arten von BEM angewendet. Den Angaben nach handelt es sich hierbei um spezielle Gurte, welche zwei Rollstuhlfahrerinnen angelegt werden.

Auch in den untersuchten SWB wird die Verwendung von Bettgittern als die häufigste Maßnahme und bei 28,8 % (n = 111) der Bewohner/innen beschrieben. Das Abschließen der Wohnbereichstür wird in 18,4 % (n = 71) der Fälle gemeldet. 5,2 % (n = 20) werden mit Fixiergurten und 1,8 % (n = 7) mittels eines Stecktisches eingeschränkt. Bei 0,5 % (n = 2) aller Personen wird die Zimmertür abgeschlossen. „Andere" BEM werden in 6,7 % (n = 26) der Fälle erwähnt. n = 16 Antworten verweisen auf einen „gesicherten Wohnbereich", ohne dies näher zu beschreiben und n = 5 Antworten auf die Verwendung von Signalarmbändern bzw. Transpondern als elektronische Warnsysteme. Andere Nennungen sind Desorientiertensysteme, Rollstuhlgurte und Bettseitenholme.

3.3.3 Versorgungskonzepte und Ablauforganisation

Bezugspflege als praktiziertes Arbeitsorganisationsprinzip findet sich in 76,2 % (n = 80) der untersuchten WG, weitere Pflegekonzepte sind „Krohwinkel" (Krohwinkel 1993) (7,6 %, n = 8) und Demingkreis (Deming 1982) (4,8 %, n = 5). Das Konzept nach Kitwood (Kitwood 2000) liegt in 14,6 % der WG der Arbeit zugrunde, und in einer WG wird nach dem Konzept von Böhm (Böhm 2009) gearbeitet. In fast jedem zweiten (42,3 %; n = 11) SWB wird Bezugspflege als Arbeitsorganisationsprinzip praktiziert. Im Vergleich zu WG halten alle untersuchten SWB besondere Betreuungskonzepte für ihre Bewohnerschaften vor. Milieutherapie wird in mehr als jedem zweiten SWB vorgehalten. In ca. einem Viertel werden kognitiv ausgerichtete Betreuungskonzepte angeboten. Das Konzept nach Kitwood (Kitwood 2000) findet sich in 11,5 % der SWB und in jeweils n = 1 SWB Bezugspflege sowie das Konzept nach Böhm (Böhm 2009).

In allen WG (n = 105) erheben die Mitarbeiter/innen Informationen zum familiären Umfeld und zu Interessen ihrer Bewohnerschaft. In den meisten WG werden kritische Lebensereignisse (97,1 %, n = 102), wie zum Beispiel der Verlust des Ehepartners und Informationen zum schulisch-beruflichen Werdegang (96,2 %, n = 101) für die pflegerische Versorgung genutzt. In allen SWB (100 %, n = 26) eruieren Mitarbeitende Informationen zum schulisch-beruflichen Werdegang, zum familiären Umfeld, zu Interessen und zu kritischen Lebensereignissen. Die erhobenen Daten werden in den meisten WG (66,6 %, n = 70) mindestens halbjährlich aktualisiert. In den SWB (53,8 %, n = 14) ist dieser Anteil signifikant kleiner (Chi-Quadrat-Test, p < 0,001).

Anwendung von besonderen Betreuungskonzepten
Die Befragten sollten Angaben zu Validation, Erinnerungsarbeit und Basaler Stimulation als Bestandteile der Versorgung in der WG bzw. im SWB machen. Während diese therapeutischen Konzepte direkt abgefragt wurden, konnten weitere Konzepte offen formuliert werden.

Bei 64,3 % (n = 368) der Bewohner/innen ist **Validation** Bestandteil der Versorgung. Mit 67,1 % (n = 294) werden Frauen deutlich häufiger als Männer (55,2 %; n = 74) validiert (Test nach Fisher, p = 0,006). Bewohner/innen, bei denen das Konzept der Validation Anwendung findet, sind mit einem Durchschnittsalter von 81,0 Jahren im Mittel 5,3 Jahre älter als nicht validierte Bewohner/innen (t-Test, p < 0,001). Im Vergleich zur WG- findet dieser therapeutische Ansatz bei der SWB-Bewohnerschaft öfter Anwendung (Test nach Fisher, p < 0,001). Insgesamt 80,3 % (n = 314) der hier lebenden Personen werden validiert.

Erinnerungsarbeit kommt bei 94,6 % (n = 541) der WG-Bewohnerschaft im Versorgungsalltag zum Einsatz. Die meisten Bewohner/innen werden mehrmals täglich erinnerungsfördernd aktiviert (40,2 %) und fast ein Drittel täglich. Bei 22,2 % ist Erinnerungsarbeit mehrmals wöchentlich, wöchentlich oder seltener Bestandteil der Versorgung. Die Häufigkeit, in welcher Erinnerungsarbeit angewendet wird, ist nicht unabhängig vom Typus der WG (Chi-Quadrat-Test, p < 0,001). Segregativ betreute Personen erfahren mit 50,5 % häufiger mehrmals täglich Erinnerungsarbeit als integrativ betreute mit 35,8 %.

In den untersuchten SWB wird bei 96,1 % (n = 376) aller Personen Erinnerungsarbeit durchgeführt. Im Vergleich zur Versorgungsform WG wird dieses Konzept hier anteilig häufiger mehrmals täglich gebraucht (Chi-Quadrat-Test, p < 0,001).

Das Konzept der Basalen Stimulation kommt bei 68,2 % (n = 390) der WG-Bewohnerschaft zur Anwendung rund ein Viertel (27,1 %, n = 155) werden mehrmals täglich und 23,8 % (n = 136) täglich sensorisch stimuliert. Eine wöchentliche Basale

Stimulation wird eher selten durchgeführt. Im Vergleich zu Frauen mit 27,6 % findet bei Männern mit 39,6 % dieses Konzept seltener im Versorgungsalltag Verwendung. Die Bewohnerschaft der untersuchten SWB erhält mit 89,5 % deutlich häufiger Basale Stimulation als WG-Bewohner/innen (Chi-Quadrat-Test, p < 0,001). Bei 48,6 % von ihnen ist Basale Stimulation ein mehrmals täglich und bei 20,2 % ein täglich zur Anwendung kommender Bestandteil der Versorgung.

Gruppenangebote

In fast allen WG (97,1 %; n = 102) und in allen SWB (100 %; n = 26) werden Gruppenangebote vorgehalten. Die häufigsten Angebote in WG beziehen sich auf „Singen/Musik" (59,8 %; n = 61) und „Spiele" und „Basteln" (jeweils 45,1 %; n = 46). In 80,8 % (n = 21) der untersuchten SWB wird gemeinschaftlich gesungen und musiziert. Gymnastik und sportliche Aktivitäten werden in 69,2 % (n = 18) der SWB als Gruppenangebote vorgeschlagen.

Mit 79,0 % (n = 452) hat mehr als drei Viertel der WG-Bewohnerschaft innerhalb der vergangenen vier Wochen an Gruppenangeboten teilgenommen. Unter den Nicht-Teilnehmer/innen waren 23,9 % aller Männer (n = 32) und 18,7 % (n = 82) aller Frauen. Die am häufigsten wahrgenommenen Gruppenangebote sind Singen und Musizieren (61,1 % WG vs. 55,3 % SWB), gefolgt von sportlichen Aktivitäten (21,0 % WG vs. 44,7 % SWB).

Die überwiegende Mehrheit aller Bewohner/innen nimmt an gemeinschaftlichen Unterhaltungs- und Gesellschaftsaktivitäten teil (vgl. Tabelle 17). Etwa ein Viertel beteiligt sich aktiv an Gruppenangeboten des bewegungsbezogenen Ansatzes und ca. jede/r Fünfte des sinnesbezogenen und emotionalen Ansatzes. Auch gemeinschaftliche Außer-Haus-Aktivitäten, gemeinsame Haushaltsaktivitäten und Angebote des kreativen Gestaltens werden relativ häufig in Anspruch genommen.

Männer beteiligen sich etwas häufiger an gemeinschaftlichen Angeboten des bewegungsbezogenen Ansatzes, an gemeinschaftlichen Haushaltstätigkeiten sowie an gemeinschaftlichen Außer-Haus-, Unterhaltungs- und Gesellschaftsaktivitäten als ihre Mitbewohnerinnen (vgl. Tabelle 18). Andere Gruppenangebote und vor allem Gruppenangebote des sinnesbezogenen/emotionalen Ansatzes werden deutlich häufiger von Frauen besucht.

	Versorgungsform		
Gruppenangebote	**WG** (in %)	**SWB** (in %)	**p***
Bewegungsbezogener Ansatz	26,2	44,7	<0,001
Kreatives Gestalten	14,0	11,5	=0,077
Sinnesbezogener/emotionaler Ansatz	21,9	31,5	=0,003
Haushaltstätigkeiten	16,4	25,6	=0,002
Außer Haus Aktivitäten	17,3	11,8	=0,001
Unterhaltungs- und Gesellschaftsaktivitäten	67,0	69,6	n. s.
Kultur & Infrastruktur	2,8	4,3	n. s.
Kognitiver Ansatz	14,1	19,6	=0,025
Sonstige Gruppenangebote	10,8	4,3	=0,025

*Test nach Fisher, n. s. = nicht signifikant

Tab. 17: Gruppenangebote nach Versorgungsform

Innerhalb der WG nehmen 83,1 % der Demenzkranken Gruppenangebote wahr, von den kognitiv nicht eingeschränkten Personen hingegen nur 64,8 % (Chi-Quadrat-Test, p=0,667). Auch in den SWB beteiligen sich mehr Demenzkranke an gemeinschaftlichen Aktivitäten (Chi-Quadrat-Test, p=0,338). Im Inanspruchnahmeverhalten werden signifikante Verschiedenheiten deutlich (vgl. Tabelle 18). Kreatives Gestalten, Angebote des sinnesbezogenen/emotionalen Ansatzes sowie Unterhaltungs- und Gesellschaftsaktivitäten werden gemeinschaftlich häufiger von Demenzerkrankten in WG genutzt. Kognitiv nicht Eingeschränkte beteiligen sich hier in größerem Umfang an kreativem Gestalten und Haushaltstätigkeiten.

In den SWB nehmen insgesamt 83,6 % (n = 327) der Bewohner/innen an vorgehaltenen Gruppenaktivitäten teil und damit ein größerer Anteil im Vergleich zu den WG. Lediglich vier Bewohner/innen (1,0 %) haben sich im Zeitraum der letzten vier Wochen vor dem Stichtag an keinem der gemeinschaftlichen Aktivitäten beteiligt (vgl. Tabelle 17).

Zwei Drittel der SWB-Bewohner/innen nehmen an gemeinschaftlichen Unterhaltungs- und Gesellschaftsaktivitäten und 44,7 % an bewegungsbezogenen Gruppenaktivitäten teil. Relativ häufig werden ebenfalls Gruppenangebote des sinnesbezogenen/emotionalen Ansatzes, gemeinsame Haushaltstätigkeiten und Gruppenaktivitäten des kognitiven Ansatzes wahrgenommen.

Im Vergleich der beiden Versorgungsformen zeigen sich teilweise sehr deutliche Unterschiede bezogen auf die Teilnahme an Gruppenangeboten (vgl. Tabelle 17). In der Versorgungsform SWB werden deutlich häufiger Angebote des bewegungsbezogenen Ansatzes, sinnesbezogene/emotionale Angebote, gemeinschaftliche Haushaltstätigkeiten sowie Gruppenangebote vom kognitiven Ansatz wahrgenommen. In WG hingegen beteiligen sich die Bewohner/innen häufiger an Gruppenangeboten des kreativen Gestaltens, gemeinschaftlichen Außer-Haus-Aktivitäten und sonstigen Gruppenangeboten.

Gruppenangebote	Geschlecht			Demenz		
	weiblich	männlich	p*	ja	nein	p*
Bewegungsbezogener Ansatz	25,3	29,1	n. s.	27,9	20,3	n. s.
Kreatives Gestalten	14,8	11,2	n. s.	13,3	16,4	=0,034
Sinnesbezogener/emotionaler Ansatz	24,7	12,7	=0,003	26,4	6,3	<0,001
Haushaltstätigkeiten	16,2	17,2	n. s.	13,7	25,8	<0,001
Außer Haus Aktivitäten	16,9	18,7	n. s.	17,3	17,2	n. s.
Unterhaltungs- und Gesellschaftsaktivitäten	67,6	64,9	n. s.	71,8	50,0	=0,036
Kultur & Infrastruktur	3,0	2,2	n. s.	2,5	3,9	n. s.
Kognitiver Ansatz	12,3	7,5	n. s.	11,9	8,6	n. s.
Sonstige Gruppenangebote	10,7	11,2	n. s.	11,7	7,8	n. s.

*Test nach Fisher, n. s. = nicht signifikant

Tab. 18: Beteiligung an Gruppenangeboten in WG nach Geschlecht und Demenz (in %)

3.3.4 Diagnosen und medizinische Versorgung

Nachfolgend wird dargestellt, welche Diagnosen die Bewohner/innen aufweisen
und wie die medizinische Versorgung der Menschen in WG bzw. SWB erfolgt. Es
wird dabei unterteilt in akute, haus- und fachärztliche Versorgung. Weiterhin wird
die Teilnahme der Bewohner/innen an ärztlich-verordneten Therapien und die Nut-
zung anderer Servicedienste (z. B. Podologie) erläutert. Neben der Demenz sind die
Bewohner/innen auch von somatischen Erkrankungen betroffen. Tabelle 19 gibt einen Überblick zu Diagnosen.
In beiden der untersuchten Wohnformen ist der Anteil der Personen mit einer Demenz hoch. Es haben 92,4 % der SWB- aber nur 78,6 % der WG-Bewohnerschaft
eine Demenzerkrankung. WG-Bewohner/innen mit einer demenziellen Erkrankung
sind mit durchschnittlich 82,0 Jahren im Vergleich zu nicht demenziell Erkrankten
im Mittel 12,2 Jahre älter und häufiger weiblichen Geschlechts (vgl. Tabelle 22). In
WG vom integrativen Typus beträgt der Anteil an Demenzerkrankten 70,7 %. Rund
die Hälfte der Bewohner/innen in den WG hat eine demenzielle Erkrankung ohne
Verhaltensauffälligkeiten und etwa ein Viertel eine Demenz, welche mit erheblichen
Verhaltensauffälligkeiten einhergeht. Im SWB ist dieses Verhältnis umgekehrt. Ab-

	WG		SWB		
Diagnosen nach Diagnosegruppen	n	Prozent der Fälle	n	Prozent der Fälle	p*
demenzielle Erkrankung...					
...insgesamt	444	78,6	354	92,4	<0,001
...**ohne** erhebliche Verhaltensauffälligkeiten	290	51,3	161	42,0	=0,002
...**mit** erhebliche Verhaltensauffälligkeiten	154	27,3	193	50,4	<0,001
andere psychiatrischen Erkrankungen	165	29,2	50	13,1	<0,001
Somatische Erkrankungen					
Herz-/Kreislauferkrankungen	242	42,8	156	40,7	n. s.**
rheumatische Erkrankungen und sonstige Erkrankungen des Stütz- und Bewegungsapparates	157	27,8	65	17,0	<0,001
Diabetes mellitus	117	20,7	78	20,4	n. s.
nach Schlaganfall	67	11,9	21	5,5	<0,001
Tumorerkrankungen	35	6,2	14	3,7	=0,051
Chronische Erkrankungen der Lunge/Atemwege	29	5,1	16	4,2	n. s.
Parkinsonerkrankung	28	5,0	22	5,7	n. s.
Erkrankungen der Verdauungsorgane	24	4,2	27	7,0	=0,046
MS-Erkrankung	6	1,1	1	0,3	n. s.
AIDS-Erkrankung	1	0,2	0	0,0	-
ohne Diagnose in WG/SWB lebend	1	0,2	3	0,8	-

* Test nach Fisher, ** nicht signifikant

Tab. 19:   Diagnosen: WG-Bewohnerschaft im Vergleich zur SWB-Bewohnerschaft (Wolf-Ostermann et al. 2011)

bildung 11 verdeutlicht, dass gegenüber integrativ Versorgten, ein größerer Anteil der segregativ Versorgten dieses Merkmal aufweist (Test nach Fisher, p=0,001).

Psychologische bzw. Verhaltensauffälligkeiten
Unabhängig von der Häufigkeit tritt bei etwa der Hälfte aller Bewohner/innen in den teilnehmenden WG mindestens eine der untersuchten Verhaltensauffälligkeiten (vgl. Tabelle 20) und im Mittel 2,0 je Bewohner/in auf. Im Vergleich von Verhaltensauf-

| | Versorgungsform | | |
	WG	SWB	p
Neuropsychiatrische Symptome (NPS) (in %)			
mindestens ein NPS (in %)	53,9	74,2	<0,001[1]
mindestens ein häufiges* NPS (in %)	38,5	59,1	<0,001[1]
gleichzeitige (≤ 5) Symptome Min–Max (Mittelwert)	1–5 (2,0)	1–5 (2,8)	<0,001[2]
häufige* Symptome Min–Max (Mittelwert)	1–5 (1,6)	1 5 (2,2)	<0,001[2]
Prävalenzraten gesamt/häufige* in %			
ständiges Wiederholen irgendwelcher Aktivitäten	30,6/26,6	46,0/37,9	<0,001[1]/<0,001[1]
körperliche Aggressivität	16,3/5,2	42,5/21,7	<0,001[1]/<0,001[1]
verbale Aggressivität	32,9/13,1	50,1/28,1	<0,001[1]/<0,001[1]
anhaltendes Rufen/Schreien	13,6/9,8	26,9/16,9	<0,001[1]/=0,001[1]
Hin- und Weglauftendenzen	13,5/6,3	38,6/23,5	<0,001[1]/<0,001[1]

*häufig auftretende Symptome (Häufigkeit ≥ mehrmals wöchentlich); [1] Test nach Fisher, [2] t-Test

Tab. 20: Psychosoziale Situation: WG-Bewohnerschaft im Vergleich zur SWB-Bewohnerschaft (Nordheim et al. 2011)

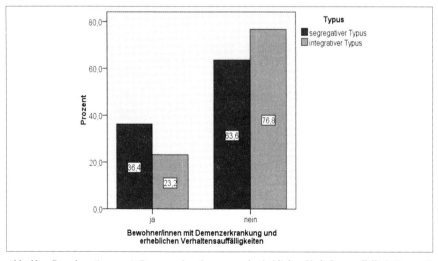

Abb. 11: Bewohner/innen mit Demenzerkrankungen und erheblichen Verhaltensauffälligkeiten nach Typus (WG)

fälligen mit nicht Verhaltensauffälligen zeigen sich weder geschlechtsspezifische noch altersspezifische Abhängigkeiten. Fast drei Viertel aller im SWB wohnenden Personen zeigen innerhalb der letzten zwei Wochen vor dem Stichtag mindestens ein derartiges Symptom. Es sind 80,8 % (n = 80) der Männer, aber nur 71,9 % (n = 210) aller Frauen betroffen (Test nach Fisher, p = 0,051). Gegenüber WG ist die Anzahl an gleichzeitig gezeigten Symptomen in SWB deutlich höher.
Für die weiteren Beschreibungen werden lediglich jene Fälle betrachtet, die solche Symptome mindestens mehrmals wöchentlich zeigen. Die mit Abstand meist beschriebene Verhaltensweise ist das Wiederholen irgendwelcher Aktivitäten wie z. B. im Rollstuhl vor und zurück fahren, an Dingen zupfen oder Schnur aufwickeln. Bewohner/innen mit einer solchen Verhaltensweise sind mit durchschnittlich 81,1 Jahren im Mittel 2,4 Jahre älter im Vergleich zu denjenigen, welche diese Verhaltensweise nicht zeigen (t-Test, p = 0,037). Weiterhin sind 13,1 % (n = 75) verbal aggressiv. Ungefähr jede zehnte Person ruft und schreit anhaltend. Häufige Hin- und Weglauftendenzen werden eher selten beschrieben. Körperlich aggressiv sind ebenfalls relativ wenige Bewohner/innen, aber tendenziell mehr Frauen (Test nach Fisher, p = 0,051).
Wie die Tabelle 20 erkennen lässt, ist deren Prävalenz in der Versorgungsform SWB signifikant größer. Hier sind viermal so viele Bewohner/innen häufiger körperlich aggressiv und zeigen abweichendes motorisches Verhalten. Ein ca. doppelt so hoher Anteil ist verbal aggressiv und ruft bzw. schreit dauerhaft. Auch hier ist das ständige Wiederholen von Aktivitäten die Verhaltensweise mit der größten Prävalenz.
Mit Ausnahme verbaler Aggressivität zeigen Frauen in der Versorgungsform WG häufiger eine der beschriebenen Verhaltensweisen als Männer. In den untersuchten stationären Einrichtungen ist das nicht der Fall. Hier dominieren männliche Perso-

	Demenz (n = 444)	Keine Demenz (n = 123)	p
Interesse am Alltagsgeschehen in %	75,7	77,2	n. s.[1]
Neuropsychiatrische Symptome (NPS) in %			
mindestens ein NPS (in %)	56,3	45,3	<0,018[1]
mindestens ein häufiges* NPS (in %)	40,8	30,5	<0,022[1]
gleichzeitige (≤ 5) Symptome Min-Max (Mittelwert)	1–5 (2,1)	1–4 (1,5)	<0,001[2]
häufige* Symptome Min-Max (Mittelwert)	1–5 (1,6)	1–3 (1,4)	=0,077[2]
Prävalenzraten häufiger* Symptome in % Wiederholen irgendwelcher Aktivitäten	29,5	15,4	<0,001[1]
körperliche Aggressivität	6,3	1,6	=0,025[1]
verbale Aggressivität	13,7	11,4	n. s.[1]
anhaltendes Rufen/Schreien	10,4	8,1	n. s.[1]
Hin-/Weglaufen	6,8	4,1	n. s.[1]

[1] Test nach Fisher, [2] t-Test, n. s. = nicht signifikant; *(Häufigkeit ≥ mehrmals wöchentlich)

Tab. 21: Gesundheitliche Situation (psychosozial) in WG: Demenzerkrankte im Vergleich mit nicht Demenzerkrankten

nen in allen gezeigten Verhaltensformen und besonders deutlich in der Verhaltensweise körperliche Aggressivität (Test nach Fisher, p=0,024).
Tabelle 21 stellt Demenzkranke und nicht Demenzkranke im ambulanten Setting gegenüber. Erstere zeigen hier vermehrt mindestens eine Verhaltensweise mit häufigem Vorkommen als Nichtbetroffene. Deutliche, also statistisch signifikante Differenzen zwischen beiden Gruppen werden aber lediglich in den Verhaltensformen „Wiederholen irgendwelcher Aktivitäten" sowie „körperliche Aggressivität" beschrieben. Beide Symptome treten besonders oft bei Demenzerkrankten auf (Nordheim et al. 2011).
Frauen (83,1 %), welche in WG leben, haben im Vergleich zu Männern (59,7 %) häufiger eine demenzielle Diagnose und sind sowohl in der Kategorie ohne als auch in der Kategorie mit erheblichen Verhaltensauffälligkeiten stärker vertreten (siehe Tabelle 22). Demenzerkrankte mit erheblichen Verhaltensauffälligkeiten sind mit 81,1 Jahren im Mittel 2,3 Jahre älter im Vergleich zu Demenzerkrankten ohne derartige Verhaltensauffälligkeiten (t-Test, p=0,025).
WG-Bewohner/innen wurde signifikant häufiger eine andere psychiatrische Erkrankung attestiert als SWB-Bewohner/innen (Test nach Fisher, p <0,001). Verglichen mit Frauen (23,6 %) weisen männliche Bewohner mit 47,3 % fast doppelt so häufig eine psychiatrische Diagnose auf. Psychiatrisch Erkrankte sind mit 83,6 Jahren im Mittel 12,0 Jahre älter als nicht psychiatrisch Erkrankte.

	Demenz (n=444)	Keine Demenz (n=123)	p
Geschlecht in % (n)			<0,001[1]
weiblich	83,1 (364)	16,0 (70)	
männlich	59,7 (80)	39,6 (53)	
Durchschnittsalter in Jahren (s)	82,0 (10,1)	69,9 (13,2)	<0,001[2]
Durchschnittsalter bei Einzug in Jahren (s)	79,6 (10,1)	67,4 (13,6)	<0,001[2]
Lebenssituation vor dem Einzug in %			=0,003[1]
alleinlebend	74,7	61,2	
mit Anderen zusammen	25,3	38,3	
Versorgung/Pflege vor dem Einzug in %			<0,001[3]
Zu Hause mit Beteiligung Pflegedienst	50,5	32,2	
Zu Hause ohne Beteiligung Pflegedienst	28,2	28,2	
Pflegeheim	6,9	5,1	
Krankenhaus	5,9	12,7	
Andere WG	1,9	9,3	
Betreutes Wohnen	1,2	7,6	
Betreuung/Vorsorgevollmacht in %	96,6	89,0	=0,002[1]
Gesetzliche Betreuung	74,8	78,0	n.s.[1]
Vorsorgevollmacht	21,8	10,2	=0,002[1]

[1] Test nach Fisher, [2] t-Test, [3] Chi-Quadrat-Test, n.s.=nicht signifikant

Tab. 22: Soziodemografische Merkmale der WG-Bewohnerschaft: Demenzerkrankte im Vergleich mit nicht Demenzerkrankten (Wolf-Ostermann et al. 2011)

72,2 % der WG-Bewohnerschaft – 80,3 % der Männer und 70,5 % der Frauen – sind somatisch erkrankt. Die häufigsten körperlichen Erkrankungen stellen die Herz-/ Kreislauferkrankungen dar. Nahezu jede dritte Person leidet an rheumatischen Erkrankungen und sonstigen Erkrankungen des Stütz- und Bewegungsapparates. Relativ viele Bewohner/innen haben einen Diabetes mellitus. Ca. jede/r zehnte Bewohner/in erlitt einen Schlaganfall. Erkrankungen wie Parkinson, chronische Lungenerkrankungen und Erkrankungen der Verdauungsorgane sind eher selten vertreten. In den SWB wird in 65,5 % (n = 256) der Fälle von einer somatischen Erkrankung berichtet. Den größten Anteil der somatischen Erkrankungen bilden hier gleichfalls die Herz-/Kreislauferkrankungen. Fast jede/r Fünfte der dort Lebenden ist zum Stichtag Diabetiker/in. Relativ häufig sind auch rheumatische Erkrankungen und sonstige Erkrankungen des Stütz- und Bewegungsapparates.

Akut medizinische Versorgung der Bewohner/innen
Die Befragung ergab, dass insgesamt 13,1 % (n = 75) aller WG-Bewohner/innen innerhalb der letzten vier Wochen akutmedizinische Leistungen in Anspruch nehmen mussten. Demenzerkrankte hatten dabei im gleichen Umfang akutmedizinisch versorgt werden müssen wie Nichtdemenzerkrankte. Geschlechts- und altersspezifische Auffälligkeiten wurden durch die Auswertung nicht festgestellt. Bei der Mehrheit (85,7 %; n = 490, WG vs. 84,9 %; n = 332, SWB) war eine akutmedizinische Versorgung innerhalb der vergangenen vier Wochen vor dem Stichtag nicht notwendig. Die häufigsten akutmedizinischen Versorgungen sind in Abbildung 12 dargestellt. Sowohl Alter als auch Geschlecht haben in WG keinen Einfluss auf eine Notfallver-

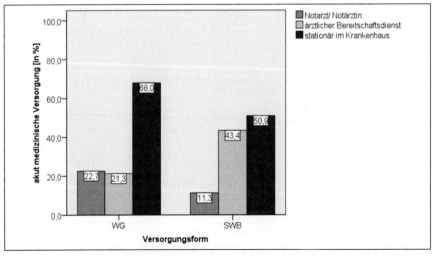

Abb. 12:   Aufteilung akutmedizinischer Versorgungsformen unter allen Nutzern

sorgung. Nutzer akutmedizinischer Leistungen waren im stationären Bereich deutlich häufiger Männer (19,2 %; n = 19) als Frauen (11,6 %; n = 34) (Test nach Fisher, p = 0,045). In WG wurden Demenzerkrankte (14,1 %; n = 49) gegenüber Nichtdemenzkranken (11,1 %; n = 4) nicht signifikant häufiger notfallbehandelt. In beiden Settings wurde am häufigsten eine stationäre Krankenhausbehandlung in Anspruch genommen. Während in WG doppelt so häufig die Dienste von Notärzten/innen erforderlich waren, überwiegt in SWB deutlich die Inanspruchnahme des ärztlichen Bereitschaftsdienstes (Wulff et al. 2011).

Ärztliches Personal in der Versorgung
In 30,5 % (n = 32) der untersuchen WG übernimmt ein Hausarzt/eine Hausärztin die medizinische Versorgung der jeweiligen Bewohnergemeinschaft. In 29 WG (27,6 %) sind zwei Hausärzte/innen für die Bewohner/innen verantwortlich, bei 15,2 % (n = 16) sind es drei, jeweils vier oder fünf unterschiedliche Hausärzte/innen in 6,7 % (n = 7) der WG (Wulff et al. 2011).
Analog zu Art und Umfang der hausärztlichen Versorgung der Bewohner/innen in WG wurden die beteiligten stationären Einrichtungen zur Teilnahme an Modellen der heimärztlichen Versorgung um Auskunft gebeten. Keine der befragten Einrichtungen nimmt am Heimarztmodell[12] teil. 11,5 % (n = 3) der untersuchten Einrichtungen haben integrierte Versorgungsverträge der Heimversorgung mit anderen Leistungserbringern oder Institutionen abgeschlossen. In diesem Zusammenhang wird in einem Fall ein spezieller Vertrag mit der AOK als Vertragspartner, in einem Fall ein „Hausarztmodell" sowie „Care Plus" erwähnt. 76,9 % (n = 20) der SWB verfügen nicht über einen solchen Versorgungsvertrag. An anderen Kooperationsmodellen der ärztlichen Versorgung nehmen 34,6 % (n = 9) der SWB bzw. drei Einrichtungen teil. Eine Einrichtung mit vier Wohnbereichen verfügt über einen Kooperationsvertrag mit einem Krankenhaus. Eine weitere Einrichtung mit ebenfalls vier Wohnbereichen, erwähnt hier ein „Hausarztprinzip". Verträge mit den Hausärzten und -ärztinnen der Bewohner/innen beschreibt eine Einrichtung. Drei Einrichtungen (11,5 %) machen bezüglich der Versorgungsverträge keine Angaben.

Hausärztliche Kontakte
Innerhalb der letzten vier Wochen hatte der überwiegende Anteil der Bewohner/innen in den WG (89,2 %; n = 510) Kontakt zu ihrem Hausarzt oder ihrer Hausärztin und nur jede zehnte (10,7 %; n = 61) nicht. Während 11,9 % (n = 52) der Frauen keinen Kontakt hatten, betrug dieser Anteil bei Männern lediglich 6,7 % (n = 9) (Test nach Fisher, p = 0,057). Es hatten anteilig etwas mehr Demenzerkrankte (91,4 %; n = 117) Hausarztkontakte gegenüber Nichtdemenzerkrankten mit 88,5 % (n = 393).

---

12 Seit 1996 verfügen in Berlin eine Reihe von Pflegeheimen über angestellte oder besonders vertraglich gebundene Heimärzte. Notwendige Arztkontakte finden durch das Heimarztmodell direkt im Pflegeheim statt.

Im Durchschnitt fanden 1,4 Arztkontakte statt, davon bei rund drei Viertel (75,9 %) der Betroffenen nur einmal im erfragten Zeitraum, bei 15,8 % zweimal, seltener drei- oder viermal (3,0 % bzw. 3,8 %). 1,4 % (n=7) von ihnen hatten jeweils achtmal in vier Wochen einen persönlichen hausärztlichen Kontakt. In der Regel fungieren Allgemeinmediziner als Hausärzte (83,4 %), bei 15,9 % ist die Fachrichtung „Innere Medizin" und nur in 0,5 % Neurologie/Psychiatrie.

Der hausärztliche Kontakt ist nicht unabhängig von der Versorgungsform (Chi-Quadrat-Test, p=0,015). Innerhalb der letzten vier Wochen wurden 83,9 % (n=328) der SWB-Bewohnerschaft hausärztlich untersucht oder behandelt, keinen Kontakt hatten in diesem Zeitraum 16,1 % (n=63). Verglichen mit Frauen (81,8 %), haben männliche Personen (89,9 %) auch in dieser Versorgungsform häufiger Kontakt zum Hausarzt (Test nach Fischer, p=0,038). Im Mittel fanden 1,7 persönliche Hausarztkontakte statt, bei 43,5 % aller Bewohner/innen einmal in vier Wochen, bei 23,3 % zweimal, seltener drei-, vier- oder fünfmal (6,4 %; 7,0 %; 1,0 %). Die Fachrichtung der Hausärzte ist in 60,6 % Allgemeinmedizin, in 9,2 % Innere Medizin und in 0,3 % Neurologie/Psychiatrie. Für 13,0 % der SWB-Bewohnerschaft wurde keine Angabe gemacht (Wulff et al. 2011).

Fachärztliche Kontakte
Mit 86,4 % hatte die überwiegende Mehrheit der Bewohner/innen (n=494) mindestens einen persönlichen Facharztkontakt innerhalb der vergangenen 12 Monate, 13,3 % (n=76) dagegen nicht und für 0,3 % (n=2) wurden keine Angaben ge-

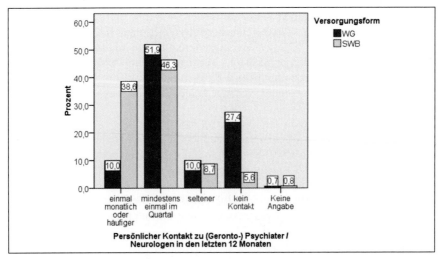

Abb. 13: (Geronto-)psychiatrische/neurologische Versorgung: WG-Bewohnerschaft im Vergleich zur SWB-Bewohnerschaft

macht. Es zeigt sich, dass Bewohner/innen mit einer fachärztlichen Behandlung im Durchschnittsalter von 82,6 Jahren (s = 47,4 Jahre) im Mittel 4,5 Jahre jünger sind als Bewohner/innen ohne derartige Kontakte mit 87,1 Jahren (t-Test, p = 0,049). Persönlichen Kontakt zu einem (Geronto-)Psychiater/Neurologen innerhalb der letzten 12 Monate vor dem Stichtag haben fast drei Viertel aller WG-Bewohner/innen (72,9 %; n = 411). Dabei konsultieren mit 52,3 % (n = 279) über die Hälfte der Untersuchten mindestens einmal im Quartal und jede/r Zehnte einmal monatlich oder häufiger (10,0 %, n = 57) bzw. seltener als einmal im Quartal diese Fachrichtung. Die Häufigkeit der (geronto-)psychiatrischen/neurologischen Versorgung unterscheidet sich signifikant nach dem Durchschnittsalter der WG-Bewohnerschaft (ANOVA, p < 0,001). So sind mit durchschnittlich 76,5 Jahren die jüngsten Bewohner/innen gleichzeitig diejenigen, welche am häufigsten derartige Kontakte hatten. Personen ohne Kontakte sind hingegen mit 83,9 Jahren durchschnittlich die ältesten. Die Kontakthäufigkeit ist nicht unabhängig von der Versorgungsform (Chi-Quadrat-Test, p < 0,001). Im Vergleich zu Personen in WG haben mit 93,6 % (n = 366) Personen der untersuchten SWB deutlich mehr persönlichen Kontakt zu Medizinern mit der Fachrichtung (Geronto-)Psychiatrie/Neurologie (siehe Abbildung 13), und zwar zumeist ein- oder mehrmals monatlich (Wulff et al. 2011).

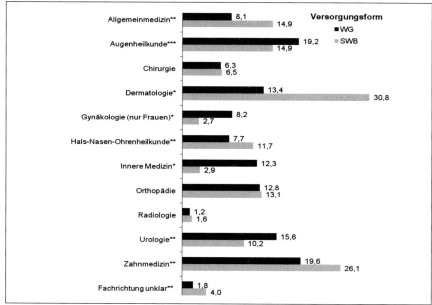

Test nach Fisher, p < *0,001; **0,05; ***0,1

Abb. 14: Fachärztliche Versorgung in den letzten 12 Monaten: WG-Bewohner/innen im Vergleich zu SWB-Bewohner/innen (in %)

Am zweithäufigsten sind Kontakte zur Zahnmedizin, gefolgt von Augenheilkunde sowie Urologie. Weitere stärker vertretene Fachrichtungen sind Dermatologie und Orthopädie. Im Vergleich zu Frauen mit 10,4 % hat ein etwa doppelt so großer Anteil aller Männer (22,5 %) Kontakt zur Dermatologie (Test nach Fisher, $p = 0{,}001$). Insgesamt seltener werden Behandlungen oder Diagnostik durch Hals-Nasen-Ohren-Ärzte und zur Radiologie genannt.

Im Vergleich zu WG hatten nur 2,0 % (n = 8) aller Bewohner/innen von SWB keinen persönlichen Facharztkontakt im Jahr 2008 (Test nach Fisher, $p < 0{,}001$). Fast ein Drittel (30,8 %; n = 118) aller Bewohner/innen konsultierten ein oder mehrmals Dermatologie, gefolgt von Zahnmedizin, Augenheilkunde und Orthopädie. Urologie und Innere Medizin wurden weniger häufig konsultiert.

Relativ selten haben die untersuchten Frauen gynäkologische Facharztkontakte. Dies trifft auf nur 8,2 % (n = 36) aller WG-Bewohnerinnen und 2,7 % (n = 8) aller SWB-Bewohnerinnen zu (Chi-Quadrat-Test, $p < 0{,}001$). Einen Überblick zu Facharztkontakten gibt Abbildung 14.

Teilnahme an ärztlich verordneten Therapien
Insgesamt wird die Teilnahme an mindestens einer genannten Therapie auf ärztliche Verordnung für mehr als jede zweite in einer WG lebende Person beschrieben (vgl. Tabelle 23). Mit 46,2 % (n = 264) hatte ein großer Teil im fraglichen Zeitraum keine Therapieverordnungen. Für 1,6 % (n = 9) aller Bewohner/innen wurden keine Angaben gemacht. In WG steht die Ergotherapie an der Spitze der in Anspruch genommenen Therapien, gefolgt von Musiktherapien, Physiotherapien und Logopädien. Männer nehmen im Vergleich zu Frauen häufiger an einer Logopädie (männlich: 9,7 % vs. weiblich: 4,6 %; Test nach Fisher, $p = 0{,}036$) teil.

Deutlicher sind die Unterschiede im Inanspruchnahmeverhalten zwischen den beiden Versorgungsformen ausgeprägt (Chi-Quadrat-Test, $p < 0{,}001$). Mit 55,5 % (n = 217) erhält die Mehrzahl der Untersuchten im Setting SWB keine ärztlich verordneten Therapien. Die hier am häufigsten wahrgenommene Therapie ist die Physiotherapie, mit der entgegen der WG-Bewohnerschaft ein doppelt so großer Anteil versorgt wird (Chi-Quadrat-Test, $p < 0{,}001$). Ergo- sowie musiktherapeutische und logopädische Maßnahmen werden im direkten Vergleich der beiden Versorgungsformen in SWB signifikant seltener verschrieben.

	Versorgungsform		
	WG (in %)	SWB (in %)	p*
Teilnahme an ärztlich verordneten Therapien in %	52,3	38,6	<0,001
Ergotherapie	41,9	12,3	=0,012
Musiktherapie	18,8	11,0	n. s.
Physiotherapie	13,5	25,8	<0,001
Logopädie	5,9	1,5	<0,001
Sonstige	0,2	0,0	n. s.

*Test nach Fisher, n. s. = nicht signifikant

Tab. 23:   Inanspruchnahme von ärztlich verordneten Therapien: WG-Bewohnerschaft im Vergleich zur SWB-Bewohnerschaft

Betreuung durch andere Servicedienstleister

Nur 27,4 % (n = 157) aller WG-Bewohner/innen erhalten in den letzten vier Wochen vor dem Stichtag Leistungen eines anderen Anbieters, mit 69,2 % (n = 396) nimmt die Mehrheit keine weiteren Dienstleister in Anspruch. Für 3,3 % der Bewohnerschaft wurde keine Angabe gemacht. Die am häufigsten in Anspruch genommene Versorgung findet durch Mobilitätshelfer und Begleitdienste statt (15,6 % aller Bewohner/innen, n = 86), gefolgt von Besuchs- und Betreuungsdiensten mit 7,4 % (n = 41). Weiterhin vertreten sind Therapeuten und Beschäftigungsleistungen (3,8 %; n = 21) sowie Tierbesuchsdienste (3,1 %; n = 17). In zehn Fällen (1,8 %) wurden die Dienste von Frisören/innen oder Podologen/innen in Anspruch genommen. Andere Nennungen werden in 1,6 % (n = 9) aller Bewohner/innen beschrieben. In vier Fällen wird diesbezüglich von einem/r Vorleser/in berichtet, welche/r in die WG kommt und in n = 3 Fällen „betreutes Einzelwohnen". In jeweils einem Fall werden Dienste einer „Einzelbetreuerin" und die „Alzheimer-Gesellschaft" erwähnt. Der Anteil der Bewohner/innen, welche Dienstleistungen von anderen außer dem eigenen Pflegedienst in Anspruch nehmen, ist mit 30,4 % in WG mit verbandlich organisierten Pflegediensten ungefähr doppelt so hoch wie in WG, deren Pflegedienste nicht organisiert (16,0 %) sind (Chi-Quadrat-Test, p < 0,001). Im Gegensatz zu Bewohnern/innen, die von privat organisierten Pflegediensten betreut werden (24,5 %), zeigt sich dieses Inanspruchnahmeverhalten deutlich häufiger bei Bewohnern/innen in WG mit frei gemeinnützig organisierten Leistungsanbietern (41,1 %).

Auch im stationären Setting nehmen 24,8 % (n = 97) der hier Lebenden die Dienstleistungen anderer Anbieter in Anspruch bzw. 69,8 % (n = 273) nicht. Für 5,4 % (n = 21) wurden keine Angaben gemacht. Während sich das generelle Inanspruchnahmeverhalten im Vergleich zum ambulanten Bereich kaum unterscheidet, zeigen sich im Hinblick auf die jeweiligen Leistungsarten durchaus Differenzen. 9,7 % (n = 36) aller Personen besuchen eine Clownsprechstunde und 8,9 % (n = 33) nehmen Tierbesuchsdienste in Anspruch. Mobilitätshelfer- und Begleitdienste werden für 7,3 % (n = 27) angegeben und 6,7 % (n = 25) nehmen Leistungen eines Therapeuten bzw. Beschäftigungsleistungen in Anspruch. Alle Bewohner-/innen eines SWB und ein Anteil von 5,9 % (n = 23) an allen untersuchten Menschen in dieser Versorgungsform werden von Frisören/innen und Podologen/innen besucht. In einem Fall kommt ein/e Seelsorger/in in die Einrichtung. Besuchs- und Betreuungsdienste werden für 3,0 % (n = 11) Bewohner/innen beschrieben.

3.3.5 Soziale Teilhabe

Alle Pflegedienste und Einrichtungen wurden um Auskunft zu **informellen Kontakten** der Bewohner/innen zu Personen **außerhalb** der WG/des SWB (Freunde, Verwandte, Nachbarn, Bekannte, etc.) gebeten. Innerhalb der vergangenen zwei Wochen vor dem Stichtag erhielt mit 81,3 % (n = 465) die Mehrheit der WG-Bewohnerschaft Besuch von außerhalb der Wohnung. Die Kontakthäufigkeit nach außen ist nicht unabhängig von der Versorgungsform (Chi-Quadrat-Test, p=0,002). Im Vergleich zu WG-Bewohner/innen erhalten mit 83,1 % (n=325) geringfügig mehr Personen in den SWB informelle Gesellschaft von außerhalb der Einrichtung. Der Anteil der nach außen sozial Isolierten überwiegt mit 18,7 % deutlich in der Versorgungsform WG (SWB: 11,5 %). In beiden Settings dominieren mit jeweils ca. 40 % „seltener als einmal wöchentlich" stattfindende Besuche. Ungefähr ein Viertel aller Bewohner/innen haben unabhängig von der Versorgungsform wöchentliche Kontakte nach außen. Mehrmals in der Woche erhalten 15,4 % der WG-Bewohner/innen und 11,8 % der SWB-Bewohner/innen Besuche. Eine tägliche oder gar mehrmals tägliche Besuchsfrequenz wird nur selten angegeben und überwiegt in den SWB.

Im Vergleich zu Frauen erhält ein doppelt so hoher Anteil der Männer nie Besuche von außerhalb der WG (Chi-Quadrat-Test, p=0,004). Letztere werden ebenfalls seltener wöchentlich und mehrmals wöchentlich kontaktiert.

Einbindung und Mitwirkung von Angehörigen und Ehrenamtlichen

Förderlich für die Einbindung von Angehörigen ist die Kommunikation zwischen Pflegedienst und den Angehörigen (Robison et al. 2007). Daher wurden die Mitarbeitenden der ambulanten Pflegedienste und stationären Einrichtungen danach gefragt, wie häufig sie Informations-/Beratungsangebote für Angehörige anbieten. Es wurde dabei deutlich, dass die Häufigkeit, mit der Informations- und Beratungsangebote für Angehörige angeboten werden, abhängig von der Versorgungsform ist (Chi-Quadrat-Test, p=0,019). Gleichermaßen werden jedoch in mehr als der Hälfte aller WG und SWB seltener als einmal im Monat Informations- bzw. Beratungsangebote für Angehörige durchgeführt. 16,2 % der WG bieten keine Informationsabende für Angehörige an, dies betrifft dagegen nur 3,8 % der SWB (siehe Tabelle 24). Darüber hinaus wurden Informationen über die Art der Mitwirkung von **Angehörigen** gewonnen. Insgesamt ist eine Mitwirkung von Angehörigen in 68,6 % (n=72) der betrachteten WG zu verzeichnen. In 18 WG (17,1 %) wurde dagegen eine aktive Einbindung Angehöriger verneint, 15 Mal (14,3 %) wurden diesbezüglich keine Angaben gemacht. Diese Ergebnisse gleichen stark den Ergebnissen in den untersuchten SWB. Eine Mitwirkung von Angehörigen wird hier in 69,2 % (n=18) der Einrichtungen beschrieben. Fünf SWB (19,2 %) verneinten eine solche Einbindung, dreimal (11,5 %) wurden diesbezüglich keine Angaben gemacht. (Gräske et al. 2011a)

Organisation von Beratungs-angeboten für Angehörige	Versorgungsform			
	WG		SWB	
	Anzahl	Prozent	Anzahl	Prozent
öfter als 4 x im Monat	5	4,8	5	19,2
3 bis 4 x im Monat	5	4,8	0	0
1 bis 2 x im Monat	10	9,5	6	23,1
seltener als 1 x im Monat	60	57,1	14	53,8
nie	17	16,2	1	3,8
Keine Angabe	8	7,6	0	0
Gesamt	**105**	**100,0**	**26**	**100,0**

Tab. 24:   Organisation von Beratungsangeboten für Angehörige: WG im Vergleich zu SWB

Im Folgenden werden nur diejenigen WG/SWB betrachtet, in denen eine aktive Angehörigenarbeit stattfindet. Persönliche Hilfen werden in 62,0 % dieser WG und in 27,8 % dieser SWB durch Angehörige geleistet. In 60,6 % unterstützen diese in WG und in 44,4 % in SWB im Bereich „Gesellschaft leisten und gemeinschaftliche Angebote". In 39,4 % aller WG und in 44,4 % aller SWB sind Angehörige aktiv im Bereich „Pflege/Pflegerische Hilfen und Hilfen zur Betreuung" involviert. Sonstige Angehörigenarbeit wird von 46,5 % der untersuchten WG sowie in 77,8 % (n = 14) der SWB angegeben. (Gräske et al. 2011a)

Das aktive Engagement von Angehörigen ist nicht unabhängig von der Versorgungsform (Chi-Quadrat-Test, p <0,001). Generell sind Angehörige von Bewohner/innen in SWB seltener unterstützend vor Ort tätig (siehe Abbildung 15). Wenn Angehörige hier aktiv werden, dann mehrmals täglich bis mehrmals wöchentlich. SWB-Bewohner/innen haben insgesamt laut Angaben jedoch häufiger Angehörige als WG-Bewohner/innen.

Auf Bewohnerebene zeigt sich, dass insgesamt die Angehörigen von rund 55 % der WG-Bewohner/innen in den untersuchten WG aktiv tätig sind. Etwas mehr als ein Viertel (27,3 % n = 156) hat Angehörige, die seltener als wöchentlich mithelfen, bei 17,1 % (n = 98) ist dies wöchentlich der Fall und bei 8,7 % mehrmals wöchentlich. Eine tägliche (1,4 %) oder mehrmals tägliche Unterstützung (0,7 %) durch Angehörige wird kaum beschrieben. Bei fast einem Drittel der WG-Bewohner/innen (30,9 %; n = 177) sind die Angehörigen nie in den untersuchten WG tätig. 13,8 % der WG-Bewohnerschaft hat laut Angabe keine Angehörigen. Besonders Männer (19,4 %) haben mit Frauen (12,0 %) verglichen seltener Angehörige. Dementsprechend sind die An-

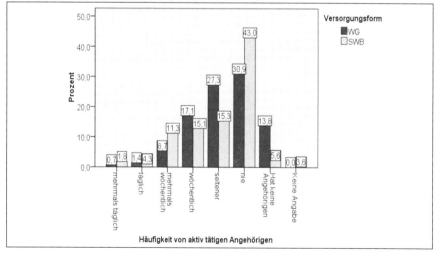

Abb. 15: Häufigkeit von aktiv tätigen Angehörigen: WG-Bewohnerschaft im Vergleich zur SWB-Bewohnerschaft

gehörigen von Frauen in nur 28,5 % der Fälle nie in der WG tätig, während dies auf 38,8 % der Männer zutrifft. Angehörige von Frauen sind im Vergleich zu Männern häufiger mehrmals wöchentlich oder wöchentlich engagiert. (Gräske et al. 2011a) **Ehrenamtliche** Helfer sind in knapp der Hälfte aller hier untersuchten WG (44,8 %) vor Ort. In 13,3 % (n = 14) der WG findet Ehrenamtlichenarbeit seltener als einmal wöchentlich statt. In zwölf WG (11,4 %) sind Ehrenamtliche wöchentlich und in 15 WG (14,3 %) mehrmals wöchentlich zugegen. Ein tägliches Engagement ist in vier WG (3,8 %) und ein mehrmals täglicher Einsatz in einer WG vertreten. Die Einbindung von aktiv tätigen Ehrenamtlichen ist nicht unabhängig von der Versorgungsform (Chi-Quadrat-Test, p < 0,001) und ist stärker in den teilnehmenden stationären Einrichtungen vertreten. In fast allen SWB (88,5 %; n = 23) wird ein ehrenamtliches Engagement beschrieben. In über der Hälfte (57,7 %; n = 15) findet Ehrenamtlichenarbeit seltener als einmal wöchentlich statt. In fast jedem vierten Wohnbereich (19,2 %; n = 5) sind Ehrenamtliche wöchentlich und in knapp 8 % (n = 2) mehrmals wöchentlich zugegen. Ein tägliches Engagement ist mit knapp 4 % in nur einer Einrichtung vertreten. Für die Beschreibung der Art des Engagements durch Freiwillige liegen Daten von 88,5 % (n = 23) der untersuchten SWB vor.

Analog zu den Aufgaben, welche von Angehörigen übernommen werden, wurden die einzelnen Aufgaben, die Ehrenamtliche in beiden Settings übernehmen, erfasst. 41,9 % aller untersuchten WG äußerten sich mit 119 Angaben und 88,5 % aller SWB mit 42 Angaben zur Art der Ehrenamtlichenarbeit, in den SWB sind Ehrenamtliche signifikant häufiger vertreten (Chi-Quadrat-Test, p < 0,001).

Im Folgenden werden alle WG/SWB betrachtet, in denen eine aktive Einbindung von Ehrenamtlichen erfolgt. „Pflege/pflegerische Unterstützung" durch ehrenamtliche Helfer gibt es in 28,9 % (n = 13) der WG, und in 13,0 % (n = 3) der SWB; „Gesellschaft leisten und gemeinschaftliche Angebote" in 57,8 % (n = 26) der WG und in 60,9 % (n = 14) der SWB (vgl. Tabelle 25). Eine aktive Beteiligung von Ehrenamtlichen im Bereich „persönliche Hilfen" existiert in 42,2 % (n = 19) der WG und in 26,1 % (n = 6) der SWB.

Zu den Aufgaben, die Ehrenamtliche in WG häufiger übernommen haben, zählen Spaziergänge, Besorgungen und Behördengänge, die Mitgestaltung von Beschäftigung im Allgemeinen, Gestaltung von Lese- und Unterhaltungsrunden sowie Singund Spielkreise. Auch in den untersuchten SWB begleiten Ehrenamtliche sehr häu-

Art der Unterstützung	WG		SWB	
	Angehörige	Ehrenamtliche	Angehörige	Ehrenamtliche
Pflege/Pflegerische Hilfen und Hilfen zur Betreuung	39,4	28,9	44,4	13,0
Persönliche Hilfen	62,0	42,2	27,8	26,1
Gesellschaft leisten und gemeinschaftliche Angebote	60,6	57,8	44,4	60,9
Sonstige Unterstützungsleistungen	46,5	73,3	77,8	56,5

Tab. 25: Oberkategorien der von Angehörigen und Ehrenamtlichen übernommenen Aufgaben: WG im Vergleich zu SWB (in %)

fig bei der Gestaltung von Lese- und Unterhaltungsrunden, bei Spaziergängen oder bei der Mitgestaltung von Beschäftigung im Allgemeinen. (Gräske et al. 2011a) Neben den Kontakten außerhalb der jeweiligen Versorgungsform interessierten **die Kontakte zum Pflegepersonal und zur Mitbewohnerschaft** innerhalb der Einrichtung.

45,5 % (n = 260) der WG-Bewohnerschaft sind dem Personal gegenüber mehrheitlich aktiv zugewandt und in 35,1 % (n = 201) aktiv zugewandt auf Ansprache. Der Kontakt zu Mitbewohnern/innen wird hingegen mehrheitlich (33,0 %; n = 189) mit zugewandt auf Ansprache beschrieben, gefolgt von aktiv zugewandt in 32,5 % (n = 186) der Fälle. für 12,6 % (n = 72) der Bewohner/innen wird der Kontakt zur Mitbewohnerschaft als zurückgezogen beschrieben.

Fast dreimal so viele Frauen wie Männer zeigen keine Ansätze zur Kommunikation, sowohl gegenüber dem Pflegepersonal als auch gegenüber ihren Mitbewohner/innen. Männer sind beiden Gruppen gegenüber häufiger zurückgezogen und gegenuber Mitbewohner/innen häufiger ablehnend.

Wie Tabelle 26 verdeutlicht, sind Demenzerkrankte deutlich seltener gegenüber dem Pflegepersonal aktiv zugewandt als ihre kognitiv gesunden Mitbewohner/innen. Sie sind dafür häufiger als zugewandt auf Ansprache und zurückgezogen beschrieben worden. Ein etwa doppelt so großer Anteil Demenzerkrankter gegenüber Nicht-Demenzerkrankten zeigt überhaupt keine Ansätze zur Kommunikation. Auch gegenüber Mitbewohner/innen sind Demenzerkrankte seltener aktiv zugewandt und häufiger zurückgezogen.

Sowohl der Kontakt zum Pflegepersonal (Chi-Quadrat-Test, p < 0,001) als auch der Kontakt zur Mitbewohnerschaft (Chi-Quadrat-Test, p < 0,001) ist nicht unabhängig von der Versorgungsform. Bewohner/innen in SWB verhalten sich mit 34,8 % seltener dem Pflegepersonal gegenüber aktiv zugewandt als Bewohner/innen in den WG. Ein doppelt so hoher Anteil von ihnen wird als zurückgezogen (12,8 %) charakterisiert und ein fast dreimal so hoher Anteil zeigt hier gar keine An-

Kontakte	Demenz		
	ja	nein	p*
...zum Pflegepersonal			=0,023
Aktiv zugewandt	41,4	59,4	
Zugewandt auf Ansprache	37,2	28,1	
Keine Ansätze zur Kommunikation	4,1	2,3	
Zurückgezogen	6,5	4,7	
Ablehnend	1,6	1,6	
Aggressiv	0,7	0,8	
Keine Angabe	8,6	3,1	
...zur Mitbewohnerschaft			n. s.
Aktiv zugewandt	29,5	43,0	
Zugewandt auf Ansprache	34,2	28,9	
Keine Ansätze zur Kommunikation	7,9	7,8	
Zurückgezogen	13,5	9,4	
Ablehnend	4,7	4,7	
Aggressiv	0,7	1,6	
Keine Angabe	9,4	4,7	

*Chi-Quadrat-Test, n. s. = nicht signifikant

Tab. 26: Qualität der Sozialkontakte innerhalb von WG: Demenzkranke im Vergleich zu kognitiv nicht Eingeschränkten

sätze zur Kommunikation mit dem Personal (9,2 %). Aktiv ihren Mitbewohnern/in-
nen zugewandt ist im Vergleich zu Bewohnern/innen in WG ein deutlich kleinerer
Anteil (26,1 %). Auch den Mitbewohnern/innen gegenüber zeigen in SWB lebende
Personen hingegen doppelt so häufig (15,6 %) keine Ansätze zur Kommunikation,
wie dies in WG der Fall ist.

3.3.6 Einzüge im Jahr 2008

Die folgenden Abschnitte beschreiben die Merkmale von Personen, die im Jahr
2008 in eine ambulant betreute WG oder in einen SWB für Menschen mit Demenz
in einer stationären Pflegeeinrichtung eingezogen sind. Abschließend werden die
beiden Wohn- und Betreuungsformen unter diesem Gesichtspunkt miteinander verglichen. Im Jahr 2008 sind insgesamt 348 Menschen in ambulant betreute WG oder
SWB gezogen. Das Durchschnittsalter lag bei 80,1 Jahren und der überwiegende
Anteil war weiblich (71,3 %).

Einzüge in Wohngemeinschaften
Von den insgesamt 348 neu einziehenden Personen sind 67,3 % in WG gezogen.
Demnach sind den Angaben der befragten Pflegedienste zufolge 234 Personen im
Jahr 2008 in die untersuchten ambulant betreuten WG eingezogen.

Soziodemografie
Rund drei Viertel der neuen Bewohner/innen (75,2 %) waren Frauen. Das durchschnittliche Alter bei Einzug in die WG beträgt 79,7 Jahre (s = 12,0). Hinsichtlich
der Geschlechtszugehörigkeit variiert das Einzugs-Alter (t-Test, p <0,001): Frauen
waren zum Zeitpunkt ihres jeweiligen Einzugs im Mittel 8,0 Jahre älter (81,7 Jahre, s = 11,3) im Vergleich zu den Männern (73,7 Jahre, s = 12,4). Der jüngste Mann
war bei Einzug 39,5 Jahre, die jüngste Frau 42,0 Jahre alt. Das Höchstalter eines
Mannes betrug 93,7 Jahre, das einer Frau sogar 98,9 Jahre.

Wohnsituation und pflegerische Versorgung vor Einzug
Es lebten etwa drei Viertel (75,3 %) der Einziehenden zuvor im eigenen Privathaushalt. Knapp die Hälfte aller Einziehenden (47,9 %) wurde dort von einem ambulanten
Pflegedienst versorgt, weniger als ein Drittel (27,4 %) kamen ohne Pflegeleistungen
aus (Abbildung 16, s. S. 90). 8,5 % befanden sich vor dem Umzug stationär in einem Krankenhaus, weitere 7,7 % sind aus einer stationären Alteneinrichtung in die
WG gezogen. 1,7 % wurden zuvor in einer Kurzzeitpflegeeinrichtung versorgt, nur
2,6 % haben zuvor bereits in einer anderen WG gelebt und vier Einziehende (1,7 %)
kamen aus einer sonstigen Einrichtung. 1,3 % lebten zuvor in einem betreuten Wohnen (n = 3 Bewohner/innen).
Grundsätzlich ist die Versorgungssituation vor dem Einzug in eine WG ge-
schlechtsunabhängig (Chi-Quadrat-Test, p=0,927). Es lässt sich aber feststellen,

dass Männer öfter aus einem Krankenhaus kamen bzw. im Pflegeheim, betreuten Wohnen oder einer anderen WG versorgt wurden. Frauen lebten dagegen häufiger im eigenen Haushalt ohne ambulante Pflege. Bei der altersspezifischen Betrachtung zeigt sich, dass Personen, die aus einem Krankenhaus in die WG wechselten, durchschnittlich 8 bis 9 Jahre jünger (ANOVA, p = 0,054) waren als diejenigen, welche aus dem häuslichen Bereich kamen.

Den Angaben der befragten Pflegedienste zufolge lebte der weit größere Teil (70,1 %; n = 164) aller im Jahr 2008 eingezogenen Personen vor ihrem Umzug in eine WG allein. Gemeinschaftlich mit Anderen wohnten dagegen 29,1 %, in 2 Fällen liegen hierzu keine Angaben vor. Deutlich akzentuiert (Test nach Fisher, p < 0,001) ist die vorherige Lebenssituation von Männern und Frauen. Frauen lebten verglichen mit ihren männlichen Pendants anteilig deutlich häufiger allein. Nahezu doppelt so viele Männer lebten vor dem Einzug in die WG gemeinschaftlich mit Anderen zusammen. Auch zwischen dem Durchschnittsalter und der Lebenssituation vor dem Einzug besteht ein Zusammenhang (t-Test, p = 0,043). Im Mittel waren die zuvor allein lebenden Personen 80,7 Jahre alt und somit 3,6 Jahre älter als diejenigen, die mit Anderen lebten (77,1 Jahre).

Die absolute Mehrheit (85,5 %, n = 200) der im Jahr 2008 in WG eingezogenen Bewohner/innen lebte bereits vorher im Land Berlin, in 6,8 % der Fälle lag der frühere Wohnort in anderen Bundesländern. In 7,7 % aller Fälle ist auf Grund von fehlenden Angaben hierzu keine Aussage zum früheren Wohnort möglich.

Mehr als die Hälfte (54,3 %, n = 127) der neuen WG-Bewohner/innen der vorliegenden Stichprobe sind in eine wohnortnahe WG gezogen, d. h. ihr Wohnbezirk vor dem Einzug und der Bezirk, in welchem die WG liegt, sind identisch. Bei 38,0 % aller Neuzugezogenen ist dies nicht der Fall.

Im Jahr 2008 eingezogene Frauen (56,8 %) wechselten etwas häufiger wohnortnah, also innerhalb des gleichen Bezirks, verglichen mit den Männern (46,6 %). Zwischen der Wahl einer wohnortnahen oder -fernen WG und dem Alter werden deutliche Differenzen sichtbar (t-Test, p = 0,011). Es zeigt sich, dass vor allem ältere Bewohner/innen (Mittelwert: 81,5 Jahre) innerhalb des gleichen Bezirkes in eine WG wechselten. Personen, die in eine WG in einem anderen Bezirk zogen, waren tendenziell jünger (Mittelwert: 77,1 Jahre).

Pflegebedarf bei Einzug

Der größte Teil derjenigen Personen, die im Jahr 2008 in eine WG einzogen, hatte bereits nachweislichen Pflegebedarf. Die bewilligte Pflegestufe weist keinen errechneten Zusammenhang zum Geschlecht der neu eingezogenen Personen auf. Deutlich unterscheidet sich jedoch das durchschnittliche Alter bei Einzug in eine WG nach der Pflegestufe (ANOVA, p = 0,029): Mit zunehmender Pflegestufe steigt das mittlere Alter, d. h. durchschnittlich am jüngsten sind Personen ohne Pflegestufe (77,5 Jahre) und am ältesten diejenigen mit Pflegestufe III (84,1 Jahre).

Knapp die Hälfte aller Einziehenden (46,6 %, n = 109) erhielten zum Zeitpunkt ihres Einzugs in die WG keine monetären Mittel für zusätzliche Betreuungsleistungen bei

eingeschränkter Alltagskompetenz nach § 45b SGB XI. Ein Drittel der WG-Neubewoh-
ner/innen (n = 78) profitierte von solchen Leistungen in Höhe von 200 € und weitere
20,1 % in Höhe von 100 €. Der Erhalt von Betreuungsleistungen und das Geschlecht
des Empfängers sind nicht unabhängig voneinander (Test nach Fisher, p = 0,030). Die
im Jahr 2008 in WG eingezogenen Männer erhielten häufiger solche Leistungen im
Umfang von 200 € als Frauen (41,4 % vs. 30,7 %). Dagegen bezogen anteilig doppelt so viele Frauen wie Männer Leistungen im Umfang von nur 100 € (23,3 % vs.
10,3 %). Personen, die keine Leistungen nach § 45b SGB XI erhielten, sind bei beiden
Geschlechtern ähnlich verteilt. Das durchschnittliche Alter der neuen WG-Bewohner/
innen unterscheidet sich nicht signifikant nach dem Bezug von Betreuungsleistungen
(ANOVA, p = 0,419), rein deskriptiv sind die Empfänger des Höchstsatzes von 200
€ im Mittel knapp 3 Jahre jünger als diejenigen, die nur 100 € erhalten (81,4 Jahre).

Einzüge in Spezialwohnbereiche
Die im Rahmen der Studie untersuchten stationären Einrichtungen meldeten 114
Neuzugänge im Jahr 2008. Das entspricht einem Anteil von 32,7 % bezogen auf die
348 neueinziehenden Personen.

Soziodemografie
Das durchschnittliche Alter dieser neuen Bewohner/innen lag zum Zeitpunkt des
Einzugs in den SWB bei 80,8 Jahren. Frauen waren mit 81,7 Jahren bei Einzug in
einen auf Demenz spezialisierten Wohnbereich im Mittel 2,5 Jahre älter als einziehende Männer (79,2 Jahre), dieser Altersunterschied zwischen den Geschlechtern
erwies sich im Test jedoch nicht als signifikant (t-Test, p = 0,137). Nahezu zwei Drittel (63,2 %) der einziehenden Personen waren Frauen.

Wohnsituation und pflegerische Versorgung vor Einzug
Die meisten Einzüge waren im März 2008 zu verzeichnen: 11,4 % der Bewohner/
innen der vorliegenden Stichprobe wechselten in diesem Monat in einen SWB. Bei
fast allen im Jahr 2008 in Wohnbereiche eingezogenen Bewohner/innen (n = 113)
konnte die Versorgungs- bzw. Pflegesituation unmittelbar vor dem Einzug eruiert
werden (Abbildung 16, s. S. 90). Demnach wechselte fast jede/r Dritte (30,7 %) direkt aus einem Krankenhaus in den SWB. 38,6 % der untersuchten Personen lebten
dagegen vor dem Einzug im eigenen Haushalt, dabei kamen 21,1 % ohne ambulante
Pflegeleistungen aus und 17,5 % wurden von einem ambulanten Pflegedienst versorgt. Aus einem anderen Wohnbereich zogen 11,4 % in den SWB, während 7,0 %
aus einer anderen Einrichtung dorthin wechselten. Nur wenige Neuzugezogene befanden sich unmittelbar vor dem Umzug in einer Kurzzeitpflegeeinrichtung (5,3 %),
3,5 % im betreuten Wohnen oder einer ambulant betreuten WG (1,8 %).
Die Versorgung bzw. Pflege vor dem Einzug in den SWB und das Geschlecht der
im Jahr 2008 eingezogenen Personen sind grundsätzlich unabhängig voneinander
(Chi-Quadrat-Test, p = 0,102). Männer wurden jedoch vor dem Einzug tendenziell

öfter in einem Krankenhaus, in einem betreuten Wohnen oder von einem ambulanten Pflegedienst im eigenen Haushalt versorgt. Frauen hingegen lebten zuvor häufiger in der eigenen Wohnung ohne pflegerische Hilfen, oder wechselten aus einem anderen Wohnbereich derselben oder einer anderen vollstationären Alteneinrichtung. Ebenso fand bei den Frauen im Vergleich zu den Männern ein Wechsel aus Kurzzeitpflegeeinrichtung statt.

Die vor dem Umzug im Privathaushalt lebenden Männer teilten ihre Lebenssituation häufiger als Frauen mit Anderen (61,9 % der Männer vs. 41,7 % der Frauen). Frauen hingegen lebten häufiger allein (Frauen: 54,2 % vs Männer: 38,1 %). Diese tendenzielle Abhängigkeit der Lebenssituation vor dem Einzug von dem Geschlecht der Eingezogenen lässt sich tendenziell statistisch nachweisen (Test nach Fisher, $p = 0,078$). Dagegen sind das Alter aller in 2008 zugezogenen Personen und ihre vorherige Lebenssituation unabhängig voneinander, zuvor allein Lebende (48,2 % aller hier Einziehenden) sind zum Zeitpunkt des Einzugs aber im Mittel 1,2 Jahre älter als Personen, welche vor ihrem Umzug zusammen mit anderen (49,1 %) lebten. Demgegenüber unterscheidet sich das Alter der zugezogenen Personen signifikant nach der Versorgungssituation vor Einzug (ANOVA, $p = 0,049$). Die jüngsten Bewohner/innen wechselten aus einem Krankenhaus in den SWB (Mittelwert: 77,0 Jahre), gefolgt von ambulant betreuten WG (Mittelwert: 80,2 Jahre). Die ältesten Bewohner/innen dagegen zogen zumeist aus einem anderen Bereich innerhalb derselben Einrichtung in einen SWB für Menschen mit Demenz um (Mittelwert: 86,3 Jahre). Mehr als zwei Drittel (69,3 %) der neu zugezogenen Bewohner/innen sind in eine stationäre Alteneinrichtung des gleichen Bezirkes eingezogen, in welchem sie zuvor gelebt haben. Bei 24,6 % ist dies nicht der Fall, davon waren aber wiederum die meisten in Berlin und lediglich 2,6 % der Bewohner/innen in anderen Bundesländern ansässig. In 6,1 % der Fälle ($n = 7$) war auf Grund fehlender Angaben hierzu keine Auskunft möglich.

Pflegebedarf bei Einzug

Beim Einzug in den SWB war der überwiegende Teil (43,9 %) der 114 neuen Bewohner/innen in die Pflegestufe II eingruppiert. 36,8 % hatten einen Pflegebedarf der Stufe I und 12,3 % der Pflegestufe III. Zwei der untersuchten Bewohner/innen hatten bei Einzug keine Pflegestufe oder befanden sich in der Phase der Antragstellung auf Eingruppierung in eine Pflegestufe, in einem Fall lag eine Härtefallregelung vor. Ein Zusammenhang zwischen der Pflegestufe bei Einzug und dem Geschlecht der Einziehenden lässt sich nicht nachweisen (Cramer-$V = 0,198$, $p = 0,498$).

Das Alter der im Jahr 2008 eingezogenen Personen unterscheidet sich (ANOVA, $p = 0,039$) nach der Pflegestufenverteilung signifikant. So sind diejenigen mit erst beantragter Pflegestufe die jüngsten Bewohner/innen (66,1 Jahre), während Pflegestufe III vor allem mittelalte Neuzugezogene haben (76,7 Jahre). Bewohner/innen der Pflegestufe I und II sind innerhalb der einziehenden Stichprobe wesentlich älter (Mittelwerte: PS I: 81,6 Jahre vs. PS II: 81,3 Jahre).

Vergleich beider Wohnformen
Im Folgenden werden die beiden untersuchten Wohnformen – WG und SWB – hinsichtlich der Unterschiede in den Charakteristika ihrer einziehenden Bewohner/innen verglichen.

Soziodemografie
Im Jahr 2008 war der Anteil einziehender Männer in die untersuchten SWB signifikant höher als in den WG (WG 24,8 % vs. SWB 36,8 %). Dagegen zogen Frauen häufiger in WG (WG 75,2 % vs. SWB 63,2 %) ein (Test nach Fisher, p=0,014). Das durchschnittliche Alter unterscheidet sich nicht nach der ausgewählten Wohnform (t-Test, p=0,403). Deskriptiv zeigte sich, dass in WG im Vergleich zu SWB (Mittelwert: 80,8) etwas jüngere Personen (Mittelwert: 79,7 Jahre) einzogen.

Wohnsituation und pflegerische Versorgung vor Einzug
Das Versorgungssetting vor Umzug (vgl. Abbildung 16) ist nicht unabhängig von der Versorgungsform, in welche eingezogen wurde (Chi-Quadrat-Test, p <0,001). So kamen etwa drei Viertel (75,3 %) der Untersuchten vermehrt aus einem Privathaushalt mit oder ohne Pflegedienst-Betreuung in eine WG. Hingegen lebten nur ein Drittel (38,6 %) der Zugezogenen in SWB vor dem Einzug zu Hause. Diese schlossen ihren Umzug häufiger direkt an einen Krankenhausaufenthalt an (SWB: 30,7 % vs. WG: 8,5 %).
Personen, die in eine WG einzogen, hatten im Vergleich zu den in stationäre Wohnbereiche umsiedelnden Untersuchten bis dahin häufiger keine Pflegestufe zuerkannt

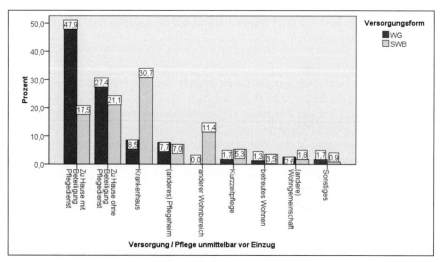

Abb. 16: Versorgung/Pflege unmittelbar vor Einzug nach Versorgungsform

bekommen, oder sie hatten diese gerade erst beantragt. Pflegestufe I war dagegen eher unter SWB-Neuzugängen vertreten, und in etwa gleich viele der in WG oder SWB Einziehenden wurden in die Pflegestufe II eingruppiert. Die Pflegestufe und die Versorgungsform sind auch im Test nicht unabhängig (Chi-Quadrat-Test, p <0,001) voneinander.

Ein Zusammenhang zeigt sich zwischen der Art der neuen Wohn- und Versorgungseinrichtung und ihrer Entfernung vom bisherigen Wohnort (Cramer-V=0,145, p=0,026). Personen, die im Jahr 2008 in einen SWB zogen, taten dies häufiger wohnortnah (69,3%) als solche, die in eine WG umzogen (54,3%).

Personen, die im Jahr 2008 in ambulant betreute WG einzogen, lebten zuvor signifikant häufiger allein im Vergleich zu den neuen Bewohner/innen der untersuchten SWB (Test nach Fisher, p <0,001), wie auch der folgenden Abbildung zu entnehmen ist.

3.3.7 Auszüge/Versterben im Jahr 2008

Die folgenden Abschnitte untersuchen die Merkmale von Personen, die im Jahr 2008 eine ambulant betreute WG oder einen SWB für Menschen mit einer Demenz verlassen haben. Ursachen dafür können Umzug oder Versterben der Bewohner/innen sein. Abschließend werden die beiden Wohn- und Betreuungsformen unter diesem Gesichtspunkt miteinander verglichen. Insgesamt haben 222 Bewohner/innen die jeweilige Einheit – WG oder SWB – verlassen. Ihr Durchschnittsalter betrug 83,4 Jahre und die meisten (74,7%) waren weiblich.

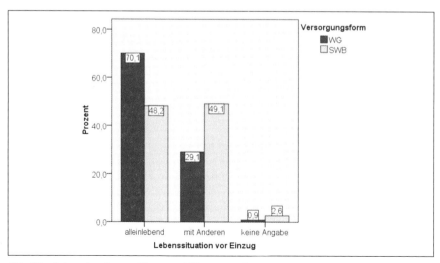

Abb. 17: Lebenssituation vor Einzug nach Versorgungsform

Auszüge aus Wohngemeinschaften
Im Jahr 2008 wurden insgesamt 119 Personen gemeldet, die entweder die 105 an der Studie beteiligten WG verließen oder verstorben sind. Das entspricht einem Anteil von 53,6 % aller Bewohner/innen, die entweder eine WG oder einen SWB verlassen haben.

Soziodemografie
Insgesamt waren von den Bewohner/innen, die die WG verlassen haben, 77,3 % (n = 92) weiblich und 21,8 % (n = 26) männlich. Im Durchschnitt waren die betrachteten Bewohner/innen bei Pflegebeginn 80,2 Jahre alt. Das Durchschnittsalter zum Zeitpunkt des Auszugs oder Versterbens im Jahr 2008 betrug 82,1 Jahre.

Pflegebeginn und -ende
Die Auskunftgebenden wurden um Angaben zum Pflegebeginn gebeten. Hier zeigt sich, dass bei 40,4 % aller Personen der Pflegebeginn auf das Jahr 2008 fällt, für jede vierte Person (25,5 %) begann die Pflege im Jahr 2007 (vgl. Tabelle 27). Rund ein Drittel (34,0 %) wurde bereits seit einem längeren Zeitraum gepflegt.

Jahr	Häufigkeit	Prozent
2002	1	1,1
2003	5	5,3
2004	7	7,4
2005	8	8,5
2006	11	11,7
2007	24	25,5
2008	38	40,4
Gesamt	**94**	**100,0**

Tab. 27: Pflegebeginn in WG (n = 94)

Die durchschnittliche Pflegedauer der Bewohner/innen bis zu ihrem Auszug oder Versterben beträgt 1,5 Jahre (s = 1,5 Jahre). Geschlechtsspezifisch gibt es bzgl. der Pflegedauer einen tendenziellen Unterschied (t-Test, p = 0,071): so beträgt diese bei ausziehenden Frauen durchschnittlich 1,7 Jahre, bei männlichen Bewohnern 1,1 Jahre.
Im Vergleich zu Männern mit im Mittel 75,6 Jahren waren ausziehende Frauen mit 81,6 Jahren zum Zeitpunkt ihres Pflegebeginns durchschnittlich 6,0 Jahre älter (t-Test, p = 0,017). Auch zwischen dem Alter bei Verlassen der WG und dem Geschlecht besteht ein signifikanter Unterschied (t-Test, p = 0,005): Frauen waren zu diesem Zeitpunkt mit 83,7 Jahren durchschnittlich 6,9 Jahre älter als Männer (76,8 Jahre).

Ursachen für das Verlassen der WG
Wie die Abbildung 18 (s. S. 94) zeigt, war der häufigste Anlass für die Beendigung des Pflegeverhältnisses in den WG im Jahr 2008 das Versterben eines/r Bewohners/in (71,7 % der Fälle). Dabei starb fast die Hälfte der Bewohner/innen in der WG selbst, 22,7 % dagegen im Krankenhaus. Mehr als jede/r Zehnte wechselte von der untersuchten WG in ein Pflegeheim oder zog in einen Privathaushalt um. Ein Umzug in eine andere WG sowie ein Wechsel in eine sonstige Einrichtung kamen eher selten vor. Über die Hälfte (51,3 %, n = 61) derjenigen Bewohner/innen, die im Jahr 2008 ihre WG verließen, waren in die Pflegestufe II eingestuft. 31,1 % (n = 37) hatten die Pflegestufe III und rund jede/r Zehnte 10,9 % eine Stufe I.

Der Grund für die Beendigung des Pflegeverhältnisses in der WG ist unabhängig vom Geschlecht (Chi-Quadrat-Test, p=0,181), ein Umzug in einen Privathaushalt (19,2 %) oder in ein Pflegeheim (15,4 %) kam aber tendenziell häufiger bei Männern vor. Demgegenüber wechselten lediglich 6,5 % der ausziehenden Frauen in einen Privathaushalt und 10,9 % in ein Pflegeheim. Im Vergleich zu den Männern (11,5 %) verstarben Frauen aus WG im Jahr 2008 (26,1 %) doppelt so häufig in einem Krankenhaus. Fast jede dritte Bewohnerin hatte bei Beendigung des Pflegeverhältnisses in der WG die Pflegestufe III (34,1 %). Im Vergleich hierzu war das bei 23,1 % der Männer der Fall. Männliche Personen hingegen waren häufiger in die Pflegestufe I eingruppiert. Im Test erweist sich jedoch die Pflegestufenverteilung als unabhängig vom Geschlecht (Chi-Quadrat-Test, p=0,248). Bewohner/innen mit Pflegestufe II, welche die WG im Jahr 2008 verlassen haben bzw. verstorben sind, waren durchschnittlich knapp sechs Jahre älter als Bewohner/innen mit Pflegestufe I (83,8 vs. 78,0 Jahre; ANOVA, p=0,029).

Auszüge aus Spezialwohnbereichen
Im Jahr 2008 wurden insgesamt 103 ausziehende Bewohner/innen von den 26 an der Studie beteiligten SWB gemeldet. Das entspricht einem Anteil von 45,7 % aller Bewohner/innen, die entweder eine WG oder einen SWB verlassen haben.

Soziodemografie
Knapp drei Viertel der Ausziehenden waren Frauen (71,8 %, n=74) und etwas mehr als ein Viertel Männer (28,2 %, n=29). Das durchschnittliche Alter der in 2008 aus dem Wohnbereich ausgezogenen bzw. verstorbenen Personen betrug bei ihrem jeweiligen Pflegebeginn 81,4 Jahre. Das Durchschnittsalter der Bewohner/innen, bei Verlassen des SWB lag dagegen bei 84,8 Jahren.

Pflegebeginn und -ende
Insgesamt für knapp die Hälfte (43,2 %) der im Jahr 2008 ausgezogenen oder verstorbenen SWB-Bewohner/innen wurde ein Pflegebeginn im Jahr 2006 oder früher angegeben. Bei fast jeder vierten Person (23,7 %; n=22) begann die Pflege im Jahr 2007. In diesem Jahr wurden drei der beteiligten SWB neu gegründet, evtl. beeinflusst dies die relativ hohe Anzahl an Pflegebeginnen. 18,3 % (n=17) zogen erst im selben Jahr 2008 in den SWB, indem das Pflegeverhältnis dort auch wieder endete. Die durchschnittliche Pflegedauer bis zum Auszug oder Versterben der Bewohner/innen beträgt 2,4 Jahre (s 8,2 Jahre).
Die durchschnittliche Pflegedauer der in 2008 ausgezogenen oder verstorbenen Frauen betrug in Wohnbereichen 2,6 Jahre, bei männlichen Personen nur 1,8 Jahre. Ein signifikanter Unterschied in der Pflegedauer bzgl. der Geschlechter besteht jedoch nicht (t-Test, p=0,122). Dagegen unterscheidet sich das Alter bei Verlassen des SWB in 2008 nach dem Geschlecht (t-Test, p<0,001): Frauen waren zu diesem Zeitpunkt mit 86,9 Jahren durchschnittlich 7,7 Jahre älter als die Männer (79,2 Jahre).

Pflegebedarf bei und Ursachen für das Verlassen

Knapp die Hälfte der ausziehenden Bewohner/innen waren zuletzt in die Pflegestufe III eingruppiert (46,6%, n=48), rund ein Drittel (31,1%, n=32) hatten die Pflegestufe II. Die Pflegestufe I ist im geringeren Maße vertreten (16,5%, n=17). Frauen, die in 2008 aus der Pflege in einen Wohnbereich ausschieden, sind tendenziell häufiger in die Pflegestufen II und III eingruppiert als die entsprechenden Männer (Chi-Quadrat-Test, p=0,069). Dagegen waren bei der Einstufung als Härtefall sowie Nichtvorliegen einer Pflegestufe lediglich männliche Personen vertreten. Bei beiden Geschlechtern ist bei Pflegeende allerdings die Pflegestufe III am stärksten vertreten. Wie in Abbildung 18 dargestellt, war die Hauptursache für die Beendigung des Betreuungsverhältnisses sowohl in den WG als auch SWB das Versterben der Bewohner/innen.

Vergleich beider Versorgungsformen

Bewohner/innen, die im Jahr 2008 eine WG verließen oder dort verstorben sind, wiesen im Allgemeinen einen signifikant späteren Pflegebeginn als die entsprechenden Bewohner/innen von SWB auf (Cramer-V=0,323, p=0,016). Hierbei ist jedoch zu berücksichtigen, dass WG im Regelfall einen späteren Gründungszeitpunkt aufweisen als SWB. Bei Pflegebeginn waren diese SWB-Bewohner/innen nicht signifikant älter, verglichen mit den WG-Bewohner/innen (SWB 80,2 Jahre vs. WG 81,4 Jahre) (t-Test, p=0,445). Die durchschnittliche Pflegedauer derjenigen Personen, die im Jahr 2008 die untersuchten WG oder SWB verließen, unterscheidet sich signifikant nach der Versorgungsform (t-Test, p=0,004): in Wohnbereichen war sie mit 2,4 Jahren länger als in WG (1,6 Jahre).

Der Anlass für die Beendigung des Pflegeverhältnisses ist nicht unabhängig von der Versorgungsform (Chi-Quadrat-Test, p=0,002). Personen, die im Jahr 2008 in

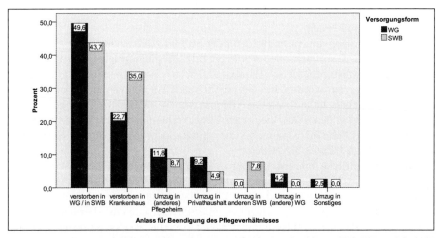

Abb. 18: Anteile unterschiedlicher Anlässe für ein Ausscheiden aus der Pflege in WG/SWB im Jahr 2008

einer WG lebten, verstarben häufiger dort (49,6 %), in SWB waren dies nur 43,7 %
(vgl. Abbildung 18). Dagegen verstarben diese häufiger im Krankenhaus (SWB
35,0 % vs. WG 22,7 %). Der Umzug in einen Privathaushalt als Anlass für die Beendigung des Pflegeverhältnisses kam in WG (9,2 %) nahezu doppelt so häufig vor
wie in SWB (4,9 %).
Die Pflegestufe der ausziehenden Bewohner/innen zum Zeitpunkt des Pflegeendes
ist nicht unabhängig von der Versorgungsform (Chi-Quadrat-Test, p=0,024). Be-
wohner/innen, die eine WG im Jahr 2008 verließen oder verstorben sind, hatten
häufiger die Pflegestufe II (WG 51,3 % vs. SWB 31,1 %). Währenddessen wurden
mehr entsprechende SWB-Bewohner/innen in die Pflegestufe III eingruppiert (WG
31,1 % vs. SWB 46,6 %), Pflegestufe I ist hier allerdings auch stärker vertreten.
Die Hauptursache für die Beendigung der Pflege im jeweiligen SWB war ebenfalls
das Versterben. Abbildung 18 verdeutlicht, dass fast die Hälfte (43,7 %, n=45) der
Bewohner/innen, die in 2008 den SWB verließen, dort und über ein Drittel im Kran
kenhaus (35,0 %, n=36) verstarben. Einen weiteren Anlass für die Beendigung des
Pflegeverhältnisses bildete der Wechsel in ein anderes Pflegeheim mit 8,7 % oder in
einen anderen SWB innerhalb der gleichen stationären Einrichtung mit 7,8 % (n=8).
Umzüge in einen Privathaushalt waren von einer ungeordneten Bedeutung. Tendenzielle geschlechtsspezifische Abhängigkeiten zeigen sich ebenfalls hinsichtlich des
Anlasses für die Beendigung des Pflegeverhältnisses (Chi-Quadrat-Test, p=0,058):
Männliche Personen sind im Jahr 2008 häufiger im Krankenhaus verstorben oder
dreimal so häufig wie weibliche in ein anderes Pflegeheim umgezogen. Dagegen
verstarben doppelt so viele Frauen (51,4 %, n=38) wie Männer (24,1 %, n=7) im
Wohnbereich.

3.4 Diskussion

Ambulant betreute WG für ältere pflegebedürftige Menschen haben sich innerhalb
der letzten Jahre vom Nischenangebot weg zur Regelversorgung in der Versorgungslandschaft entwickelt. Damit steigt die Bedeutung dieser Betreuungsform und der
sie umgebenden Versorgungsnetzwerke auch in quantitativer Hinsicht. Erstmals
liegen nun umfassende Daten zu Angebots- und Versorgungsstrukturen vor, welche die Entwicklung des Leistungsspektrums von WG im Land Berlin über einen
längeren Zeitraum erlauben. An dieser Stelle sollen deshalb zusammenfassend die
Ergebnisse beider Querschnittstudien zu Bewohner-, Angebots und Versorgungsstrukturen in ambulant betreuten WG für Menschen mit Demenz diskutiert werden.

3.4.1 Institutionelle Merkmale

Die Querschnittstudien umfassen als Grundgesamt alle Bewohner/innen in ambulant betreuten WG im Land Berlin zum Stichtag 07.07.2006 und 30.01.2009. Mit-

tels der Querschnittstudie im Jahr 2009 wurde in gleicher Weise eine Vollerhebung der SWB im Land Berlin durchgeführt.

Versorgungsstrukturen
Die Stichproben im Querschnitt umfassen insgesamt die Daten zu 108 WG und 746 Bewohner/innen (2006) bzw. 105 WG und 572 Bewohner/innen sowie zu 26 SWB und 391 Bewohner/innen (2009). Aufgrund der erreichten Rücklaufquoten muss von einer akzeptablen Repräsentativität der erhobenen Daten ausgegangen werden. Bezüglich der Validität des Untersuchungsdesigns im Querschnitt gilt, dass eine interne Validität vorliegt, eine Verallgemeinerung der Untersuchungsergebnisse über die ausgewählte Stichprobe hinaus auf andere Populationen (externe Validität) jedoch aufgrund der unterschiedlichen Nutzer- und Versorgungsstrukturen und auch der unterschiedlichen Konzepte für WG und SWB nicht uneingeschränkt möglich ist.

Art, Größe und Trägerschaft
In fast allen WG ist zu den verschiedenen Erhebungszeitpunkten nur jeweils ein Leistungsanbieter für die pflegerische und hauswirtschaftliche Versorgung der Bewohnergemeinschaft tätig (Wolf-Ostermann 2007; Wolf-Ostermann et al. 2011). Somit verfestigen sich die ersten Hinweise aus dem Jahr 2006 (Wolf-Ostermann 2007), dass das Wahlrecht innerhalb einer WG von den Bewohnern/innen in der Praxis nicht dazu führt, dass die Leistungen durch verschiedene Dienste erbracht werden.
Die Geschlechtsverteilung innerhalb der WG ist über die Jahre nahezu unverändert und vergleichbar mit der aus den SWB und anderen Studien (Weyerer et al. 2010). Das Durchschnittsalter liegt in den WG bei rund 80 Jahren. Bewohner/innen von SWB sind durchschnittlich drei Jahre älter als in WG lebende Personen. Weil SWB-Bewohner/innen im Mittel nur etwa 5 Monate länger im Wohnbereich verweilen, lässt sich der Altersunterschied nicht mit der signifikant längeren durchschnittlichen Verweildauer erklären. Zu beiden Stichtagen werden pro WG durchschnittlich zwischen sechs und sieben (6,5 bzw. 6,3) Bewohner/innen versorgt. Ein Grund dafür sind sicherlich die zur Verfügung stehenden Räume in den Wohnungen. Im Vergleich zu den SWB (mittlere Bewohnerzahl: 16) ist die Anzahl der Bewohner/innen in den WG deutlich kleiner. Der Anteil an Menschen mit Demenz in den WG ist mit jeweils rund 80 % im dargestellten Zeitraum nahezu unverändert geblieben. Nach dem Rahmenvertrag ist in den SWB dieser Anteil per se höher, da das Vorliegen einer *„medizinisch-therapeutisch nicht beeinflussbare Demenzerkrankung"* Vorraussetzung für die Aufnahme ist (BSfGS 2008). Allerdings wurde festgestellt, dass nicht alle Bewohner/innen eines SWB demenzerkrankt sind. Die Mitarbeitenden erklärten auf Nachfrage, dass freie Betten auch mit nicht demenzerkrankten Menschen belegt werden, wodurch sich der Widerspruch zu gesetzlichen Vorgaben aus dem Rahmenvertrag erklären lässt. Damit kann die Stichprobe als typisch für das jeweilige Setting angesehen werden.

Die Größe der Bewohnerzimmer in den WG beträgt durchschnittlich 17 m² und ist verglichen mit Privatzimmern in SWB im Mittel 3 m² kleiner (Wolf-Ostermann 2011b). Einer Repräsentativerhebung zu Langzeitpflegeeinrichtungen ergab eine mittlere Zimmergröße von etwa 19 m² (Schneekloth & von Törne 2007). Dass Privatzimmer in den ambulanten Einheiten kleiner sind, könnte an den baulichen Gegebenheiten der vorwiegend in Altbauobjekten befindlichen WG liegen, welche verglichen mit SWB nicht speziell für die Versorgung von pflegebedürftigen Menschen geplant wurden.

Eine abschließende Bewertung der Wohnfläche für Bewohner/innen ist derzeit allerdings nicht möglich. Zwar werden Gesamtwohnflächen zwischen 25 m² und 50 m² je Bewohner/in (Kremer-Preiss & Stolarz 2006) empfohlen, diese Angaben sind aber nicht wissenschaftlich abgesichert. Durchschnittlich steht jeder/m Bewohner/in im ambulanten Bereich eine Gesamtwohnfläche von etwa 29,6 m² zur Verfügung. Das entspricht der allgemein geforderten Mindestfläche von 30 m² (Ministerium für Arbeit und Soziales Baden Württemberg 2006; SWA e. V. 2006).

Ausstattung

Der Alltag in einer WG soll sich an den typischen Aktivitäten in einem Privathaushalt orientieren. Die im Haushalt anfallenden Tätigkeiten sollen sich möglichst alle Mitglieder der Bewohnergemeinschaft teilen. Die Küche ist der Mittelpunkt des Lebens in der WG (Reder 2004; Pawletko 2002; Reder 2002). Dieser Ansicht wird sowohl in den WG als auch in den SWB nachgekommen. Somit haben alle Bewohner/innen Zugang zu Kochgelegenheiten – im nationalen Vergleich sind dies deutlich weniger Bewohner/innen (58 %) (Schneekloth & von Törne 2007).

Die mittlere Anzahl der Bäder je WG beträgt 2,5, was bedeutet, ein Bad wird in der Regel von mehreren Bewohner/innen geteilt. In den SWB existieren im Mittel 10,2 Bäder. Hier ist davon auszugehen, dass zur Zimmerausstattung häufig ein eigenes Bad gehört, wodurch die Privatsphäre der Bewohner/innen gefördert wird (Wolf-Ostermann et al. 2011).

Ein Aufenthalt im Freien stimuliert alle Sinne, fördert das Wohlbefinden und ermutigt Menschen mit leichter und moderater Demenz zu Interaktionen mit Anderen (Rappe & Topo 2007), verbessert die Schlafqualität und bewirkt die Abnahme von vokal störendem (Calkins et al. 2007) bzw. aggressivem Verhalten (Mooney & Nicell 1997). Einer Untersuchung zufolge verfügen 19,8 % der ambulant betreuten WG weder über einen Freisitz noch einen Garten (Kremer-Preiss & Narten 2004). In der vorliegenden Studie aus dem Jahr 2009 trifft dies auf nur 6,7 % der WG zu. Dagegen halten mehr als die Hälfte der WG Balkone, mehr als ein Drittel einen Garten oder einen Innenhof und 20,0 % Terrassen bereit. Im Gegensatz zu den untersuchten WG existiert in allen SWB mindestens ein Außenbereich (Wolf-Ostermann et al. 2011). Zu einer optimalen Umgebung für Demenzkranke gehört der freie Zugang zu Außenanlagen (Wojnar 2001; Namazi 1992). Unverschlossene Außenbereiche haben einen positiven Einfluss auf die Autonomie, Unabhängigkeit, das Gefühl von Freiheit und Selbstwert (Schwarz & Rodiek 2007). Verschlossene Türen verstärken hingegen das Wanderverhalten (Kaiser 2008; Namazi 1992) und führen zu vermehrter Ängstlichkeit und Verunsicherung (Rappe & Topo 2007). 62 % der segregativen Wohnbereiche für Demente gewährleisten einen freien Zugang (Schneekloth & von Törne 2007). Deutlich häufiger trifft dies auf die hier untersuchten WG (81,9 %) und SWB (80,8 %) zu. Nur 6,7 % der WG und 15,4 % der SWB halten ihre Außenbereiche verschlossen (Wolf-Ostermann et al. 2011).

Personelle Situation
Bei gleichbleibender Bewohnerzahl hat die Anzahl der Mitarbeitenden von 14,0 (Wolf-Ostermann & Fischer 2010) auf durchschnittlich 7,4 (Wolf-Ostermann et al. 2011) in den WG abgenommen. Dies ist wohl auf den höheren Anteil an Menschen mit Teilzeitbeschäftigung in der ersten Studie zurückzuführen. Verglichen mit dem Jahr 2006 hat sich die Qualifikationsstruktur innerhalb der WG positiv verändert: Gehörten Pflegefachkräfte damals in 72,2 % der WG zum Personalbestand (Wolf-Ostermann 2007), werden sie nach drei Jahren in 90,5 % der WG bereitgestellt. Sie werden anteilig nur geringfügig seltener in SWB (88,5 %) eingesetzt, wo insgesamt 10,5 Mitarbeitende beschäftigt sind (siehe Kapitel 3.3.1).
Ein hoher Fachkraftanteil ist der Literatur zufolge von entscheidender Bedeutung für eine hohe Pflegequalität (Bostick et al. 2004) und bewirkt Verbesserungen in verschiedenen Versorgungsergebnissen. Es werden der Rückgang von Druckgeschwüren (Bostick, 2004; Blegen et al. 2001), Hospitalisierungen, Harnwegsinfekten, Katheterisierungen und Gewichtsverlust dargestellt (Horn et al. 2005).

3.4.2 Merkmale Bewohner/innen

Soziodemografische Merkmale
Die in WG lebenden Personen sind durchschnittlich drei Jahre jünger, verglichen mit den Menschen in den Berliner Heimen (Majic et al. 2010). Auch die SWB-Bewohnerschaft und die Bewohner/innen von deutschen Alteneinrichtungen sind insgesamt drei Jahre älter (Schäufele et al. 2007). Neben einem niedrigen Alter scheint ebenfalls ein hoher Frauenanteil ambulant betreute WG zu charakterisieren. In den Berliner Pflegeheimen leben etwa 5 %, in der besonderen Betreuung in Hamburg 8 % und in den SWB 9 % weniger Frauen. Im Vergleich zur ersten Vollerhebung von ambulant betreuten WG in Berlin im Jahr 2006 (Wolf-Ostermann 2007) hat sich ihr Anteil um etwa 2 % leicht erhöht.
Die Aufenthaltsdauern variieren deutlich nach dem Geschlecht und der Versorgungsform. So leben Frauen im Vergleich zu Männern in den spezialisierten Wohnbereichen etwa zehn Monate und in den WG drei Monate länger. Insgesamt betrachtet liegt die Verweildauer von Menschen in WG zum Stichtag ca. fünf Monate unter der von Menschen in SWB. Die Aufenthaltsdauer von WG-Bewohner/innen ist somit um etwa 19 Monate kürzer im Vergleich zu der von Bewohner/innen deutscher Al-

teneinrichtungen mit 3,9 Jahren (Schneekloth & von Törne 2007: 131). Hierbei ist jedoch zu berücksichtigen, dass WG aufgrund ihres jüngeren „Gründungsdatums" kürzere Aufenthaltsdauern aufweisen können. Menschen, die in eine WG einziehen sind zum Zeitpunkt Ihres jeweiligen Einzugs im Mittel 2,5 Jahre jünger als in SWB Einziehende.

Wie das Statistische Bundesamt (2008a: 5) feststellt, wird in der Bundesrepublik ein Anteil von fast 5 % der Schwerstpflegebedürftigen „eher im Heim versorgt" als zu Hause. Dieses Ergebnis wird durch die vorliegende Studie gestützt. Zwar wurde verglichen mit der WG-Bewohnerschaft ein doppelt so hoher Anteil SWB-Bewohner/innen in die Pflegestufe I, gleichzeitig aber nur ein halb so großer Anteil in die Stufe III eingruppiert. Der Grad der Pflegebedürftigkeit steigt mit dem Lebensalter (Statistisches Bundesamt 2008a). Während den ältesten WG-Bewohnerinnen in der vorliegenden Studie die höchste Einstufung nach dem SGB XI attestiert wurde, wurden den jüngsten keine Pflegestufen zugewiesen. Menschen in WG mit Stufe II und III sind häufiger auch demenziell erkrankt – ein gemeinsames Merkmal sowohl der Bewohnerschaft in WG als auch in Pflegeheimen, das sich auch mit Ergebnissen aus Kapitel 3.3.2 deckt (Schäufele et al. 2007).

Für jeweils ca. 90 % der Bewohnerschaften in beiden Settings (vgl. Kapitel 3.3.2) wurde entweder eine gesetzliche Betreuung bestellt oder eine Vorsorgevollmacht erteilt. Im Vergleich zu Nichtdemenzerkrankten betrifft dies signifikant häufiger Demenzerkrankte. Gegenüber Alteneinrichtungen (Schäufele et al. 2007) liegt in WG bei einem 22 % höheren Anteil der Demenzkranken und sogar bei einem 32 % höheren Anteil der Nichtdemenzerkrankten eine der beiden Betreuungsformen vor (Schäufele et al. 2007). In den vom SWA e.V. untersuchten WG betrug der Anteil der Bewohner/innen mit beruflicher Betreuungsführung etwa 47 % (Rückemann & Künzel 2009). In der vorliegenden Studie trifft das auf 56 % der Bewohnerinnen und Bewohner in den WG und auf etwa ein Drittel der Untersuchten in den SWB zu. Ein möglicher Erklärungsansatz zum hohen Anteil an Berufsbetreuer/innen in WG könnte sein, dass diese dort mehr Stunden pro Monat als im Heim abrechnen können. Nach § 5 (1) des Gesetzes über die Vergütung von Vormündern und Betreuern kann ein/e Berufsbetreuer/in (nach vorherigen Abstufungen) zwei Stunden pro Monat mehr abrechen (§ 5 (1) VBVG). Ohne weitere Untersuchungen hierzu kann dies an dieser Stelle jedoch lediglich als eine Vermutung geäußert werden und stellt keinesfalls eine Wertung dar.

Ernährungsstatus

Die Gefahr einer Unterernährung besteht allgemein für ältere Menschen (Hauenschild 2006; Cornoni-Huntley et al. 1991). Insbesondere sind jedoch Menschen mit einer Demenz (Suominen et al. 2005) durch Gewichtsabnahme gefährdet (Torres 2005; Kagansky et al. 2005; Wolf-Klein et al. 1992). Mögliche Gründe für eine Mangelernährung bei demenzkranken Personen sind Appetitveränderungen, Störungen der Geschmackswahrnehmung und Veränderungen im Essverhalten bis hin zur Essensverweigerung (Volkert 1997). Bei einem zunehmenden Schweregrad der Demenz werden Nahrungsmittel oft nicht mehr als solche erkannt (Rückert et al. 2007). Demenzerkrankte Personen haben zudem einen erhöhten Energiebedarf infolge des gesteigerten Bewegungsdrangs. Dieser bewirkt schließlich eine Gewichtsabnahme (DBfK Südwest e. V. 2007).

Der durchschnittliche BMI beider Bewohnerschaften im Jahr 2009 liegt an der oberen Grenze im Bereich „Normalgewicht", was insgesamt für einen guten Ernährungsstatus spricht. Insgesamt sind 45 % der Bewohner/innen innerhalb der ambulanten und 48 % innerhalb der stationären Bereiche normalgewichtig. Im Hinblick auf die WHO-Klassifikation ist etwa jede zehnte Person unter- und mehr als jeder Dritte übergewichtig. In den SWB bildet zwar ebenfalls die Gruppe der Normalgewichtigen den größten Anteil (48 %) – hier sind Übergewichtige anteilig aber fast genauso oft vertreten. Etwa 45 % sind übergewichtig und rund 5 % untergewichtig (WG: übergewichtig: 39 %; untergewichtig: 7,9 %) (Meyer et al. 2011). In diesem Zusammenhang beschreibt die Literatur steigende Mortalitätsraten bei übergewichtigen Älteren. Demnach ist ein BMI $\geq$ 27 ein Risikofaktor für Mortalität bei den 65- bis 74-Jährigen und ein BMI $\geq$ 28 bei über 75-Jährigen (Heiat et al. 2001). Einen Grenzwert von 27 Punkten überschreiten dabei etwa 30 % der 65- bis 74-Jährigen und 28 Punkte 15,1 % (n = 48) der über 74-Jährigen innerhalb den SWB und sind damit in höherem Maße risikobehaftet.

In zehn deutschen Altenpflegeheimen haben 39 % der über 65-Jährigen Normalgewicht (Deutsche Gesellschaft für Ernährung e. V. 2008). Untergewichtig ist in dieser Studie ein leicht größerer Anteil der Männer (8 %). Dieses Merkmal trifft jedoch auf zwei Prozent weniger der gleichaltrigen Frauen zu (ebd.). In der DeWeGE-Studie sind hingegen in den WG deutlich mehr Frauen als Männer untergewichtig (10,5 % vs. 2,4 %). Im Vergleich zu den WG-Bewohnern/innen variiert der BMI in SWB nicht signifikant nach dem Geschlecht. Die Rate der untergewichtigen Frauen beträgt hier etwa 7 % und ist zweimal größer als bei Männern (Meyer et al. 2011).

Stürze innerhalb der vergangenen vier Wochen
Dass Sturz eine Zielgröße ist, die auf die Qualität der pflegerischen Versorgung schließen lässt, wird wiederholt diskutiert (Sloss et al. 2000; Saliba et al. 2004). Sturz wird vom Deutschen Netzwerk für Qualitätsentwicklung in der Pflege (DNQP) als jedes Ereignis, „*in dessen Folge eine Person unbeabsichtigt auf dem Boden oder auf einer tieferen Ebene zu liegen kommt*" definiert (DNQP 2006).

Demenzerkrankte haben ein zwei bis vier Mal so hohes Sturzrisiko wie Gleichaltrige ohne kognitive Einschränkungen (Dassen 2008; van Doorn et al. 2003; van Myers 1991), denn zu den statistisch signifikanten Risikofaktoren für einen Sturz zählen u. a. unsicherer Gang (Shaw 2002) und ausgeprägtes Wanderverhalten (French et al. 2007; van Doorn et al. 2003). Nowalk et al. (2001) haben deutliche Unterschiede im kognitiven Zustand zwischen Stürzenden und Nicht-Stürzenden gemessen: demnach haben Stürzende niedrigere MMSE-Werte und sind darüber hinaus auch körperlich mehr eingeschränkt (French et al. 2007). Allgemein werden ein erst kürzlich stattgefundenes Sturzereignis und die Wohnumgebung (van Doorn et al. 2003), der Gebrauch von Schlafmitteln, Neuroleptika und Antidepressiva (Fonad et al. 2009; French et al. 2007) sowie freiheitseinschränkende Maßnahmen (Fonad et al. 2009; Capezuti et al. 1996) für ein höheres Sturzrisiko verantwortlich gemacht. Innerhalb von vier Wochen stürzte jede zehnte Person in einer WG und etwa 9 % in einem SWB. Demenzerkrankte WG-Bewohner/innen stürzten geringfügig häufiger im Vergleich zu kognitiv unbeeinträchtigten Mitbewohnern/innen (10 % vs. 8 %). Der Anteil für Menschen in SWB scheint vergleichbar zu sein mit denen anderer Studien. Dassen (2008) ermittelte eine Sturzprävalenz von 10 % und nach Schäufele et al. (2007) stürzten insgesamt 11 % der Demenzerkrankten und 10 % der Nichtdemenzerkrankten. Die Prävalenzraten im ambulanten Sektor werden insgesamt als kontrastreicher beschrieben, sie liegen dort bundesweit zwischen 22 % und 81 % (DEGAM 2004) und damit deutlich über den Werten aus den WG.

Dekubitus
Die Prävalenz von Druckgeschwüren wird neben der von Stürzen als ein weiterer Parameter für die Qualität der pflegerischen und medizinischen Versorgung gesehen (Saliba et al. 2004; Sloss et al. 2000; Tsokos 2000). Besonders gefährdet sind Menschen mit eingeschränkter Mobilität, Mangelernährung, Inkontinenz, Diabetes mellitus und Demenzerkrankungen (Capon et al. 2007; Spoelhof & Ide 1993; Allman et al. 1986). Eine Folge von Druckgeschwüren kann eine höhere Mortalität sein (Allman et al. 1986).
In beiden Versorgungsformen weist nur ein jeweils sehr geringer Anteil der Bewohner/innen einen Dekubitus auf (WG 2,4 % vs. SWB 2,8 %). Im Vergleich zur traditionellen Versorgung in stationären Altenpflegeeinrichtungen sind die hier gemessenen Raten als gering anzusehen. Sie betrugen dort bei Bewohner/innen mit einer schweren Demenz rund 11 % und im Kollektiv der leicht bis mittelschwer Erkrankten etwa 15 % (Schäufele et al. 2007). Allerdings weisen auch in den hier untersuchten WG Demenzerkrankte häufiger ein Druckgeschwür auf als kognitiv Gesunde. Personen mit Druckgeschwür sind durchschnittlich älter als Bewohner/innen ohne Druckstellen.

Interesse am Alltagsgeschehen
Mit dem Bewusstwerden an einer Demenz erkrankt zu sein, sinkt bei vielen Betroffenen das Selbstwertgefühl und gleichzeitig steigt das Gefühl von Scham, Trauer und Traurigkeit (Hallberg 2003). Neben nachlassenden sozialen Kontakten sinkt häufig das Interesse am Alltagsgeschehen und Aktivitäten (ebd.), sowie früheren Hobbys (BMG 2006). Bei Demenzerkrankten mit mangelndem Interesse am Alltagsgeschehen wurden signifikant ungünstigere Überlebenskurven gemessen (Robert et al. 2008). Diese Personen sind auch häufiger in den Aktivitäten des täglichen Lebens eingeschränkt und somit auf die Leitung und Unterstützung durch Pflegende ange-

wiesen (Clarke et al. 2008; Lam et al. 2007; Landes et al. 2001; Devanand 1999). Auch in der vorliegenden Studie sind interessenlose Personen häufiger in den ADL auf die Unterstützung von Anderen angewiesen. Allerdings wird in diesem Zusammenhang auch diskutiert, dass diese Tätigkeiten bei Mangelmotivierten öfter von Pflegenden übernommen wurden, auch wenn diese dazu noch befähigt waren (Strauss & Sperry 2002). Diese unnötigen Hilfen führen oftmals auch zu eigentlich unnötiger Unselbstständigkeit (Baltes & Wahl 1996). Diese Vermutung muss in Anbetracht der vorliegenden Ergebnisse allerdings teilweise entkräftet werden, denn nach den vorliegenden Resultaten sind apathische Bewohner/innen in einem der fünf untersuchten Aktivitätenbereiche, nämlich „Sich Waschen" signifikant selbstständiger. Interesse am Alltagsgeschehen in der WG und an ihren Hobbys bzw. Aktivitäten ist bei einem Anteil von 76 % der WG-Bewohner/innen ermittelt worden, innerhalb der stationär versorgten Bewohnerschaft liegt er bei 56 % und ist somit deutlich kleiner. Dieser deutlich höhere Anteil wurde nicht erwartet, da mit den Vorgaben des Rahmenvertrages für SWB gefordert wird, dass Bewohner/innen noch zur Teilnahme an Aktivitäten in der Lage sein müssen (BSfGS 2008). Vermutlich ist hierfür der höhere Demenzanteil in dieser Kohorte verantwortlich zu machen, denn kognitiv eingeschränkte Menschen zeigen häufiger ein mangelndes bzw. überhaupt kein Interesse (Mega et al. 1996).

Interessenlose sind verglichen mit Anderen in der vorliegenden Studie signifikant älter. Dass häufiger ältere Personen kein Interesse am Alltag haben, berichten auch andere Publikationen (Starkstein et al. 2006). Im Vergleich zu den Demenzerkrankten in Berliner Pflegeheimen sind die hier Untersuchten deutlich seltener apathisch, wobei ein Vergleich aufgrund der methodischen Unterschiede nicht uneingeschränkt möglich ist. Die Prävalenzrate von Apathie betrug dort rund 82 % (Majic et al. 2010).

Alltagskompetenz der Bewohnerinnen und Bewohner
Einigkeit besteht darin, dass kognitive Beeinträchtigungen signifikant einen funktionellen Abbau begünstigen (Sauvaget et al. 2002; Barberger-Gateau). Dabei determiniert der Verlust von Alltagskompetenz „bei der Versorgung der Erkrankten in hohem Maße den pflegerischen und betreuerischen Aufwand" (Radzey et al. 2001; IQWIG 2008). Auch nach Schäufele et al. (2007) waren die in stationären Alteneinrichtungen versorgten Demenzkranken signifikant stärker in ihren Alltagsfähigkeiten eingeschränkt und somit in größerem Umfang auf die Unterstützungsleistungen von Anderen angewiesen als ihre kognitiv unbeeinträchtigten Mitbewohner/innen. Die Fähigkeit zur selbstständigen Alltagsbewältigung innerhalb der WG scheint ebenfalls in der vorliegenden Studie an eine Demenzerkrankung geknüpft zu sein, denn die Unselbstständigkeit in allen untersuchten Aktivitäten ist bei Menschen mit einer kognitiven Beeinträchtigung mehr prävalent.

In der Forschung besteht Uneinigkeit bzgl. der Wirkung von verschiedenen Versorgungskonzepten und -formen auf die funktionelle Leistungsfähigkeit der Betroffen. Zwar beschreiben Weyerer et al. (2010) eine bessere Funktionsfähigkeit von Bewohner/innen von SWB gegenüber traditionellen Wohnbereichen, aber nach Radzey et al. (2001) können weder die speziell auf Demenzerkrankte ausgerichteten SWB noch die traditionelle Versorgung eindeutig den funktionellen Abbau aufhalten.

Körperliche Einschränkungen

Gegenüber der SWB-Bewohnerschaft weist ein insgesamt größerer Anteil der ambulant versorgten Menschen Einschränkungen der Sinnesorgane und Lähmungen auf. Mit 45 % ist hier fast jede zweite Person funktional beeinträchtigt (SWB: 34 %). Hierfür ist wahrscheinlich der höhere Anteil der Demenzkranken in den SWB verantwortlich, denn Sprachstörungen sind häufig ein Merkmal der Demenz (Rousseaux et al. 2010; Amici et al. 2006). Insgesamt zeigt sich auch in der DeWeGE-Studie, dass mehr Menschen mit Demenz in den beiden Versorgungssettings von Einschränkungen betroffen sind.

Insgesamt steht eine Sprachstörung/Aphasie an der Spitze der ermittelten körperlichen Einschränkungen. Mit Ausnahme der Sprachstörungen/Aphasie ist jeweils ein größerer Anteil der Population in vollstationären Alteneinrichtungen von körperlichen Einschränkungen betroffen (Schneekloth & von Törne 2007). Hier waren im Jahr 2005 23 % von Sprachstörungen, 22 % von Schwerhörigkeit/Taubheit, 19 % von starker Sehbehinderung, 18 % von Lähmungen betroffen und 3 % erblindet (ebd.). In der Studie zu Fähigkeiten und Einschränkungen von Ulmer Heimbewohner/innen (Becker et al. 2003) waren etwa jeweils 15 % der Stichprobe seh- und höreingeschränkt.

Bewegungseinschränkende bzw. freiheitseinschränkende Maßnahmen

Bewegungseinschränkende Maßnahmen (BEM) bezeichnen *„jeden Gegenstand, Material oder Vorrichtung an oder in der Nähe einer Person, der sich nicht entfernen oder von der Person kontrollieren lässt"* (Evans et al. 2002 z. n. Koczy 2008). „BEM schränken Körperbewegungen ein, die eine Person ausführen will" (Evans et al. 2002 z. n. Koczy 2008).

Bewegungseinschränkende und freiheitseinschränkende Maßnahmen (FEM) sollten nur dann angewendet werden, wenn sämtliche weniger restriktiven Mittel unwirksam sind (Feil et al. 2007; Flannery 2003), weil sie zu einem Kontroll-, Freiheits- und Autonomieverlust führen (Koczy 2008). Sie gehen mit Stürzen, Tod (Wang & Moyle 2005), körperlichen Verletzungen wie bspw. Druckgeschwüren und Infektionen (Castle & Engberg 2009; Flannery 2003), bleibenden Behinderungen und gesteigerter Angst (Flannery 2003) sowie aggressivem Verhalten (Zuidema et al. 2007a; Ryden et al. 1999) einher.

Menschen mit einer Demenz sind häufiger FEM ausgesetzt (Evans & Cotter 2008; Cotter 2007; Koczy 2008; Evans & Strumpf 1989). Betroffen sind insbesondere Demenzerkrankte mit ausgeprägtem Wanderverhalten (Robinson et al. 2007). Im Gegensatz zu nicht freiheitseingeschränkten, sind freiheitseingeschränkte Menschen signifikant kognitiv beeinträchtigter und funktional unselbstständiger (Huizing et al. 2006; Ryden et al. 1999; Karlsson et al. 1996; Evans & Strumpf 1989). In der vorliegenden DeWeGE-Studie sind BEM bei einem deutlich größeren Anteil der stationär Versorgten erforderlich gewesen. Womöglich zeichnen die höheren Prävalenzen der psychologischen bzw. Verhaltensauffälligkeiten „körperliche Aggressivität" und „Hin- und Weglauftendenzen" in den stationären Bereichen verantwortlich. Insgesamt beträgt der Anteil der Eingeschränkten im Zeitraum von vier vorangegangenen Wochen im ambulanten Bereich 22 % und im stationären 46 %.

Von BEM sind anteilig häufiger Menschen mit einer Demenzerkrankung (26 %) betroffen als Nicht-Demenzkranke (9,4 %). Auch Demenzkranke in vollstationären deutschen Alteneinrichtungen werden häufig eingeschränkt, wie Schäufele et al. (2007) berichtet. Bei fast jeder zweiten kognitiv eingeschränkten Person wurden derartige Maßnahmen ergriffen und damit bei einem deutlich größeren Anteil im Vergleich zu Menschen in ambulant betreuten WG.

3.4.3 Versorgungskonzept und Ablauforganisation

Vielfach wird postuliert, dass Bezugspflege als bewohnerorientiertes Organisationsprinzip am besten für die Pflege von Demenzerkrankten geeignet ist (Buron 2008; Penrod et al. 2007; Sowinski 2004) und positive Auswirkungen auf die Pflegequalität und das Wohlbefinden der Pflegeempfänger hat (Archibong 1999; Gardner 1991; Shukla 1981; Felton 1975). Ein reines Bezugspflegesystem, bei dem jedem/r Bewohner/in eine namentlich bezeichnete Pflegeperson zugeordnet wird, kommt in mehr als drei Viertel der untersuchten WG und damit deutlich häufiger als den SWB zum Einsatz. Im Falle der stationären Einheiten wurde eine 100 %ige Implementierung von Bezugspflege erwartet, weil die Rahmenvereinbarung hierzu verpflichtet (BSfGS 2008). Als Erklärungsansatz ist nicht auszuschließen, dass die Frage eventuell falsch verstanden wurde. Im Vergleich zu anderen ambulanten und (teil)stationären Einrichtungen im Raum Bochum (26,7 %–46,2 %) (Alzheimer Gesellschaft Bochum e. V. 2004) ist Bezugspflege in den dort untersuchten WG verbreiteter.

Biografiearbeit

Biografiearbeit ist hilfreich, um den speziellen Bedürfnissen von Demenzerkrankten Rechnung zu tragen (Dyck 2006; Weyerer et al. 2005; Sowinski 2004; Lind 2000) und der Kern allen Pflegehandelns (Friebe 2004). Laut Anlage A der Rahmenvereinbarung nach § 75 SGB XI muss das Pflegekonzept einer Einrichtung mit SWB neben anderen den lebensgeschichtlichen Kontext der Bewohner/innen „ausreichend" berücksichtigen. In allen SWB werden die biografischen Informationen der Bewohner/innen erfasst. Erfreulicherweise geschieht dies auch in allen teilnehmenden WG und damit häufiger verglichen mit den untersuchten Hamburger Domusbereichen (83,4 %) (Weyerer et al. 2005). Heusinger et al. (2007) stellten fest, dass biografische Daten kaum regelmäßig aktualisiert und eher selten in den Pflegeplanungen verwendet werden. In fast der Hälfte (49,5 %) der untersuchten WG werden die biografischen Daten halbjährlich aktualisiert. Im Vergleich zu WG sind die Aktualisierungsabstände der Biografien in den SWB kürzer. Einerseits werden in etwas weniger als jedem zweiten SWB die biografischen Daten seltener als einmal im Halbjahr (46,2 %), andererseits aber in 42,3 % monatlich aktualisiert. In 96 % aller WG beruht der Pflegeprozess auf den biografischen Kenntnissen. Die Informationen werden im Versorgungsalltag aller SWB genutzt.

Anwendung von besonderen Betreuungskonzepten
In der Literatur werden neben pharmakologischen zunehmend auch vermehrt nicht-pharmakologische Therapieansätze diskutiert. Insgesamt werden solche psychosozialen Konzepte in der Mehrheit der untersuchten Einrichtungen angewendet. Insgesamt und innerhalb beider Versorgungsformen ist der Auswertung zufolge die **Erinnerungsarbeit** (WG: 95 % vs. SWB: 96 %) am weitesten verbreitet. Elemente und Hilfsmittel von/in der Erinnerungsarbeit sind z. B. „*Arbeit mit alten Fotos, bekannten Musikstücken, Tönen, Licht und Gerüchen*" (IGOS 2002). Sie verbessert das Wohlbefinden, das Selbstwertgefühl und stärkt die Identität (Schwarz 2006; Kasl-Godley & Gatz 2000). Die Anwendung von Erinnerungsarbeit in den untersuchten Einrichtungen kann als gut angesehen werden.

Die **Basale Stimulation**® „*ist ein Pflegekonzept bei Menschen, die in ihrer Fähigkeit zur Wahrnehmung, Bewegung und Kommunikation eingeschränkt oder gestört sind, mit dem Ziel, die Wahrnehmung zu fördern und in Kontakt zu treten*" (BUKO-QS 2008: 62). Der Mangel an sensorischen Reizen – verursacht beispielsweise durch Bettlägerigkeit oder nachlassendes Hör- und Sehvermögen – aber auch die Orientierungslosigkeit führt bei Verwirrten häufig zu „Autostimulationsmechanismen" (Hartwanger 1996: 587). Basale Stimulation® (Bienstein & Fröhlich 2004) kommt häufiger in den beforschten stationären Einheiten zum Einsatz (WG: 68 % vs. SWB: 90 %). Dies steht in Einklang mit Erkenntnissen aus der Literatur. So wird in der Mehrheit (67 %–85 %) aller untersuchten Einrichtungen der ambulanten und stationären Versorgung von Menschen mit Demenz Basale Stimulation® angewendet (Alzheimer Gesellschaft Bochum e. V. 2004).

Validation ist ein „*Prozess der verbalen und nicht-verbalen Kommunikation. Die Umgebungswahrnehmung und die Gefühle des Patienten mit Demenz werden nicht korrigiert, sondern urteilsfrei respektiert und bestätigt (validiert)*" (Rieckmann et al. 2009). Sie beruht auf einem empathischen Ansatz, einem ganzheitlichen Erfassen/Verstehen des Individuums (Feil & de Clerk-Rubin 2005; Neal & Barton Wright 2003; Schröder & Häussermann 2001). Allerdings fehlen Evidenzen zur Beurteilung der Wirksamkeit auf bewohnerbezogene Outcomes (IQWIG 2008). In der Literatur wird die Anwendung für stationäre Settings bei 44 % (Schneekloth & von Törne

2007) und für ambulante und stationäre Settings bei 28–39 % (Alzheimer Gesellschaft Bochum e. V. 2004) beschrieben. Die Anwendung des Konzeptes der Validation findet zwar anteilig in mehr stationären Einrichtungen statt (WG 64 % vs. SWB: 80 %), generell liegen beide Anteile aber über den in der Literatur beschriebenen. Das könnte als Indiz dafür gesehen werden, dass sich Validation zunehmend in der Demenzversorgung etabliert.

Gruppenangebote

Einerseits sind Gemeinschaftsaktivitäten mit *„sozialen, aktivierenden und emotional stabilisierenden Inhalten […] Stimulierungselemente zur Vermeidung von Über- und Unterstimulierungssituationen"* (Lind 2000: 105), andererseits fördern sie Geselligkeit, das Gemeinschafts(er)leben und vermitteln das Gefühl von Geborgenheit (ebd). Daher sollten Gruppenaktivitäten zur „regelmäßigen Wochenplanung" gehören (Schröder & Häussermann 2001: 221). Gruppenangebote werden von allen SWB und nahezu allen untersuchten WG (97,1 %) vorgehalten. Aber sowohl bewegungsbezogene sowie sinnesbezogene bzw. emotionale Angebote werden im Vergleich zu WG in anteilig mehr SWB vorgehalten. Ein Erklärungsansatz könnte hierfür sein, dass sich WG nah am «normalen» Alltag in einer (Groß-)Familie orientieren, und die im Haushalt anfallenden Tätigkeiten miteinander geteilt werden sollen, ohne dass dies explizit als Gruppenangebot verstanden wird. Der hohe Anteil an SWB mit entsprechenden Angeboten deckt sich mit Erkenntnissen, dass innerhalb der vergangenen Jahre in vollstationären Einrichtungen zunehmend Gemeinschaftsangebote für Menschen mit Demenz Einzug gehalten haben (Schneekloth & von Törne 2007).

3.4.4 Diagnosen und medizinische Versorgung

Diagnosen

In beiden der untersuchten Wohnformen ist der Anteil der Personen mit einer Demenz hoch. Dass sich SWB auf die Betreuung von Demenzerkrankten zu spezialisieren haben, wird durch die Aufnahmekriterien vorgegeben. Dennoch werden hier zum Stichtag auch Nicht-Demenzerkrankte versorgt. WG scheinen diesen Angaben zufolge einer Klientel mit einem breiteren Krankheitsspektrum gegenüber aufgeschlossener zu sein. Dennoch liegt der Anteil der demenziell Erkrankten am betreuten Personenkreis in WG mit rund 27 % über dem in stationären deutschen Alteneinrichtungen von 52 % (Schneekloth & von Törne 2007: 105) bis 58 % (Becker et al. 2003). Anders als in den untersuchten WG gehen Demenzen in SWB häufiger mit erheblichen Verhaltensauffälligkeiten einher, was auf die oben genannten Aufnahmekriterien zurückzuführen ist. Allerdings kann eine Zunahme in den WG im Vergleich zur Vorstudie verzeichnet werden.

Frauen mit Wohnsitz in einer WG haben im Vergleich zu Männern häufiger eine demenzielle Diagnose und sind sowohl in der Kategorie „ohne" als auch in der Kategorie „mit erheblichen Verhaltensauffälligkeiten" stärker vertreten. Zu einem ähnlichem Verhältnis kommen Schneekloth & von Törne (2007): der Anteil von Frau-

en (48 %) mit Demenz ist höher als bei den Männern (41 %). Weyerer et al. (2004) führen dies auf die höhere Lebenserwartung von Frauen zurück.
Im Vergleich zu SWB ist die Prävalenzrate anderer psychiatrischer Erkrankungen innerhalb der Versorgungsform WG etwa doppelt so hoch. Männer sind anteilig etwa doppelt so häufig von psychiatrischen Störungen betroffen wie Frauen. Zu einem völlig anderem Ergebnis kommen Wittchen (2005) und Jacobi et al. (2004). Hier sind unter den 50-Jährigen und Älteren mehr Frauen als Männer betroffen. Allerdings ist ein uneingeschränkter Vergleich dieser Ergebnisse nicht zulässig, weil die Diagnoseangaben nicht über eine ICD-10-Codierung sondern über gröbere Diagnosekategorien erhoben wurden.

Psychologische bzw. Verhaltensauffälligkeiten
Demenzerkrankungen gehen neben der progressiven Verschlechterung von funktionalen Fähigkeiten mit einer Zunahme an psychologischen bzw. Verhaltensauffälligkeiten einher (Schäufele et al. 2007; Steinberg et al. 2003; Martin et al. 2000). Hierzu zählen neben Aggressivität, Agitation, ziellosem Umherwandern, Wahn/Halluzination, Tag-/Nachtumkehr und vokal störende Verhaltensweisen u. a. die Apathie (Kovach et al. 2005; Schwarz 2006).
SWB-Bewohner/innen sind insgesamt verhaltensauffälliger als Menschen in den untersuchten ambulanten Einheiten. So überwiegen in den SWB die Bewohneranteile, welche mindestens eine der abgefragten Verhaltensauffälligkeiten aufweisen. Auch die Anzahl der gleichzeitig in Erscheinung tretenden Verhaltensweisen überwiegt deutlich innerhalb der untersuchten stationären Einrichtungen (Nordheim et al. 2011). Dies kann damit erklärt werden, dass hier laut Anlage A der Rahmenvereinbarung gemäß § 75 bei jeder Bewohnerin und jedem Bewohner mittels CMAI (Cohen-Mansfield et al. 1992) nachgewiesene Verhaltensauffälligkeiten vorliegen müssen. Dass in der vorliegenden Studie nicht bei allen Bewohnern/innen dieses Verhalten dokumentiert wurde, ist womöglich der weniger sensitiven Erhebung mittels Einzelitems des NPI geschuldet (Cummings et al. 1994). Andererseits können die Gründe auch auf Seiten der Nutzer/innen und ihrer Angehörigen/gesetzlichen Betreuer/innen liegen, welche möglicherweise die Kompetenz, auch komplexe Bedarfslagen sicher und umfassend versorgen zu können, weniger einer WG als einem Pflegeheim zutrauen. Weitere Studien zu sozialen Hintergründen der Leistungsträger und Bewohner/innen mit ihren Angehörigen sind erforderlich, um hier genauere Aussagen zu den Entscheidungsgründen treffen zu können.
In der Ulmer Pflegeheimpopulation wurden mittels MDS-RAI bei etwa jeder vierten Person Verhaltensauffälligkeiten ermittelt. Bei den meisten Bewohner/innen ließen sich Umherwandern (28 %), verbale Aggressivität (50 %) und körperliche Aggressivität (27 %) feststellen (Becker et al. 2003). Gegenüber der WG-Bewohnerschaft ist ein ca. doppelt so hoher Anteil aller Bewohner/innen in den SWB verbal aggressiv und ruft bzw. schreit dauerhaft. Sogar ein viermal so hoher Anteil ist hier häufiger als mehrmals wöchentlich körperlich aggressiv und zeigt ausgeprägte Hin- und

Weglauftendenzen. Die Ursache für diesen gesteigerten Bewegungsdrang wird in der Literatur mit restriktiveren Wohnumfeldern in Verbindung gebracht (Lachs et al. 2002). Es kann vermutet werden, dass SWB aufgrund ihres institutionellen Charakters stärker von ihren Bewohnern/innen als einschränkend wahrgenommen werden als WG. Allerdings gehören die untersuchten Verhaltensweisen zu den häufigsten Syndromen, die mit einer Demenz im Allgemeinen (Lövheim et al. 2008; Selbaek et al. 2007; Petrovic et al. 2007; Aalten et al. 2005) einhergehen und im Hinblick auf einen höheren Anteil Demenzerkrankter entsprechend mehr in den stationären Bereichen prävalent sind. Deutliche, also statistisch signifikante Differenzen zwischen Demenzkranken und nicht Demenzkranken innerhalb der WG zeigen sich allerdings nur in den Verhaltensformen „Wiederholen irgendwelcher Aktivitäten" sowie „körperliche Aggressivität". Beide Symptome treten besonders oft bei Demenzerkrankten auf (Nordheim et al. 2011).

Ärztliches Personal in der Versorgung
In WG wird vielfach Wahlfreiheit und Selbstbestimmung hinsichtlich der Versorgungsangebote (Kremer-Preiss & Stolarz 2006; Brinker-Meyendriesch 2006; Falkenstein 2004) proklamiert. Ob dieses Wahlrecht in Anspruch genommen wird, lässt sich nicht abschließend beurteilen, jedoch wird in fast einem Drittel der WG die hausärztliche Versorgung nur von einem/r Hausarzt/Hausärztin durchgeführt. In knapp einem Drittel der WG sind zwei, seltener drei oder mehr Hausärzte für die medizinische Versorgung zuständig.

Akutmedizinische Versorgung
Im Zeitraum von vier Wochen haben insgesamt 13 % der WG-Bewohner/innen und 14 % der SWB-Bewohner/innen akutmedizinische Leistungen in Anspruch genommen. Schubert et al. (2007) beschrieben für Demenzpatienten (n = 3.047) ein ähnliches Inanspruchnahmeverhalten (Notfallmediziner/innen = 7,2 %; Krankenhausambulanzen = 6,8 %). Diesbezüglich ist also keine der beiden Versorgungsformen als förderlicher anzusehen.

Persönliche hausärztliche Kontakte
In der Begleitung von Demenzkranken fällt Hausärzt/innen die „*Rolle des unterstützenden Koordinators zu*" (Michel 1999: 104). Sie sind zumeist die primären Ansprechpersonen in Gesundheitsfragen (Lauterberg et al. 2007; Schubert et al. 2007). Innerhalb der letzten vier Wochen vor dem Stichtag hatte der überwiegende Anteil der Bewohner/innen in den WG (89 %) Kontakt zu ihrem Hausarzt oder ihrer Hausärztin. Der Anteil ist signifikant höher als in den SWB (84 %). Allerdings beschreiben Vorerkenntnisse aus dem stationären Setting mit 88 % (Schäufele et al. 2007) einen höheren Anteil als in den SWB der vorliegenden Studie. Da gleichzeitig die Notfallversorgung nicht höher ist, kann von einer effizienteren hausärztlichen Versorgung in den SWB ausgegangen werden.

Fachärztliche Kontakte innerhalb der letzten 12 Monate

Im Vergleich zur hausärztlichen ist die fachärztliche Versorgung in beiden Versorgungsformen oftmals nicht gewährleistet und hat der Auswertung zufolge nicht immer einen hohen Stellenwert. Vor diesem Hintergrund wird kritisiert, dass Heimbewohner/innen – trotz oftmals stärker ausgeprägter Krankheitsbilder – mit dem Wechsel in eine stationäre Alteneinrichtung über deutlich weniger Kontakte zur Fachärzteschaft verfügen als Gleichaltrige außerhalb von Heimen (Hallauer et al. 2005). Das ist hauptsächlich auf die stark eingeschränkte Mobilität und kognitiven Fähigkeiten der Heimbewohnerschaft zurückzuführen. Weiterhin stellen Hallauer et al. (2005) fest, dass medizinische Versorgungsangebote außerhalb von Alteneinrichtungen nur von etwa 20 % aller Bewohner/innen wahrgenommen werden können. In der Literatur wird von einer größeren Kontakthäufigkeit zur Ärzteschaft bei Demenzerkrankten im Vergleich zu nicht Demenzerkrankten berichtet (Schubert et al. 2007). Während kognitiv Beeinträchtigte im Zeitraum eines Kalenderjahres über durchschnittlich 38 Arztkontakte verfügen, weisen Gleichaltrige ohne Demenzerkrankungen durchschnittlich lediglich 25 Kontakte auf (ebd.). Allerdings wird davon berichtet, dass mit dem Krankheitsprogress die Kontakthäufigkeit abnimmt (Johannsen 2009; BMFSFJ 2002). In der Folge kommt es zu therapeutischen Defiziten, die mit der *„Gefahr einer Unterversorgung somatischer Erkrankungen"* einhergehen (Schubert et al. 2007: 8).

Insgesamt haben rund 86 % der WG-Bewohnerschaft und 94 % der SWB-Bewohnerschaft im zwölf Monats-Zeitraum mindestens einen fachärztlichen Kontakt. Die mit Abstand am häufigsten konsultierte Fachrichtung in beiden Versorgungsformen ist erwartungsgemäß die (Geronto-)Psychiatrie/Neurologie. Diese persönlichen Kontakte überwiegen signifikant in stationären Bereichen.

Schäufele et al. (2007: 199) beschreiben eine *„erhebliche fachärztliche Unterversorgung der Heimbewohnerschaft"*, welche sich angesichts der Ergebnisse auf die hier untersuchten Versorgungsformen ausweiten lässt. Insbesondere mangelt es an *„der zahnärztlichen, gynäkologischen und augenärztlichen Versorgung"* (Schäufele et al. 2007:199). Mit Ausnahme der (Geronto-)Psychiatrie/Neurologie ist die weitere Facharztversorgung auch in den hier untersuchten Versorgungsformen oftmals nicht gewährleistet. Die häufigsten Kontakte unter den WG-Bewohnern/innen können der Zahnmedizin (20 %), Augenheilkunde (19 %) sowie Gynäkologie (8 %) zugeordnet werden. In den SWB wurden 26 % der Bewohner/innen zahnmedizinisch, 15 % von Augenheilkundler/innen und 3 % gynäkologisch behandelt. Damit liegt die fachärztliche Versorgung auf vergleichbarem Niveau mit deutschen Pflegeeinrichtungen (Schäufele et al. 2007), welche aber immer noch *„erhebliche Lücken"* aufweist (Hallauer et al. 2005).

Teilnahme an ärztlich verordneten Therapien

Zusätzlich zu Aktivierungen im Rahmen der Grundpflege wird den logopädischen, physio- und ergotherapeutischen Anwendungen, die in der Regel nur auf ärztliche

Verordnung erfolgen, eine besondere Bedeutung beigemessen (Heusinger & Knoch 2007; National Collaborating Centre for Mental Health 2007).

Insgesamt wird die Teilnahme an mindestens einer Therapie (Ergo-, Musik-, Physiotherapie, Logopädie) auf ärztliche Verordnung für mehr als jede zweite Person in einer WG und für etwas mehr als jede dritte Person in einem SWB beschrieben. Das spricht dafür, dass diese Therapien noch keine große praktische Relevanz haben. Allerdings existieren in beiden Versorgungsformen vergleichsweise mehr Therapieempfänger als in der eigenen Häuslichkeit. Hier erhielten 15 % von insgesamt 254 rekrutierten Demenzkranken nicht-medikamentöse Therapien, am häufigsten Physiotherapie (Lauterberg et al. 2007).

Innerhalb der letzten Jahre wird eine Zunahme an **physiotherapeutischen Maßnahmen** in deutschen Alteneinrichtungen beobachtet (Wahl & Schneekloth 2007). Sie stehen von allen verordneten Therapien in diesem Versorgungsangebot an erster Stelle. Erhielten im Jahr 1994 noch insgesamt 34 % der Heimpopulation diese Therapien, waren es im Jahr 2004 bereits 41 %. Der Anteil der Demenzkranken, welche im selben Zeitraum Physiotherapieleistungen empfingen, war mit 21 % deutlich geringer (Schäufele et al. 2007). In den hier untersuchten spezialisierten Wohnbereichen wird etwa jede vierte Person physiotherapeutisch behandelt. Damit ist sie die insgesamt am häufigsten beanspruchte Therapie auf ärztliche Verordnung in dieser Versorgungsform. Der Anteil ist etwas höher als bei Schäufele et al. (2007) beschrieben und dürfte für ein Fortführen des Trends (Wahl & Schneekloth 2007) sprechen. Innerhalb derselben Zeitspanne wird sie nur von etwa einem halb so großen Anteil der WG-Bewohnerschaft in Anspruch genommen.

In WG steht die **Ergotherapie** an der Spitze aller in Anspruch genommenen Therapien. 42 % der Untersuchten erhielten laut Angabe eine Ergotherapie innerhalb der vergangenen vier Wochen. In den SWB beträgt der Anteil der Ergotherapieempfängern/innen 12 % (Wulff et al. 2011). Donath et al. (2008) fanden für hausärztlich versorgte Demenzpatient/innen heraus, dass nur etwa 13 % der Gesamtstichprobe nichtmedikamentöse Therapien erhielten. Relativ selten mit 2 % erfolgte eine hausärztlich verordnete Ergotherapie. An ihr nehmen etwa 11 % der untersuchten Demenzerkrankten in stationären Einrichtungen innerhalb der letzten 12 Monate teil (Schäufele et al. 2007). Dabei ist von einem rückläufigen Trend auszugehen (Wahl & Schneekloth 2007: 11). Beanspruchten noch im Jahr 1994 38 % der Bewohnerschaft diese Therapie, waren es 2004 nur noch 21 % (ebd). Die Ursache hierfür wird im „*Verordnungsverhalten der betreuenden Ärzte*", welche aus Budgetgründen seltener dieses Verfahren verschreiben, vermutet (Schneekloth & von Törne 2007).

Der Literatur nach, ist **Musiktherapie** besonders gut für Demenzerkrankte mit stark eingeschränkten Kommunikationsfähigkeiten geeignet (Füsgen 2005). Allerdings ist deren Wirksamkeit nicht nachgewiesen (IQWIG 2008). Die Auswertung ergab, dass dieses Verfahren häufiger innerhalb der WG als Zugang zu kognitiv Eingeschränkten genutzt wird. Von allen in Anspruch genommenen Therapien steht die

Musiktherapie hier auf Platz zwei. Fast jede/r fünfte WG-Bewohner/in und 11 % der Personen in den SWB machen hiervon Gebrauch.

Nur relativ wenige Bewohnerinnen und Bewohner nehmen in beiden Versorgungsformen an einer **logopädischen Therapiemaßnahme** teil. Auch in den stationären deutschen Heimen werden logopädische Maßnahmen auf ärztliche Verschreibung nur sehr selten (2 %) wahrgenommen. Logopädie ist wichtig für Menschen mit Demenz, da im Rahmen der Progression der Erkrankung der Verlust von sprachlichen Fähigkeiten (Rousseaux et al. 2010; Amici et al. 2006) und eine Zunahme von Schluckstörungen erfolgt (Appleton et al. 1996). Auffallend ist insgesamt für die hier beschriebenen Therapien der Unterschied zwischen der Population in den vollstationären Alteneinrichtungen und den in der vorliegenden Studie Untersuchten. Er lässt die Frage aufkommen, ob es sich bei den angegebenen Angeboten tatsächlich um (ärztlich) verordnete Therapien handelte oder auch Betreuungs- bzw. Beschäftigungsangebote hinzugezählt und/oder die Teilnahmen an therapeutischen Maßnahmen dokumentiert wurden. Aufgetretene Missverständnisse durch die Bezeichnung „Therapie", die auf vorangegangene Verordnungen hindeuten könnte, sind nicht auszuschließen.

3.4.5 Soziale Teilhabe

Soziale Teilhabe wird als wichtiger Fokus bei der Versorgung in ambulant betreuten WG postuliert (Fischer et al. 2011a). Die Ergebnisse zeigen allerdings keine zwingend höhere soziale Teilhabe von Bewohner/innen von WG gegenüber SWB.

Beteiligung von Angehörigen

Die Beteiligung von Angehörigen an der Versorgung ist eines der „*wichtigen Qualitätskriterien*" in der Betreuung (Wojnar 2001: 45). Demenzerkrankte sind in ihrer „*Fähigkeit der selbstständigen Alltagsgestaltung eingeschränkt*" (Alzheimer-Gesellschaft Brandenburg e. V. 2006: 8) und können hier von Angehörigen als zentrale Ansprechpartner unterstützt werden (Piechniczek-Buczek et al. 2007), wodurch sich Alltagsgestaltung und Lebensqualität verbessern (Engels & Pfeuffer 2007: 233). Weiterhin bieten Angehörige wichtige emotionale Unterstützung (Logue 2003). Die Angehörigeneinbindung verlangsamt das Fortschreiten der Demenzerkrankung und verringert agitiertes Verhalten (Jablonski et al. 2005; van Dröes et al. 2000).
Die Beteiligung von Angehörigen wurde bereits im Kapitel 3.3.5 auf Einrichtungsebene diskutiert. Wie bereits angesprochen wurde, zählt zu den wesentlichen Merkmalen von ambulant betreuten WG u. a. die aktive Einbindung von Angehörigen. Die Erwartung, dass in diesem Setting die Angehörigeneinbindung besonders hoch sei, bestätigt sich – bezogen auf die bewohnerbezogenen Ergebnisse – nicht (Gräske et al. 2011a). Dies steht in Widerspruch zu den Postulaten, welche die Befürworter der WG vertreten und WG eine starke Einbindung von Angehörigen zusprechen (Fischer et al. 2011a). Hinweise aus früheren Studien (bspw. Rückemann & Künzel 2009)

sind somit eher bestätigt. Es kann jedoch nicht geschlussfolgert werden, dass sich
WG und SWB in diesem Aspekt maßgeblich unterscheiden oder die eine oder andere Versorgungsform eine deutlich stärkere Einbeziehung von Angehörigen aufweist.

Teilnahme an Gruppenangeboten
Das Angebot an gemeinschaftlichen Aktivitäten wurde bereits auf Einrichtungsebene (vgl. Kapitel 3.3.5) diskutiert. Fast 80 % der WG-Bewohnerschaft und 84 % der
SWB-Bewohnerschaft beteiligen sich gemeinschaftlich mit Anderen an Aktivitäten.
In der Literatur gibt es nur wenige Erkenntnisse zur Teilnahme an Gruppenangeboten in WG bzw. SWB. In Pflegeheimen beteiligten sich die meisten Bewohner/
innen an Aufenthalten im Freien innerhalb der Einrichtung, gefolgt von Aktivitäten, die den Unterhaltungs- und Gesellschaftsaktivitäten, sowie den Angeboten des
sinnesbezogenen/emotionalen Ansatzes zugordnet werden können (Schäufele et al.
2007). Damit sind die Ergebnissse in der DeWeGE-Studie vergleichbar. Allerdings
konnte nicht grundsätzlich bestätigt werden, dass Menschen mit einer Demenz seltener solche Angebote wahrnehmen als Menschen ohne eine demenzielle Erkrankung
(Schäufele et al. 2007) In WG beteiligen sich anteilig deutlich weniger Demenzerkrankte an gemeinsamen Haushaltstätigkeiten als kognitiv nicht eingeschränkte Personen. Gerade diese Art von Tätigkeiten stellt aber einen wichtigen Therapieansatz
für Menschen mit einer Demenz dar (Fischer et al. 2011a).

Soziale Kontakte/Beziehungen der Bewohner/innen
Soziale Beziehungen werden in „informelle und formelle Beziehungen" unterglie-
dert (Wagner et al. 1996). Zu den „informellen emotionalen Beziehungen" werden Unterstützungsleistungen von Familienangehörigen, Freunden, Verwandten,
Bekannten sowie nachbarschaftliche Hilfen hinzugezählt (Winter-von Lersner
2006). *„Formelle soziale Unterstützung" wird hingegen von professionell Hel-
fenden u. a. aus der Pflege, Medizin aber auch von Seelsorgern, und Therapeuten
erbracht (ebd.).*
Sozialer Rückzug ist das erste erkennbare individuelle psychiatrische Symptom bei
Demenzerkrankungen (Jost & Grossberg 1996). Insbesondere bei Demenzkrankten
im fortgeschrittenen Krankheitsstadium und mit stärkerer kognitiver Beeinträchtigung ist ein größerer sozialer Rückzug messbar (Mast 2005: 698).
Soziale Kontakte tragen entscheidend zur kognitiven Gesundheit bei (Butler et al.
2004) und haben einen signifikant positiven Einfluss auf das Wohlbefinden von Demenzerkrankten (Oppikofer et al. 2002). So weisen Demenzkrankte mit häufigen
Sozialkontakten Verbesserungen im psychischen, physischen und sozialen Wohlbefinden auf (Krueger et al. 2009; Zuidema et al. 2007a). Es gibt Hinweise darauf, dass
regelmäßige Besuche von Angehörigen agitiertes Verhalten verringern (Jablonski et
al. 2005) und die Lebensqualität erhöhen (Rosewarne et al. 1997; Engels & Pfeuffer 2007). Andere Studien wiesen nach, dass durch Besuche die Auswirkungen des
kognitiven Abbaus infolge der Demenzerkrankung aufgehalten werden (Oppikofer

et al. 2002). Häufige Sozialkontakte führen zur Abnahme von Depressionen (Krueger et al. 2009). Sie schaffen eine abwechslungsreichere Alltagsgestaltung (Engels & Pfeuffer 2007) und hier zur Zunahme von geistigen wie auch körperlichen Aktivitäten (Krueger et al. 2009).

Bevor die Kontakte zu Mitbewohnern/innen und zum Personal diskutiert werden, werden zunächst die informellen Kontakte der Bewohner/innen zu Personen außerhalb der WG/des SWB erörtert.

Innerhalb der vergangenen zwei Wochen vor dem Stichtag haben geringfügig weniger WG-Bewohner/innen (81 %) als Bewohner/innen der stationären Einheiten (83 %) Besuch von außerhalb erhalten. Der Anteil der nach außen sozial Isolierten überwiegt mit 18 % deutlich in der Versorgungsform WG (SWB: 12 %). In beiden Settings dominieren mit jeweils ca. 40 % „seltener als einmal wöchentlich" stattfindende Besuche. Ungefähr ein Viertel aller Bewohner/innen hat unabhängig von der Versorgungsform wöchentliche Kontakte nach außen. Schließt man aus den Ergebnissen einer Vergleichsstudie in vollstationären Einrichtungen, haben Bewohner/innen dort deutlich häufiger stattfindende Besuche dieser Art. Hier erhalten zwei Drittel aller Bewohner/innen mit Besuchen mindestens einmal pro Woche und ein Drittel tägliche Besuche (Engels & Pfeuffer 2007).

Ältere Menschen, die in Privathaushalten leben, verfügen im Gegensatz zu jenen, die im Heim untergebracht sind, häufiger über Sozialkontakte zur Verwandtschaft (Winter-von Lersner 2006). Dieser Mangel wird in Pflegeheimen aber durch die vorhandene formelle soziale Unterstützung ausgeglichen (ebd.). Deshalb verfügen Heimbewohner/innen in der Regel über mehr informelle Kontakte im Unterschied zu Menschen in Privathaushalten (ebd.).

Im Vergleich der beiden Bewohnerschaften der DeWeGE-Studie kann das Sozialverhalten von Personen in den WG sowohl gegenüber dem Pflegepersonal als auch ihren Mitbewohnern/innen gegenüber als besser im Vergleich zu SWB bezeichnet werden. Damit werden WG dem Anspruch einer familienähnlichen Gemeinschaft (Fischer et al. 2011a) gerecht.

In der vorliegenden Studie sind Demenzerkrankte deutlich seltener gegenüber dem Pflegepersonal aktiv zugewandt als ihre kognitiv gesunden Mitbewohner/innen. Sie sind dafür häufiger als zugewandt auf Ansprache und zurückgezogen beschrieben worden. Ein etwa doppelt so großer Anteil zeigt überhaupt keine Ansätze zur Kommunikation. Auch gegenüber Mitbewohnern/innen sind Demenzerkrankte seltener aktiv zugewandt und häufiger zurückgezogen. Dennoch ist das in der vorliegenden Studie berichtete Verhalten von Demenzerkrankten gegenüber beiden Gruppen deutlich sozialer als das von Demenzkranken in Alteneinrichtungen. Etwa 45 % aller Demenzkranken in stationären Alteneinrichtungen nehmen Kontakt zu ihrem Pflegepersonal auf. Ein Drittel ist dort zurückgezogen und 22 % zeigt keine Ansätze zur Kommunikation (Schäufele et al. 2007). Nur jeweils etwa ein Drittel von ihnen nimmt häufig Kontakt zur Mitbewohnerschaft auf, ist ihr gegenüber zurückgezogen oder zeigt keine Ansätze zur Kommunikation.

4. Versorgungsverläufe von Menschen mit Demenz in ambulant betreuten Wohngemeinschaften

4.1 Hintergrund

Grundsätzlich werden kleinräumige Versorgungsstrukturen – dazu gehören im weiteren Sinne auch ambulant betreute WG – als besonders geeignet für die Versorgung von Menschen mit Demenz angesehen (Calkins 2001; Day et al. 2000). Belastbarere Aussagen, ob eine Versorgung in unterschiedlichen Settings – also z. B. in Pflegeheimen oder aber in ambulant betreuten WG – zu unterschiedlichen Versorgungsverläufen führt, existieren in der Literatur nicht. Im internationalen Kontext identifizierte te Boekhorst et al. (2009) zwar Hinweise für eine bessere Funktionsfähigkeit und Lebensqualität in WG, andere Autoren wie Verbeek et al. (2010) konnten jedoch keine generellen Effekte im Vergleich zwischen der Versorgung in kleinräumigen Wohnformen (z. B. WG) und traditionellen Versorgungsformen z. B. in Pflegeheimen finden.

Demenz gilt dabei als ein Hautgrund für den Eintritt in eine institutionelle (vollstationäre) Versorgung (Luppa et al. 2010). Etwa zwei Drittel aller Heimbewohner/innen haben eine Demenzerkrankung (Weyerer et al. 2010). Die Betreiber von Pflegeheimen verfolgen zunehmend den Ansatz, SWB für Menschen mit Demenz zu etablieren. Derzeit bieten rund 28 % aller deutschen Pflegeheime derartige SWB an. In diesen Bereichen ist der gesamte Aufbau auf die Bedürfnisse von Menschen mit Demenz ausgerichtet. SWB sind neben einer räumlichen Trennung von Demenzerkrankten und Bewohner/innen ohne Anzeichen einer Demenz durch eine besondere demenzfreundliche Architektur und Einrichtung gekennzeichnet (Marquardt & Schmieg 2009, vgl. hierzu auch Kapitel 3.1).

Ambulant betreute WG für Menschen mit Demenz stellen eine Alternative zur stationären Versorgung dar, die insbesondere in Berlin seit den 1980er Jahren eine starke Angebotsausweitung erfahren hat. Bezüglich dieser Versorgungsform liegen jedoch nur wenige Erkenntnisse zu Versorgungsergebnissen, zur Versorgungssituation und insbesondere zu Versorgungsverläufen vor. Mit der bereits erwähnten DeWeGE-Studie (vgl. Kapitel 3) sollten diese Strukturen in einer zweiten Teilstudie ebenfalls charakterisiert werden. Erstmals werden die gesundheitliche und psychosoziale Situation von Menschen, die in diese Versorgungsform neu einziehen, empirisch fundiert analysiert und mit Ergebnissen aus Spezialwohnbereichen in Berliner Pflegeheimen verglichen.

Die nachfolgend formulierten Forschungsfragen stehen hierbei im Vordergrund:

1. **Wie entwickelt sich der körperliche und psychosoziale Gesundheitszustand bei älteren Menschen mit Demenz innerhalb eines Jahres nach Einzug in eine WG?**
   - Funktionsfähigkeit, neuropsychiatrische Symptome der Demenz, herausforderndes Verhalten, Apathie, Lebensqualität, Kognition, Schmerz, Ernährungsstatus, Medikation, soziale Kontakte, freiheitseinschränkende Maßnahmen, Kontrakturen, Teilnahme an gemeinschaftlichen Aktivitäten
2. **Zeigen sich Unterschiede hinsichtlich der Entwicklung des Gesundheitszustandes, der Bewohnerstruktur und der Angebotsstruktur zwischen**
   - WG, in denen ausschließlich ältere Menschen mit Demenz leben,
   - WG, in denen ältere Menschen mit und ohne Demenz leben und
   - Spezialwohnbereichen für Menschen mit Demenz in Pflegeheimen?

4.2 Methode

Es wurde ein längsschnittliches Studiendesign verwendet, um die Entwicklungen von Menschen mit Demenz zu beschreiben, die neu entweder in eine WG oder SWB einziehen. Die Daten werden vor Ort in den WG bzw. SWB beim Einzug (t_0 = Einzug), 6 Monate (t_1) und 12 Monate (t_2) später erhoben. Die Datenerhebung wurde von geschulten Raterinnen durchgeführt. Einschlusskriterien für die Studie waren:
a) Vorliegen einer ärztlich diagnostizierten demenziellen Erkrankung
b) Mini Mental State Examination unter 24 Punkten
c) Innerhalb von 14 Tagen bevorstehender Einzug in die ambulant betreute WG bzw. SWB im Land Berlin mit dauerhafter Perspektive
d) Einwilligung zur Teilnahme an der Studie durch den Betroffenen selbst oder, falls der Betroffene eine Entscheidung nicht selbst treffen kann, durch den/die gesetzliche/n Betreuer/in oder Bevollmächtigte

Hauptzielgrößen: körperliche Funktionalität und neuropsychiatrische Symptome der Demenz
Der funktionale Status wurde mit dem Barthel Index (Mahoney & Barthel 1965) für zehn verschiedene Aspekte erfasst. Der Summenscore (theoretische Spannweite 0–100) beschreibt den Grad der Selbstständigkeit in den Alltagsfähigkeiten. Ein höherer Punktwert entspricht einer höheren Funktionsfähigkeit.
Die europäische Interdem Gruppe empfiehlt das Neuropsychiatric Inventory (NPI-NH) (Cummings et al. 1994) als Instrument der Wahl zur Erfassung von neuropsychiatrischen Symptomen (Moniz-Cook et al. 2008). Pflegende konnten dabei die Häufigkeit und Schwere von zwölf Verhaltensweisen einschätzen. Die Multiplikation von Häufigkeit (1–4) und Schwere (1–3) ergibt einen Gesamtsummenwert zwischen

0 und 144. Ein höherer Punktwert indiziert eine schwerere Ausprägung der Verhaltensweisen. In Anlehnung an Wood et al. (2000) wurde eine Verhaltensweise als klinisch relevant angesehen, wenn das Produkt für die Subskala vier oder größer ist.

Sekundäre Zielgrößen: psychosoziale Outcomeparameter
Der Schweregrad der Demenz wurde mittels der Global Deterioration Scale (GDS) (Reisberg et al. 1982) erfasst. Dabei wurden seitens der Pflegekräfte die Auswirkungen der Demenz in sieben Stufen (1 = keine Einschränkung bis 7 = schwere Einschränkungen) eingeschätzt.
Für die Messung der Häufigkeiten und Formen des aggressiven und agitierten Verhaltens bei älteren Menschen wurde als Testinventar das Cohen-Mansfield Agitation Inventory (CMAI) (Cohen-Mansfield et al. 1992) eingesetzt und hierdurch das Vorhandensein von agitiertem Verhalten, verbal aggressivem Verhalten, physisch aggressivem Verhalten durch Fremdeinschätzung abgebildet.
Die Lebensqualität der Bewohner wurde mit dem QUALIDEM (Ettema et al. 2007a, 2007b) bestimmt. Dieses Instrument ist für den Einsatz in Pflegeheimen entwickelt worden, ist aber auch in WG anwendbar (Gräske et al. 2012). Pflegekräfte konnten die Häufigkeit von 37 Verhaltensweisen auf einer vierstufigen Skala einschätzen (0 = nie bis 3 = nahezu täglich), die in neun Subskalen (Pflegebeziehung, positiver Affekt, negativer Affekt, ruheloses, angespanntes Verhalten, positives Selbstbild, soziale Beziehung, soziale Isolation, sich zu Hause fühlen, etwas zu tun haben) ausgewertet wurden. Für Menschen mit einer schweren Demenz (GDS = 7) wurden nur 18 Verhaltensweisen und sechs Subskalen ausgewertet. Zur besseren Vergleichbarkeit wurden alle Punktwerte der einzelnen Dimensionen linear auf eine Skala von 0–100 adaptiert. Weitere sekundäre Zielgrößen waren Apathie (Apathie Evaluation Scale – AES, Lueken et al. 2006) Ernährungsstatus, Schmerzen, Kontrakturen, Sturz, BEM/FEM, Medikation, Komorbidität, Versorgungsleistungen durch Ärzte/Ärztinnen, gesundheitsbezogene und soziale Dienstleistungen, Teilnahme an gemeinschaftlichen Aktivitäten, Soziale Kontakte und Aktivitäten). Zusätzlich wurden soziodemografische und pflegerelevante Daten der rekrutierten Personen erhoben.

Statistische Auswertung
Die Beschreibung der Stichprobe erfolgte mit den üblichen Methoden der deskriptiven Statistik (Mittelwerte, Standardabweichung). Zwischen metrischen/ordinalen Variablen wurden die Korrelationen mittels Pearsons bzw. Spearmans Korrelation berechnet. Zur weiteren Datenanalyse wurden der Chi-Quadrat-Test, exakte Test nach Fisher und t-Test verwendet. Zeitliche Effekte (n = 33) wurden mittels generalisierten Linearen Modellen (GLM) analysiert. Aufgrund der kleinen Stichprobe wurden nur Haupteffekte berücksichtigt. Als Einflussfaktoren wurden Wohnform, Demenzstadium (GDS) bei Aufnahme und Geschlecht berücksichtigt. Eine statistische Normalverteilung wurde im Vorhinein überprüft. Alle statistischen Analysen wurden mittels SPSS® (V. 18) ausgeführt.

4.3 Ergebnisse

Soziodemografische Daten

Für alle nachfolgenden Baselinebeschreibungen werden die Daten der Ausgangskohorte (n = 56) herangezogen, da sich die Subgruppe der Follow-ups (n = 33) nur minimal von ihr unterscheidet. Bei deutlichen Abweichungen zwischen beiden Gruppen erfolgt eine differenzierte Betrachtung. Tabelle 28 stellt ausgewählte soziodemografische und pflegerelevante Eckdaten beider Fraktionen gegenüber.

Etwa drei Viertel der Einziehenden sind weiblichen Geschlechts, das durchschnittliche Alter der Einziehenden beträgt 82,5 Jahre. Die älteste einziehende Person ist 97,0 Jahre, die jüngste 59,0 Jahre alt. Mit im Mittel 84,0 Jahren (s = 8,4) sind Frauen durchschnittlich 6,2 Jahre älter als einziehende Männer mit 77,8 Jahren (s = 9,6) (t-Test, p = 0,029).

60,7 % (n = 34) der Personen in der Stichprobe wählten als Einzugsziel eine ambulant betreute WG und 39,3 % (n = 22) einen SWB für Menschen mit Demenz in einer Altenpflegeeinrichtung (vgl. Tabelle 29). Das Einzugsziel variiert signifikant nach dem Geschlecht: Während die Mehrheit der Frauen in eine WG einziehen wollten, entschieden sich Männer größtenteils für einen SWB als zukünftige Wohnumgebung. Personen mit dem Einzugsziel WG sind durchschnittlich 2,2 Jahre älter als Personen mit dem Einzugsziel SWB. Der größte Teil der Stichprobe war zum Zeitpunkt t_1 in eine

	Ausgangskohorte (n = 56)	Follow-ups (n = 33)
Einzugsziel WG in % (n)	60,7 (34)	60,6 (20)
Anteil Frauen in % (n)	76,8 (43)	78,8 (26)
Durchschnittsalter in Jahren (s)	82,5 (9,0)	81,9 (9,0)
Pflegestufe bei Einzug in %		
keine Pflegestufe	14,3	21,2
Pflegestufe I	42,9	39,4
Pflegestufe II	39,3	39,4
Pflegestufe III	3,6	0,0

Tab. 28:   Soziodemografische und pflegerelevante Merkmale zum Zeitpunkt t_1: Ausgangskohorte im Vergleich zu Follow-up-Teilnehmenden

	n = 56			n = 33		
	WG (n = 34)	**SWB** (n = 22)	**p**	**WG** (n = 20)	**SWB** (n = 13)	**p**
Geschlecht in % (n)			=0,002[1]			<0,001[1]
weiblich	72,1 (31)	27,9 (12)		76,9 (20)	23,1 (6)	
männlich	23,1 (3)	76,9 (10)		-	100,0 (7)	
Durchschnittsalter in Jahren (s)	83,4 (8,1)	81,2 (10,4)	n. s.[2]	84,5 (5,9)	77,8 (11,5)	=0,036[2]
MMSE (s)	14,2 (7,6)	11,9 (6,6)	n. s.[2]	15,7 (6,9)	12,4 (6,5)	n. s.[2]

[1] Test nach Fisher, [2] t-Test, n. s. = nicht signifikant

Tab. 29:   Soziodemografische Merkmale zum Zeitpunkt t_1: Teilnehmende mit Einzugsziel WG im Vergleich zu Teilnehmenden mit Einzugsziel SWB

Pflegestufe I und geringfügig weniger in eine Pflegestufe II eingruppiert (siehe Tabelle 28). Das Einzugsziel ist dabei unabhängig von der zugewiesenen Pflegestufe.

Der größte Teil der Teilnehmenden verfügt bei Einschluss in die Studie über eine allgemeine, nicht näher diagnostizierte Demenz (41,1 %) und etwa ein Drittel (35,7 %) über eine Demenz vom Typ Alzheimer. Eine vaskuläre Demenz wird für 7,1 % der Teilnehmenden angegeben. Andere Demenzformen u. a. Korsakow, Levy-Body-Demenzen und Mischformen sind kaum vertreten.

Betreuungsleistungen nach § 45 b SGB XI erhalten insgesamt nur 7,1 % (n = 4) der Ausgangskohorte und ausschließlich Frauen im Einschlusszeitraum. 64,3 % (n = 36) beziehen keine derartigen Leistungen. In 28,6 % der Fälle (n = 16) wurden keine Angaben gemacht. Die Leistungsbeziehenden sind mit im Mittel 77,0 Jahren durchschnittlich 4,6 Jahre jünger als Rekrutierte, welche keine zusätzlichen Betreuungsleistungen erhalten. Anspruchsberechtigt sind alle Personen, die im ambulanten Bereich versorgt werden. Erhalten zum Zeitpunkt t_1 nur 10,0 % (n = 2) der WG-Bewohnerschaft Betreuungsleistungen, sind es nach sechs Monaten bereits 65,0 % und nach zwölf Monaten 70,0 % welche Leistungen erhalten.

4.3.1 Körperliche Funktionalität und neuropsychiatrische Symptome der Demenz

Nachfolgend werden die Ergebnisse hinsichtlich der primären Zielparameter dargestellt. Die Reihenfolge stellt keine Wertigkeit dar.

Körperliche Funktionalität

Die Funktionsfähigkeit bei Einzug in die WG/den SWB war auf einem moderaten Niveau. Der mittlere Barthelscore aller Teilnehmenden beträgt zum Zeitpunkt t_1 51,3 Punkte (s = 25,7). Bei ihrem Einschluss in die Studie weisen WG-Bewohner/innen insgesamt etwas größere Selbstversorgungsdefizite als Personen in den stationären Bereichen auf (vgl. Tabelle 30). Im Untersuchungsverlauf sinkt der durchschnittliche Barthel-Index und damit die Alltagsfähigkeit der Follow-ups signifikant (GLM [Greenhouse-Geisser], p < 0,015) um 17,5 Punkte ab. Wechselwirkungen zwischen den betrachteten Einflussfaktoren (Wohnform, Demenzstadium (GDS) bei Aufnahme, Geschlecht) und der zeitlichen Entwicklung lassen sich nicht nachweisen (GLM [Greenhouse-Geisser], p > 0,050) (vgl. Abbildung 19). Dagegen lassen sich Gruppenunterschiede für das Demenzstadium (GDS) bei Aufnahme berechnen (GLM, p = 0,005), Personen mit einer schwereren Demenz Ausprägung (GDS = 6 bzw. 7) weisen im Mittel deutlich niedrigere Selbstversorgungskompetenzen auf (Wolf-Ostermann et al. 2012).

Zu allen Zeitpunkten wurden bei männlichen Rekrutierten schlechtere Werte registriert. Tabelle 30 verdeutlicht, dass eine Bewohnerin zu t_1 absolut eingeschränkt und mit 58,9 % (n = 33) ein Großteil der Ausgangskohorte stark (Barthel-Index < 60

Punkte, Schäufele et al. 2007) in ihren Alltagsaktivitäten eingeschränkt ist. Stark und weniger stark Eingeschränkte unterscheiden sich weder nach dem Geschlecht noch dem Alter. Offensichtlich ist aber der Grad der kognitiven Leistungsfähigkeit ein Risikofaktor, denn im Vergleich von kognitiv leicht bis mittel mit stark Beeinträchtigten (vgl. Tabelle 30) zeigen sich deutliche Unterschiede. Außer in drei Funktionsbereichen ("kein selbstständiges Baden/Duschen", "komplett immobil", "kein Treppensteigen möglich") sind geistig stark Eingeschränkte signifikant häufiger komplett unselbstständig und auf Hilfeleistungen angewiesen.

Im zeitlichen Verlauf steigt der Anteil der stark in ihren Alltagsaktivitäten eingeschränkten Follow-ups auffällig. Zum Zeitpunkt t_3 sind gegenüber SWB anteilig mehr Personen, welche zuvor in eine WG eingezogen sind, körperlich stark beeinträchtigt.

Abbildung 20 stellt den Anteil der Bewohner/innen dar, die sich in den einzelnen Bereichen der körperlichen Funktionalität verschlechtert haben. Es wird deutlich, dass die Verminderung der Kompetenzen vor allem für Alltagstätigkeiten festgestellt wurde, in welchen die Bewohnerschaften zuvor komplett selbstständig waren. WG-Bewohnende verlieren außer in den Kategorien "Waschen", "Stuhlinkon-

	t_1 (n=56)									
	gesamt	Geschlecht			Versorgungsform			MMSE		
		w	m	p	WG	SWB	p	≥10	<10	P
Barthel-Index im Mittel (s)	51,3 (25,7)	50,2	55,0	n.s.[1]	50,3	53,0	n.s.[1]	56,7	35,4	=0,006[1]
<60 Punkte (in %)	58,9	58,1	61,5	n.s.[2]	58,8	59,1	n.s.[2]	50,0	85,7	=0,018[2]
0 Punkte (in %)	1,8	2,3	0,0	n.s.[2]	2,9	0,0	n.s.[2]	0,0	7,1	n.s.[2]
Ernährung (auch) über PEG-Sonde	12,5	16,3	0,0	n.s.[3]	14,7	9,1	=0,079[3]	7,1	28,6	=0,031[3]
bettlägerig	3,6	4,7	0,0	n.s.[3]	5,9	0,0	n.s.[3]	2,4	7,1	=0,069[3]
Waschen nicht selbstständig möglich	82,1	81,4	84,6	n.s.[2]	85,3	77,3	n.s.[2]	76,2	100,0	=0,041[2]
keine Toiletten(-stuhl)-benutzung	17,9	18,6	15,4	n.s.[3]	14,7	22,7	n.s.[3]	11,9	35,7	=0,055[3]
kein selbstständiges Baden Duschen	92,9	93,0	92,3	n.s.[2]	94,1	90,9	n.s.[2]	90,5	100,0	n.s.[2]
komplett immobil	12,5	16,3	0,0	n.s.[3]	14,7	9,1	n.s.[3]	9,5	21,4	n.s.[3]
kein Treppensteigen möglich	41,1	41,9	38,5	n.s.[3]	47,1	31,8	n.s.[3]	40,5	42,9	n.s.[3]
selbstständiges Ankleiden nicht möglich	41,1	39,5	46,2	n.s.[3]	35,3	50,0	n.s.[3]	26,2	85,7	<0,001[3]
häufiger als 1x/Woche stuhlinkontinent	30,4	27,9	38,5	n.s.[3]	20,6	45,5	n.s.[3]	21,4	57,1	=0,021[3]
häufiger als 1x/Tag harninkontinent	37,5	34,9	46,2	n.s.[3]	29,4	50,0	n.s.[3]	28,6	64,3	=0,035[3]

[1] t-Test, [2] Test nach Fisher, [3] Chi-Quadrat-Test, n.s.=nicht signifikant

Tab. 30: Einschränkungen in den Alltagstätigkeiten zu t_1 nach Geschlecht, Versorgungsform und Schwere der kognitiven Einschränkung

tinenz" und „Harninkontinenz" anteilig häufiger an Selbstständigkeit. Den größten Kompetenzverlust zwischen t_1 und t_3 haben beide Bewohnergruppen in der „Toilettenbenutzung" und dem „Aufstehen & Gehen".

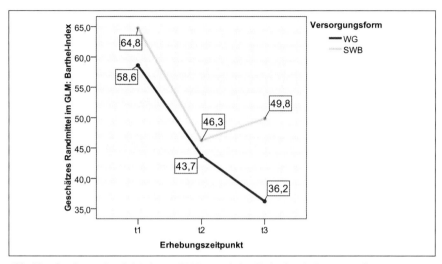

Abb. 19:   Geschätzter Barthel-Index im GLM im zeitlichen Verlauf nach Versorgungsform

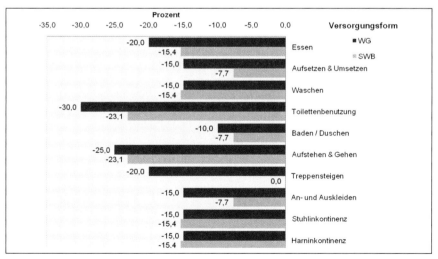

Abb. 20:   Rückläufige Entwicklung (t_1–t_3) in der Kategorie „ist komplett selbstständig in …" (Barthel-Index nach Anteil Bewohnerinnen in %)

Neuropsychiatrische Symptome der Demenz

Neuropsychiatrische Symptome sind bei Menschen mit Demenz häufig anzutreffen. So auch in der DeWeGE-Studie. Es zeigen 94,1 % Bewohner/innen in WG und 86,4 %) in SWB häufige derartige Symptome. Der NPI-Gesamtscore der Ausgangskohorte (vgl. Tabelle 31) beträgt im Mittel 33,3 (s = 7,2). Frauen haben einen durchschnittlich um 3,6 Punkte niedrigeren Gesamtscore als Männer und somit einen besseren psychopathologischen Gesundheitszustand als diese. Schwerst Demenzerkrankte (MMSE < 10) sind im Mittel verhaltensauffälliger als kognitiv weniger stark Beeinträchtigte. Im zeitlichen Verlauf sinkt der NPI-Score der Follow-ups signifikant (GLM [Wilks-Lambda], p = 0,016). Wechselwirkungen zwischen den betrachteten Einflussfaktoren (Wohnform, Demenzstadium (GDS) bei Aufnahme, Geschlecht) und der zeitlichen Entwicklung lassen sich nur für das Demenzstadium (GDS) bei Aufnahme nachweisen (GLM [Wilks-Lambda], p = 0,027). Gruppenunterschiede zeigen sich nur tendenziell für das Geschlecht (GLM, p = 0,072). (Wolf-Ostermann et al. 2012)

Über alle Erhebungszeitpunkte weist jede/r Teilnehmende mindestens eine Verhaltensauffälligkeit auf. Im Mittel treten zu t_1 5,4 Verhaltensweisen gleichzeitig und hiervon 4,1 öfter als mehrmals wöchentlich auf. Teilnehmende, mit einem MMSE < 10 weisen hier im Mittel 6,4 (t-Test, p = 0,091) verschiedene und 4,4 häufige und somit klinisch relevante Verhaltensauffälligkeiten gleichzeitig auf. Sowohl die mittlere Anzahl aller als auch die der häufig gezeigten Verhaltensweisen sind im zeitlichen Verlauf regressiv (vgl. Tabelle 31). In WG verringert sich die Anzahl der Verhaltensweisen von durchschnittlich 5,5 zu t_1 auf 3,9 zu t_3. Die SWB-Bewohnerschaft hingegen verändert sich diesbezüglich nicht.

Tabelle 32 vergleicht die Prävalenzraten der nicht kognitiven Symptome von Bewohner/innen in WG mit Bewohner/innen in SWB. Besonders hohe Prävalenzraten sind zu t_1 in den Bereichen „Apathie", „Depression/Dysphorie" und „Erregung/Aggression" messbar. In der Versorgungsform WG treten die Symptome „Wahnvorstellungen", „Erregung/Aggression", „Depression/Dysphorie", „Angst", „Apathie/Gleichgültigkeit", „Reizbarkeit/Labilität" sowie „Veränderungen des Appetits/Essverhaltens" häufiger in Erscheinung. Alle übrigen NPI-Rubriken sind hingegen öfter in der SWB-Bewohnerschaft vorhanden (vgl. Tabelle 32).

Sechs Monate nach dem Einzug sinken mit Ausnahme der Bereiche „Wahnvorstellungen", „Enthemmung" und „Depression/Dysphorie" die Prävalenzraten aller NPI-Items. „Wahnvorstellungen" und „Depressionen" nehmen hingegen innerhalb der WG-Bewohnerschaft zu. Personen in diesem Setting zeigen dennoch deutlich seltener Anzeichen von „Enthemmung" sowie Veränderungen des „Essverhaltens" als Menschen in SWB. Bis auf die Kategorien „Halluzinationen" und „Verhalten in der Nacht" können bei Bewohnern höhere Prävalenzraten gemessen werden, als dies bei Bewohnerinnen der Fall ist.

Die klinisch relevanten auftretenden Symptome „Wahnvorstellungen", „Erregung/Aggression", „Depression/Dysphorie", „Angst", „Enthemmung" und „Reizbarkeit/

Labilität" werden zum Zeitpunkt t₃ von Frauen häufiger gezeigt. Von Veränderungen des „Appetits/Essverhaltens" sind tendenziell häufiger Männer betroffen (Test nach Fisher, p=0,068). Im Gegensatz zur SWB- weist die WG-Bewohnerschaft ein Jahr nach Studienbeginn lediglich in den Rubriken „Depression", „Angst" und „abweichendes motorisches Verhalten" eine schwerwiegendere Symptomatik auf. Deutlich verhaltensauffälliger sind WG-Bewohnende hier in den NPI-Bereichen „Wahnvorstellungen" (Test nach Fisher, p=0,008), „Reizbarkeit/Labilität" (Test nach Fisher, p=0,008) und „Erregung/Aggression" (Test nach Fisher, p=0,041). Demenzerkrankte welche mit nicht Demenzerkrankten zusammen leben, haben lediglich in den Bereichen „Euphorie/Hochstimmung", „Verhalten in der Nacht" und „Veränderungen des Appetits/Essverhaltens" eine schwerwiegendere Symptomatik. Wie Abbildung 21 verdeutlicht, sinken im Untersuchungszeitraum ebenfalls die Anteile der meisten kognitiven Symptome mit schwerem Verlauf. Ein besonders große rückläufige Entwicklung wird in den Rubriken „Depression/Dysphorie", „Angst" und „Euphorie/Hochstimmung" sichtbar. Nach zwölf Monaten steigen lediglich die Prävalenzen in den Bereichen „Enthemmung", „Reizbarkeit/Labilität" und Erregung/Aggression" an.

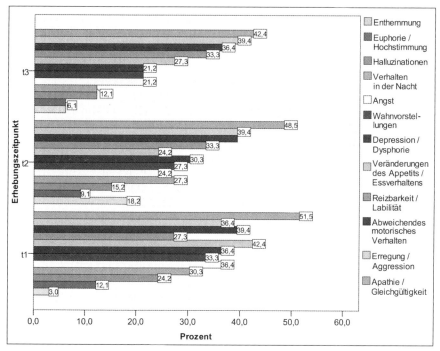

Abb. 21: Prävalenzraten von klinisch relevanten nicht kognitiven Symptomen (Häufigkeit × Schwere ≥ 4) im zeitlichen Verlauf (Follow-ups)

	gesamt	Geschlecht w	Geschlecht m	Geschlecht p	Versorgungsform WG	Versorgungsform SWB	Versorgungsform p	Typus seg.	Typus int.	Typus p	MMSE <10	MMSE ≥10	MMSE p
t₁ (n=56)													
- NPI-Gesamtscore im Mittel	33,3	32,5	36,1	n.s.[1]	33,2	33,5	n.s.[1]	37,2	31,0	n.s.[1]	41,7	30,5	n.s.[1]
- mindestens ein NPS/relevantes NPS (in %)	100,0/91,1	100,0/88,4	100,0	-/n.s.[2]	100,0/94,1	100,0/86,4	-/n.s.[1]	100,0/85,7	100/94,3	-/n.s.[2]	100,0/100	100,0/88,9	-/n.s.[2]
- gleichzeitige Symptome Mittelwert	5,4	5,3	5,5	n.s.[2]	5,4	5,3	n.s.[1]	5,4	5,3	n.s.[1]	6,4	5,0	=0,091[1]
(Min–Max)	(1–11)	(1–11)	(2–9)		(1–11)	(1–9)		(1–11)	(1–10)		(1–11)	(1–10)	
- relevante* Symptome Mittelwert	4,1	4,3	3,8	n.s.[2]	4,3	3,9	n.s.[1]	4,5	3,9	n.s.[1]	4,4	4,1	n.s.[1]
(Min–Max)	(1–9)	(1–9)	(1–9)		(1–9)	(1–9)		(1–9)	(1–9)		(1–9)	(1–9)	
t₂ (n=33)													
- NPI-Gesamtscore im Mittel	32,7	29,6	44,3	n.s.[1]	32,8	32,6	n.s.[1]	31,5	33,4	n.s.[1]	51,3	28,6	=0,031[1]
- mindestens ein NPS/relevantes NPS (in %)	100/90,9	100/88,5	100	-/n.s.[2]	100/90,0	100/92,3	-/n.s.[2]	100/83,3	100/95,2	-/n.s.[2]	100/100	100/88,9	-/n.s.[2]
- gleichzeitige Symptome Mittelwert	5,4	5,2	6,0	n.s.[1]	5,5	5,2	n.s.[1]	4,8	5,7	n.s.[1]	6,7	5,1	n.s.[1]
(Min–Max)	(1–11)	(1–11)	(2–9)		(1–11)	(1–9)		(1–11)	(1–10)		(3–11)	(1–10)	
- relevante* Symptome Mittelwert	4,1	4,0	4,3	n.s.[1]	4,2	3,9	n.s.[1]	4,3	4,0	n.s.[1]	5,7	3,7	=0,069[1]
(Min–Max)	(1–9)	(1–9)	(1–9)		(1–9)	(1–9)		(1–9)	(1–9)		(3–9)	(1–9)	
t₂ (n=33)													
- NPI-Gesamtscore im Mittel	25,4	22,3	36,9	n.s.[1]	21,5	31,5	n.s.[1]	21,2	27,9	n.s.[1]	37,7	16,4	=0,022[1]
- mindestens ein NPS/relevantes NPS (in %)	100/93,9	100/92,3	100	-/n.s.[2]	100/95,0	100/92,3	-/n.s.[2]	100	100/90,5	-/n.s.[2]	100/100	100/89,5	-/n.s.[2]
- gleichzeitige Symptome Mittelwert	4,8	4,6	5,9	n.s.[1]	4,5	5,5	=0,042[1]	4,8	4,9	n.s.[1]	5,9	4,1	=0,050[1]
(Min–Max)	(1–12)	(1–12)	(1–11)		(2–8)	(1–12)		(2–8)	(1–12)		(1–12)	(1–9)	
- relevante* Symptome Mittelwert	3,6	3,3	4,7	n.s.[1]	2,8	4,8	n.s.[1]	2,8	4,1	n.s.[1]	4,7	2,6	=0,035[1]
(Min–Max)	(1–11)	(1–11)	(1–11)		(1–8)	(1–11)		(1–5)	(1–11)		(1–11)	(1–7)	
t₃ (n=33)													
- NPI-Gesamtscore im Mittel	18,7	17,0	25,0	n.s.[1]	15,8	23,2	n.s.[1]	24,3	15,4	n.s.[1]	22,6	14,5	n.s.[1]
- mindestens ein NPS/relevantes NPS (in %)	100/87,9	100/84,6	100	-/n.s.[2]	100/80,0	100	-/n.s.[2]	100	100/81,5	-/n.s.[2]	100/100	100/75,0	-/n.s.[2]
- gleichzeitige Symptome Mittelwert	4,4	4,2	5,3	n.s.[1]	3,9	5,2	n.s.[1]	5,2	4,0	n.s.[1]	5,1	3,6	=0,077[1]
(Min–Max)	(1–11)	(1–9)	(3–11)		(1–9)	(3–11)		(2–9)	(1–11)		(2–11)	(1–7)	
- relevante* Symptome Mittelwert	3,2	3,2	3,1	n.s.[1]	2,7	3,8	n.s.[1]	3,5	2,9	n.s.[1]	3,4	2,9	n.s.[1]
(Min–Max)	(1–9)	(1–7)	(1–9)		(1–7)	(1–9)		(1–7)	(1–9)		(1–9)	(1–7)	

[1] t-Test, [2] Test nach Fisher, n. s. = nicht signifikant; * Häufigkeit × Schwere ≥ 4, seg. = segregativ, int. = integrativ

Tab. 31: Neuropsychiatrische Symptome der Demenz (NPI)

Prävalenzraten gesamt/schwere* (in %)	t1 (n=56)				(n=33)				t2 (n=33)				t3 (n=33)			
	gesamt	Versorgungsform WG	SWB	p[1]	gesamt	WG	SWB	p[1]	gesamt	WG	SWB	p[1]	gesamt	WG	SWB	p[1]
Wahnvorstellungen	35,7/23,2	23,5/17,6	54,5/31,8	=0,019/n.s.	42,4	35,0	53,8	n.s.	42,4	40,0	46,2	n.s.	24,2	5,0	53,8	=0,003
Halluzinationen	26,8/17,9	26,5/11,8	27,3/27,3	n.s./n.s.	33,3	35,0	30,8	n.s.	27,3	35,0	15,4	n.s.	27,3	30,0	23,1	n.s.
Erregung/Aggression	55,4/33,9	58,5/41,2	50,0/22,7	n.s./n.s.	60,6	55,0	69,2	n.s.	54,5	50,0	61,5	n.s.	66,7	55,0	84,6	=0,081
Depression/Dysphorie	58,9/39,3	64,7/50,0	50,0/22,7	n.s./=0,038	60,6	65,0	53,8	n.s.	69,7	70,0	69,2	n.s.	45,5	55,0	30,8	n.s.
Angst	46,4/32,1	52,9/38,2	36,4/22,7	n.s./n.s.	48,5	55,0	38,5	n.s.	45,5	45,0	46,2	n.s.	36,4	45,0	23,1	n.s.
Euphorie/Hochstimmung	16,1/10,7	11,8/5,9	22,7/18,2	n.s./n.s.	18,2	15,0	23,1	n.s.	12,1	5,0	23,1	n.s.	6,1	0,0	15,4	n.s.
Apathie/Gleichgültigkeit	69,6/57,1	70,6/58,8	68,2/54,5	n.s./n.s.	69,7	65,0	76,9	n.s.	60,6	60,0	61,5	n.s.	54,5	50,0	61,5	n.s.
Enthemmung	21,4/5,4	14,7/5,9	31,8/4,5	n.s./n.s.	18,2	20,0	15,4	n.s.	24,2	10,0	46,2	=0,026	24,2	15,0	38,5	n.s.
Reizbarkeit/Labilität	48,2/30,4	55,9/41,2	36,4/13,6	n.s./=0,027	48,5	60,0	30,8	=0,099	36,4	35,0	38,5	n.s.	51,5	40,0	69,2	=0,099
Abweichendes motorisches Verhalten	53,6/46,4	50,0/47,1	59,1/45,5	n.s./n.s.	45,5	45,0	46,2	n.s.	42,4	35,0	53,8	n.s.	45,5	45,0	46,2	n.s.
Verhalten in der Nacht	48,2/32,1	47,1/32,4	50,0/31,8	n.s./n.s.	42,4	45,0	38,5	n.s.	36,4	40,0	30,8	n.s.	27,3	20,0	38,5	n.s.
Veränderungen des Appetits/Essverhaltens	53,6/48,2	58,8/50,0	45,5/45,5	n.s./n.s.	48,5	50,0	46,2	n.s.	33,3	20,0	53,8	=0,051	30,3	25,0	38,5	n.s.

[1] Test nach Fisher, *Klinisch relevante Symptome (Häufigkeit × Schwere ≥ 4)

Tab. 32: Neuropsychiatrische Symptome der Demenz (NPI) im Zeitverlauf: WG-Bewohnerschaft im Vergleich zur SWB-Bewohnerschaft

4.3.2 Psychosoziale Outcomeparameter bei Menschen mit Demenz

Im nachfolgenden Kapitel werden die Ergebnisse der sekundären Outcomeparameter dargestellt.

Kognitive Fähigkeiten

Zum Zeitpunkt t_1 beträgt der mittlere **MMSE** der Ausgangskohorte 13,3 (vgl. Tabelle 33). Jede/r Vierte (n = 14) ist mit einem MMSE < 10 Punkten stark kognitiv beeinträchtigt. Der durchschnittliche MMSE der Follow-up-Kohorte liegt mit einem Punktwert von 1,1 über dem der Ausgangskohorte. Starke kognitive Defizite werden hier für 18,2 % (n = 6) beschrieben.

	Ausgangskohorte (n = 56)	Follow-ups (n = 33)
MMSE (< 24) im Mittel (s)	13,3 (7,2)	14,4 (6,9)
GDS Stadium in %		
4	10,7	12,1
5	8,9	9,1
6	67,9	69,7
7	12,5	9,1

Tab. 33: *Kognitive Fähigkeiten zum Zeitpunkt t_1: Ausgangskohorte im Vergleich zu Follow-up-Teilnehmenden*

In schlechterer kognitiver Verfassung sind der Auswertung zufolge Rekrutierte mit dem Einzugsziel SWB (vgl. Tabelle 34). Ihr mittlerer MMSE liegt 2,3 Punkte unterhalb des MMSE von Teilnehmenden im ambulanten Bereich.

Über den Untersuchungszeitraum nehmen die kognitiven Funktionen in beiden Gruppen signifikant auf im Mittel 10,0 Punkte (MMSE) ab (GLM [Greenhouse-Geisser], p = 0,001). Wechselwirkungen zwischen den betrachteten Einflussfaktoren (Wohnform, Geschlecht, GDS) und der zeitlichen Entwicklung lassen sich nicht nachweisen (GLM [Greenhouse-Geisser], p > 0,050). Gruppenunterschiede lassen sich nur für das Geschlecht tendenziell zum Zeitpunkt t_3 berechnen (GLM [Greenhouse-Geisser], p = 0,079). Bei männlichen Rekrutierten (t_1: 11,9; t_2: 5,4; t_3: 4,6) sinkt die geistige Leistungsfähigkeit im Vergleich zu Frauen (t_1: 15,1; t_2: 13,3; t_3: 11,4) stärker.

	WG (n = 34)	SWB (n = 22)	p
MMSE (< 24) im Mittel (s)	14,2 (7,6)	11,9 (6,6)	n. s.[2]
GDS Stadium in %			n. s.[1]
4	14,7	4,5	
5	8,8	9,1	
6	64,7	72,8	
7	11,7	13,6	

[1] Chi-Quadrat-Test, [2] t-Test, n.s. = nicht signifikant

Tab. 34: *Kognitive Fähigkeiten: Teilnehmende mit Einzugsziel WG im Vergleich zu Teilnehmenden mit Einzugsziel SWB*

Dies trifft auch insgesamt auf die SWB-Bewohnerschaft zu (vgl. Abbildung 22): Bereits zum Zeitpunkt t_2 fällt der mittlere MMSE-Score um genau vier Punkte ab, bevor er zu t_3 geringfügig steigt. Teilnehmende in WG verlieren hingegen stetig ihre geistige Leistungsfähigkeit. Der Anteil der Untersuchten mit starken kognitiven Defiziten (MMSE < 10) verdreifacht sich im Längsschnitt insgesamt (t_1: 18,2 %; t_2: 42,4 %; t_3: 51,5 %) und jeweils bei Frauen (t_1: 5,1 %; t_2: 10,3 %; t_3: 14,1 %) und Männern (t_1: 9,5 %; t_2: 28,6 %; t_3: 28,6 %) gleichermaßen. Mit 67,9 % haben mehr als zwei Drittel aller Einziehenden zum Zeitpunkt t_1 ein schweres (GDS 6) und weitere 12,5 % ein sehr schweres Demenzstadium (GDS 7). Im Vergleich zu Follow-ups wird der Ausgangskohorte prozentual häufiger ein sehr schweres Demenzstadium bescheinigt. Follow-ups hingegen weisen häufiger die GDS-Stadien 4 bis 6 auf. Wesentliche Verteilungsunterschiede zeigen sich im Vergleich der Einzugsziele: Studienteilnehmer/innen, welche in eine WG einziehen sind weniger durch die Demenz beeinträchtigt (siehe Tabelle 34). Im zeitlichen Verlauf sind kaum Veränderungen erkennbar.

Agitiertes und aggressives Verhalten (CMAI)
Der Auswertung zufolge zeigt fast jede dritte (n = 17) Person zu t_1 unruhige und unangemessene Verhaltensweisen (vgl. Tabelle 35). Im zeitlichen Verlauf verändern sich die Anteile der Untersuchten mit unruhigem und unangemessenem Verhalten innerhalb der Follow-up-Kohorte kaum. Ebenfalls unruhiger und unangemessener ist das Verhalten innerhalb der SWB-Bewohnergemeinschaften gegenüber der WG-Bewohnergemeinschaften über den gesamten Untersuchungszeitraum. Während die Anteile im Zeitraum von zwölf Monaten in den WG rückläufig sind, nehmen diese in der Versorgungsform SWB zu.
Etwa jede/r dritte Studienteilnehmende verhält sich zum Zeitpunkt t_1 „verbal agitiert". Verbal agitiert sind hauptsächlich einziehende Männer und Personen mit dem Einzugsziel WG. Der Untersuchung nach wird verbal agitiertes Verhalten von der

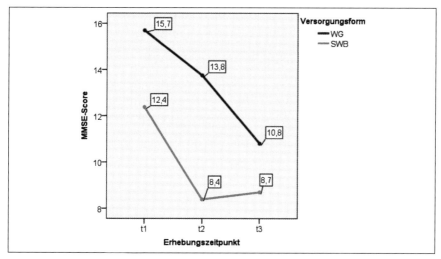

Abb. 22: Geschätzter MMSE im GLM im zeitlichen Verlauf: WG-Bewohnerschaft im Vergleich zur SWB-Bewohnerschaft

kognitiven Verfassung beeinflusst (Test nach Fisher, p=0,038), denn Untersuchte mit einer stark eingeschränkten geistigen Leistungsfähigkeit (MMSE < 10) zeigen anteilig deutlich häufiger ein derartiges Verhalten. Im zeitlichen Verlauf nimmt der Anteil der Follow-up-Kohorte mit verbal agitiertem Verhalten zu.

Insgesamt verhalten sich 12,5 % (n=7) aller Untersuchten zum Zeitpunkt ihres jeweiligen Einzugs aggressiv und deutlich häufiger Männer als Frauen (Test nach Fisher, p=0,005). Aggressive Personen sind mit einem durchschnittlichen Alter von 76,1 Jahren, im Mittel 7,3 Jahre jünger, verglichen mit nichtaggressiven (t-Test, p=0,045). Häufiges aggressives Verhalten tritt tendenziell seltener bei Menschen mit dem Einzugsziel WG auf (Test nach Fisher, p=0,075). Einen Einfluss hat ebenfalls der kognitive Status: Gegenüber kognitiv weniger stark Beeinträchtigten sind stark Beeinträchtigte deutlich öfter aggressiv. Im zeitlichen Verlauf nehmen die Anteile von Personen mit aggressiven Verhaltensweisen innerhalb der Follow-up-Kohorte zu. Konstant bleibt die Quote der Aggressiven in der Versorgungsform SWB, während diese in den WG ansteigt.

Apathie
Zum Zeitpunkt t_1 (siehe Tabelle 36) beträgt der Punktwert der AES-Skala bei allen Einziehenden durchschnittlich 19,6 (s=6,8). Personen, welche in eine WG einziehen, sind bei Einschluss in die Studie weniger apathisch als in einen SWB Einziehende. Mit einem Mittelwert von 22,2 liegt bei kognitiv stark Beeinträchtigten tendenziell häufiger eine Apathie vor (t-Test, p=0,097). Kognitiv gesündere Personen erreichen einen durchschnittlichen AES-Score von 18,7.

Im zeitlichen Verlauf sinkt der AES-Score der Follow-ups geringfügig von im Mittel 19,5 zu t_1 auf 18,6 zu t_3. Ein halbes Jahr nach dem Einzug erreicht der Gesamtscore den Minimalwert von 17,5 – sinkt allerdings im Untersuchungsverlauf nicht signifikant (GLM [Greenhouse-Geisser], p=0,971). Wechselwirkungen zwischen den betrachteten Einflussfaktoren (Wohnform, Demenzstadium (GDS) bei Aufnahme, Geschlecht) und der zeitlichen Entwicklung lassen sich nicht nachweisen (GLM [Greenhouse-Geisser], p >0,050). Gruppenunterschiede sind ebenfalls nicht nachzuweisen (GLM, p >0,050).

AES-Score	gesamt	Geschlecht			Versorgungsform			MMSE		
		w	m	p	WG	SWB	p	< 10	≥ 10	p
t_1 (n=56) im Mittel/s	19,6/6,8	19,4/7,1	20,1/6,2	n.s.[1]	19,9/6,7	19,2/7,1	n.s.[1]	22,2/5,5	18,7/7,1	=0,097[1]
t_1 (n=33) im Mittel/s	19,5/6,7	19,3/6,9	20,1/6,4	n.s.[1]	18,0/7,2	21,8/5,4	n.s.[1]	23,8/2,9	18,5/6,9	=0,078[1]
t_2 (n=33) im Mittel/s	17,5/8,2	17,2/7,8	18,6/10,0	n.s.[1]	17,8/8,0	17,0/8,8	n.s.[1]	21,4/8,4	14,6/6,9	=0,015[1]
t_3 (n=33) im Mittel/s	18,6/7,4	18,4/7,3	19,3/8,6	n.s.[1]	18,3/7,5	19,0/7,6	n.s.[1]	22,1/6,5	14,8/6,7	=0,003[1]

[1] t-Test, n.s.=nicht signifikant; s=Standardabweichung

Tab. 36:   AES-Score im zeitlichen Verlauf

	gesamt	Geschlecht			Versorgungsform			Typus			MMSE		
		w	m	p	WG	SWB	p	seg.	int.	p	<10	≥10	p
t₁ (n=56)													
- unruhiges/unangemessenes Verhalten in % (n)	30,4 (17)	27,9 (12)	38,5 (5)	n. s.[1]	29,4 (10)	31,8 (7)	n. s.[1]	38,1 (8)	25,7 (9)	n. s.[1]	28,6 (4)	31,0 (13)	n. s.[1]
- verbal agitiertes Verhalten in % (n)	33,9 (19)	30,2 (13)	46,2 (6)	n. s.[1]	38,2 (13)	27,3 (6)	n. s.[1]	42,9 (9)	28,6 (10)	n. s.[1]	57,1 (8)	26,2 (11)	**=0,038[1]**
- aggressives Verhalten in % (n)	12,5 (7)	4,7 (2)	38,5 (5)	**=0,005[1]**	5,9 (2)	22,7 (5)	**=0,075[1]**	14,3 (3)	11,4 (4)	n. s.[1]	28,6 (4)	7,1 (3)	**=0,058[1]**
t₂ (n=33)													
- unruhiges/unangemessenes Verhalten in % (n)	39,4 (13)	30,8 (8)	71,4 (5)	**=0,066[1]**	35,0 (7)	46,2 (6)	n. s.[1]	41,7 (5)	38,1 (8)	n. s.[1]	50,0 (3)	37,0 (10)	n. s.[1]
- verbal agitiertes Verhalten in % (n)	42,4 (14)	38,5 (10)	57,1 (4)	n. s.[1]	50,0 (10)	30,8 (4)	n. s.[1]	50,0 (6)	38,1 (8)	n. s.[1]	66,7 (4)	37,0 (10)	n. s.[1]
- aggressives Verhalten in % (n)	12,1 (4)	0,0 (0)	57,1 (4)	**<0,001[1]**	0,0 (0)	30,8 (4)	**=0,017[1]**	8,3 (1)	14,3 (3)	n. s.[1]	33,3 (2)	7,4 (2)	n. s.[1]
t₃ (n=33)													
- unruhiges/unangemessenes Verhalten in % (n)	42,4 (14)	42,3 (11)	42,9 (3)	n. s.[1]	40,0 (8)	46,2 (6)	n. s.[1]	50,0 (6)	38,1 (8)	n. s.[1]	35,7 (5)	47,4 (9)	n. s.[1]
- verbal agitiertes Verhalten in % (n)	51,5 (17)	57,7 (15)	28,6 (2)	n. s.[1]	50,0 (10)	53,8 (7)	n. s.[1]	58,3 (7)	47,6 (10)	n. s.[1]	35,7 (5)	63,2 (12)	n. s.[1]
- aggressives Verhalten in % (n)	15,2 (5)	11,5 (3)	28,6 (2)	n. s.[1]	5,0 (1)	30,8 (4)	**=0,066[1]**	16,7 (2)	14,3 (3)	n. s.[1]	21,4 (3)	10,5 (2)	n. s.[1]
t₄ (n=33)													
- unruhiges/unangemessenes Verhalten in % (n)	39,4 (13)	34,6 (9)	57,1 (4)	n. s.[1]	30,0 (6)	53,8 (7)	n. s.[1]	58,3 (7)	28,6 (6)	**=0,095[1]**	47,1 (8)	31,3 (5)	n. s.[1]
- verbal agitiertes Verhalten in % (n)	48,5 (16)	50,0 (13)	42,9 (3)	n. s.[1]	40,0 (8)	61,5 (8)	n. s.[1]	50,0 (6)	47,6 (10)	n. s.[1]	47,1 (8)	50,0 (8)	n. s.[1]
- aggressives Verhalten in % (n)	27,3 (9)	30,0 (8)	14,3 (1)	n. s.[1]	25,0 (5)	30,8 (4)	n. s.[1]	41,7 (5)	19,0 (4)	n. s.[1]	35,3 (6)	18,8 (3)	n. s.[1]

[1] Test nach Fisher, n. s. = nicht signifikant, seg. = segregativ, int. = integrativ

Tab. 35: CMAI Prävalenzraten im zeitlichen Verlauf

Lebensqualität mittels QUALIDEM

Die QUALIDEM-Resultate zum Erhebungszeitpunkt t_1 sind in der Tabelle 37 für die Ausgangskohorte abgebildet. Kognitiv leicht bis schwer eingeschränkte Personen (GDS < 7) werden in den Dimensionen „soziale Isolation", „Pflegebeziehung" und „positives Selbstbild" am positivsten beurteilt. Deutlich niedrigere Mittelwerte und damit eine reduzierte Lebensqualität erzielen die Bereiche „ruheloses, angespanntes Verhalten", „etwas zu tun haben" sowie „negativer Affekt". Außer in den Rubriken „negativer Affekt" und „positives Selbstbild" ist die gemessene Lebensqualität von Teilnehmenden mit dem Einzugsziel WG in den übrigen Bereichen besser. Ein signifikanter Zusammenhang besteht zwischen dem Einzugsziel und der Dimension „soziale Isolation" (t-Test, p = 0,031). Während der Mittelwert in der Dimension „soziale Isolation" der WG-Bewohnerschaft bei 76,3 liegt, ist dieser bei Personen mit dem Einzugsziel SWB im Mittel 15,5 Punkte schlechter.

Personen mit einem GDS = 7 erreichen zum Zeitpunkt ihres jeweiligen Einzugs den Auskunftgebenden nach die höchsten Skalenmittel in den Rubriken „positiver Affekt", „Pflegebeziehung" und „soziale Isolation". Die geringsten Lebensqualitätswerte hat diese Gruppe in den Dimensionen „negativer Affekt", „soziale Beziehungen" sowie „ruheloses, angespanntes Verhalten". Weibliche Einziehende mit einem GDS = 7 haben lediglich in zwei Dimensionen, nämlich „negativer Affekt" und „ruheloses, angespanntes Verhalten", schlechtere Mittelwerte als männliche mit dieser Eigenschaft. Alle Personen mit einem GDS = 7 und dem Einzugsziel WG weisen bei Studieneinschluss lediglich in den Dimensionen „ruheloses, angespanntes Verhalten" und „soziale Beziehungen" höhere Skalenmittel auf als Personen mit dem Einzugsziel SWB.

Die Veränderungen der Lebensqualität der Follow-ups im zeitlichen Verlauf werden zunächst für alle Skalen deskriptiv analysiert (vgl. Tabelle 38).

Im zeitlichen Verlauf verbessern sich bei beiden Geschlechtern, bis auf den Bereich „soziale Isolation", alle Lebensqualitätsdimensionen (vgl. Tabelle 38). Zu allen Zeitpunkten weisen Frauen in den meisten Dimensionen höhere Skalenmittel und somit eine höhere Lebensqualität als Männer auf. Weibliche Follow-ups haben zum Zeitpunkt ihres jeweiligen Einzugs den Auswertungen zufolge nur in den Dimensio-

Dimension	GDS		
	< 7 (n = 49)	= 7 (n = 7)	p*
Pflegebeziehung	69,7	81,0	= n.s.
Positiver Affekt	64,3	84,5	= 0,058
Negativer Affekt	50,6	71,4	= 0,058
Ruheloses, angespanntes Verhalten	42,4	44,4	n.s.
Positives Selbstbild	68,7	-	-
Soziale Beziehungen	53,9	52,4	n.s.
Soziale Isolation	70,3	79,4	n.s.
Sich zuhause fühlen	66,0	-	-
Etwas zu tun haben	43,8	-	-

*t-Test, n.s. = nicht signifikant

Tab. 37: QUALIDEM-Subskalen im Mittel nach Grad der kognitiven Beeinträchtigung (GDS) zu t_1

nen „positiver Affekt" sowie „positives Selbstbild" eine niedrigere Lebensqualität als männliche und weisen nach zwölf Monaten nur in den Dimensionen „positiver Affekt", „sich zuhause fühlen" und „etwas zu tun haben" schlechtere Werte als ihre Mitbewohner auf. Besonders stark steigt bei Männern im Untersuchungsverlauf das Gefühl, sich „zuhause" zu fühlen. In den Dimensionen „ruheloses, angespanntes Verhalten" und „soziale Beziehungen" haben männliche Teilnehmende verglichen mit weiblichen eine deutlich reduzierte Lebensqualität.

Werden die Rekrutierten zum Zeitpunkt t_1 hinsichtlich ihres Einzugsziels betrachtet, dann wird deutlich, dass Personen mit dem Einzugsziel WG nur in den Bereichen „positiver Affekt", „negativer Affekt" und „positives Selbstbild" über eine schlechtere Lebensqualität verfügen (vgl. Tabelle 38). Neben geschlechts- können ebenfalls versorgungsformabhängige Verläufe beobachtet werden. Differenzen zwischen beiden Gruppen zeigen sich bei Studieneinschluss in den Dimensionen „soziale Beziehungen" und „soziale Isolation" – in beiden Rubriken haben Personen mit dem Einzugsziel WG eine höhere Lebensqualität. Nach zwölf Monaten können den WG-Bewohner/innen lediglich in den QUALIDEM-Dimensionen „negativer Affekt", „positives Selbstbild", „soziale Beziehungen" und „soziale Isolation" höhere Skalenmittel berechnet werden. Im zwölf-Monats-Vergleich hat sich die Lebensqualität der WG-Bewohner/innen nur in einem Bereich verschlechtert. Der Auswertung zufolge fühlen sich diese zum Zeitpunkt t_3 sozial isolierter als bei Studieneinschluss. Bei SWB-Bewohner/innen hat sich im Untersuchungszeitraum dagegen die Lebensqualität in zwei Dimensionen verschlechtert, nämlich „positives Selbstbild" sowie „Pflegebeziehung". Während das Verhältnis zur Pflege/zu Pflegepersonen bei WG-Bewohner/-innen im Untersuchungszeitraum sich stetig verbessert, verschlechtert sich dieses bei Untersuchten im Setting SWB Zum Zeitpunkt t_3 unterscheiden sich beide Gruppen deutlich voneinander.

Im Folgenden werden die QUALIDEM-Ergebnisse aller Personen mit einem GDS = 7 kurz beschrieben (vgl. Tabelle 39). Bei Studieneinschluss erreichen die Teilnehmer/innen hier nur in der Dimension „soziale Beziehungen" schlechtere Skalenmittel verglichen mit kognitiv gesünderen Personen. Zum Zeitpunkt der zweiten Erhebung verschlechtern sich die Lebensqualitätswerte nur in dieser Dimension, die Werte in den übrigen Dimensionen steigen hingegen. Im gesamten Untersuchungszeitraum verschlechtern sich bis auf den Bereich „soziale Beziehungen" alle Lebensqualitätsdimensionen bei Zugehörigen dieser Gruppe.

Für einen längsschnittlichen Vergleich aller Dimensionen wurden als Einflussfaktoren die Wohnform, das Demenzstadium (GDS) bei Aufnahme und das Geschlecht berücksichtigt.

Pflegebeziehung: Im zeitlichen Verlauf ist allgemein keine signifikante Veränderung nachzuweisen (GLM [Wilks-Lambda], p = 0,249). Signifikante Wechselwirkungen zwischen den betrachteten Einflussfaktoren und der zeitlichen Entwicklung lassen sich für die Wohnform (GLM [Wilks-Lambda], p = 0,017) und das Geschlecht er-

mitteln (GLM [Wilks-Lambda], p=0,015). Gruppenunterschiede zeigen sich tendenziell nur für die Wohnform (GLM, p=0,065), während die Pflegebeziehung in
den WG zunehmend besser eingeschätzt wird, sinkt diese in den SWB im Verlauf
des ersten halben Jahres im Durchschnitt deutlich ab, bevor sie im letzten Studienhalbjahr geringfügig ansteigt (vgl. Abbildung 23). (Wolf-Ostermann et al. 2012)
Positiver Affekt: Im zeitlichen Verlauf ist allgemein nur eine tendenzielle Veränderung nachzuweisen (GLM [Wilks-Lambda], p=0,092). Wechselwirkungen zwischen
den betrachteten Einflussfaktoren und der zeitlichen Entwicklung lassen sich nicht
nachweisen (GLM [Wilks-Lambda], p >0,050). Gruppenunterschiede sind ebenfalls nicht nachweisbar (GLM, p >0,050). (Wolf-Ostermann et al. under review)
Negativer Affekt: Im zeitlichen Verlauf ist allgemein keine Veränderung nachzuweisen (GLM [Wilks-Lambda], p=0,602). Wechselwirkungen zwischen den betrachteten Einflussfaktoren und der zeitlichen Entwicklung lassen sich genau so wenig
nachweisen (GLM [Wilks-Lambda], p >0,050) wie Gruppenunterschiede (GLM, p
>0,050). (Wolf-Ostermann et al. 2012)
Ruheloses, angespanntes Verhalten: Im zeitlichen Verlauf ist allgemein keine
Veränderung nachzuweisen (GLM [Wilks-Lambda], p=0,474). Wechselwirkungen
zwischen den betrachteten Einflussfaktoren und der zeitlichen Entwicklung lassen
sich nicht nachweisen (GLM [Wilks-Lambda], p >0,050). Ein signifikanter Grup-
penunterschied zeigt sich jedoch beim Geschlecht (GLM, p >0,014). Trotz einer
im Zeitverlauf ansteigenden Lebensqualität in diesem Bereich, weisen Männer im
gesamten Studienzeitraum eine erkennbar schlechtere Lebensqualität auf. (Wolf-
Ostermann et al. 2012)

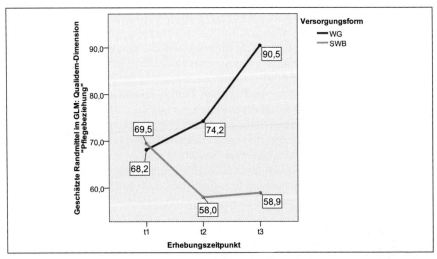

*Abb. 23:   Geschätzte Randmittel der QUALIDEM-Dimension „Pflegebeziehung" im GLM im zeitlichen
             Verlauf nach Versorgungsform*

Dimension	t₁ (n=33)							t₂ (n=33)							t₃ (n=33)						
	ge-samt	Geschlecht			Versorgungsform			ge-samt	Geschlecht			Versorgungsform			ge-samt	Geschlecht			Versorgungsform		
		w	m	p	WG	SWB	p		w	m	p	WG	SWB	p		w	m	p	WG	SWB	p
Pflegebeziehung	69,1	71,6	59,6	n.s.¹	72,1	64,3	n.s.¹	69,2	71,1	61,9	n.s.¹	74,4	61,1	=0,054¹	73,2	73,9	70,7	n.s.¹	81,0	61,2	=0,003¹
Positiver Affekt	66,1	65,7	67,5	n.s.¹	64,3	68,8	n.s.¹	75,6	75,2	77,0	n.s.¹	75,0	76,5	n.s.¹	80,0	78,6	84,9	n.s.¹	79,2	81,2	n.s.¹
Negativer Affekt	52,7	54,3	46,8	n.s.¹	49,4	57,7	n.s.¹	56,1	55,8	57,1	n.s.¹	53,6	59,8	n.s.¹	60,4	62,4	53,2	n.s.¹	61,7	58,5	n.s.¹
Ruheloses, ange-spanntes Verhalten	46,1	51,7	25,4	=0,062¹	46,7	45,3	n.s.¹	54,2	58,1	39,7	n.s.¹	53,9	54,7	n.s.¹	54,2	57,3	42,9	n.s.¹	53,9	54,7	n.s.¹
Positives Selbstbild*	68,5	68,0	71,1	n.s.¹	67,8	69,7	n.s.¹	63,0	64,8	48,1	n.s.¹	62,0	65,3	n.s.¹	68,6	68,6	68,5	n.s.¹	68,6	68,5	n.s.¹
Soziale Beziehungen	55,9	60,5	38,9	=0,014¹	61,1	48,9	=0,078¹	67,0	67,5	65,1	n.s.¹	67,5	66,3	n.s.¹	64,8	66,7	57,9	n.s.¹	68,1	59,8	n.s.¹
Soziale Isolation	71,4	73,5	63,5	n.s.¹	77,8	61,5	=0,055¹	67,7	69,7	60,3	n.s.¹	70,6	63,2	n.s.¹	44,4	65,8	60,3	n.s.¹	67,8	59,8	n.s.¹
Sich zuhause* fühlen	67,2	73,3	38,3	n.s.¹	71,8	59,8	n.s.¹	74,1	76,4	55,6	n.s.¹	76,8	67,7	n.s.¹	82,8	82,6	83,3	n.s.¹	81,9	84,0	n.s.¹
Etwas zu tun haben*	44,8	47,2	33,3	n.s.¹	52,6	30,0	=0,079¹	54,9	51,4	83,3	n.s.¹	51,8	62,5	n.s.¹	54,6	54,3	55,6	n.s.¹	53,9	55,6	n.s.¹

¹ t-Test, *GDS <7

Tab. 38: QUALIDEM (mittlere Skalenwerte) der Follow-ups im zeitlichen Verlauf: WG-Bewohnerschaft im Vergleich zur SWB-Bewohnerschaft

Dimension	t₁ (n=3)					t₂ (n=6)					t₃ (n=4)				
	gesamt	Geschlecht		Versorgungsform		gesamt	Geschlecht		Versorgungsform		gesamt	Geschlecht		Versorgungsform	
		w n=1	m n=2	WG n=1	SWB n=2		w n=2	m n=4	WG n=1	SWB n=5		w n=3	m n=1	WG n=3	SWB n=1
Pflegebeziehung	85,2	100,0	77,8	100,0	77,8	57,4	72,2	50,0	88,9	51,1	69,4	81,5	33,3	81,5	33,3
Positiver Affekt	80,6	75,0	83,3	75,0	83,3	75,0	83,3	70,8	100,0	70,0	66,7	55,6	100,0	55,6	100,0
Negativer Affekt	83,3	100,0	75,0	100,0	75,0	63,9	58,3	66,7	83,3	60,0	54,1	55,6	50,0	55,6	50,0
Ruheloses, angespanntes Verhalten	66,7	100,0	50,0	100,0	50,0	25,9	27,8	25,0	22,2	26,7	33,3	44,4	0,0	44,42	0,0
Soziale Beziehungen	51,9	100,0	27,8	100,0	27,8	63,0	77,8	55,6	100,0	55,6	55,6	44,4	88,9	44,42	88,9
Soziale Isolation	85,2	100,0	77,8	100,0	77,8	55,6	44,4	61,1	55,6	55,6	44,4	59,3	0,0	59,3	0,0

Tab. 39: QUALIDEM (mittlere Skalenwerte) der Follow-ups im zeitlichen Verlauf: nach Geschlecht und Versorgungsform (GDS = 7)

Positives Selbstbild: Im zeitlichen Verlauf ist allgemein keine Veränderung messbar (GLM [Wilks-Lambda], p=0,163). Wechselwirkungen zwischen den betrachteten Einflussfaktoren und der zeitlichen Entwicklung sind nicht vorhanden (GLM [Wilks-Lambda], p >0,050) – auch keine Gruppenunterschiede (GLM, p >0,050). (Wolf-Ostermann et al. 2012)

Soziale Beziehungen: Im zeitlichen Verlauf ist allgemein keine signifikante Veränderung nachzuweisen (GLM [Wilks-Lambda], p=0,223). Wechselwirkungen zwischen den betrachteten Einflussfaktoren und der zeitlichen Entwicklung lassen sich nicht nachweisen (GLM [Wilks-Lambda], p >0,05). Gruppenunterschiede bestehen nicht (GLM, p >0,050). (Wolf-Ostermann et al. 2012)

Soziale Isolation: Im zeitlichen Verlauf ist allgemein keine signifikante Veränderung nachzuweisen (GLM [Wilks-Lambda], p=0,574). Wechselwirkungen zwischen den betrachteten Einflussfaktoren und der zeitlichen Entwicklung lassen sich nicht nachweisen (GLM [Wilks-Lambda], p >0,050). Gruppenunterschiede sind ebenfalls nicht nachweisbar (GLM, p >0,050). (Wolf-Ostermann et al. 2012)

Sich zuhause fühlen: Im zeitlichen Verlauf ist allgemein nur eine tendenzielle Veränderung nachzuweisen (GLM [Wilks-Lambda], p=0,059). Die gemessene Lebensqualität in diesem Bereich steigt insgesamt im Studienverlauf an. Wechselwirkungen zwischen den betrachteten Einflussfaktoren und der zeitlichen Entwicklung (GLM, [Wilks-Lambda], p >0,050) existieren genauso wenig wie Gruppenunterschiede (GLM, p >0,050) (vgl. Abbildung 24). (Wolf-Ostermann et al. 2012)

Etwas zu tun haben: Im zeitlichen Verlauf ist allgemein keine signifikante Veränderung nachzuweisen (GLM [Wilks-Lambda], p=0,369). Wechselwirkungen zwischen den betrachteten Einflussfaktoren und der zeitlichen Entwicklung lassen sich nicht nachweisen (GLM [Wilks-Lambda], p >0,050). Gruppenunterschiede sind ebenfalls nicht nachweisbar (GLM, p >0,050). (Wolf-Ostermann et al. under review)

Ernährungsstatus BMI/MUST

Für die Berechnung des Body-Mass-Index (BMI, in kg/m²) liegen Daten von n=54 Personen vor. Für n=2 der Teilnehmenden zum Zeitpunkt t_1 kann aufgrund von fehlenden Angaben weder der BMI noch der Malnutrition Universal Screening Tool Score (MUST, MAG 2003) berechnet werden. Zur Beurteilung des Ernährungsstatus dient der altersadjustierte BMI (MDS e. V. 2003; National Research Council 1989). Mit 23,5 liegt der durchschnittliche BMI der teilnehmenden Personen unterhalb des wünschenswerten BMI (24,0–29,0). Gegenüber Personen mit dem Einzugsziel WG (BMI: 22,4) haben Personen mit dem Einzugsziel SWB (BMI: 25,2) im Mittel einen signifikant höheren BMI (t-Test, p=0,015). Im zeitlichen Verlauf (vgl. Tabelle 40) sind keine signifikanten Veränderungen des BMI nachweisbar (GLM [Greenhouse-Geisser], p=0,524). Wechselwirkungen zwischen den betrachteten Einflussfaktoren (Wohnform, Demenzstadium (GDS) bei Aufnahme, Geschlecht) und der zeitlichen Entwicklung lassen sich ebenfalls nicht nachweisen (GLM [Greenhouse-Geisser], p >0,050). Gruppenunterschiede zeigen sich jedoch für die Wohnform (GLM, p=0,011), denn Bewohner/innen von WG haben im gesamten Studienverlauf durch-schnittlich einen geringeren BMI als SWB-Bewohner/innen. Stationär Versorgte sind zu allen Zeitpunkten im Mittel durchgehend übergewichtig (vgl. Abbildung 25). Ca. zwei Drittel aller in WG einziehenden Personen sind unterernährt und nur jede/r Vierte normalgewichtig (siehe Abbildung 26). Die Anteile aller untersuchten Normal- und Untergewichtigen mit dem Einzugsziel SWB hingegen sind nahezu identisch. Jeder zweite von ihnen hat ein Gewicht, welches im Normalbereich liegt. Im zeit-lichen Verlauf sinken die Anteile der Normal- und Untergewichtigen (siehe Tabelle 40). Der Anteil der Übergewichtigen nimmt dagegen zu. Mit 48,2 % (n=27) besteht bei der Hälfte der Ausgangskohorte nur eine geringe Gefahr von Ernährungsdefizi-ten nach dem MUST-Score. Ein mittleres Risiko besteht für jeden Vierten (25,0 %; n=14) und ein hohes Risiko für 23,2 % (n=13).

Bei Personen mit stark eingeschränkter Kognition (MMSE < 10) ist das Risiko einer Mangelernährung bei weniger als der Hälfte aller Personen als gering (42,9 %) und insgesamt häufiger als mittel (28,6 %) oder hoch (28,6 %) einzuschätzen. Die Un-tersuchten mit einer besseren geistigen Leistungsfähigkeit haben anteilig häufiger ein geringes Risiko (50,0 %) und seltener ein mittleres (23,8 %) und hohes (21,4) Risiko (Chi-Quadrat-Test, p=0,818).

Nach einem Jahr verdoppelt sich der Anteil derjenigen mit einer geringen Gefahr von Ernährungsdefiziten. Gleichzeitig sinkt das mittlere und hohe Risiko insgesamt. Zu t₃ besteht für 23,1 % der SWB- und für 5,0 % der WG-Bewohnerschaft ein mittleres Risiko, ein hohes für 15,0 % der WG- und 7,7 % der SWB-Bewohnerschaft. Etwa

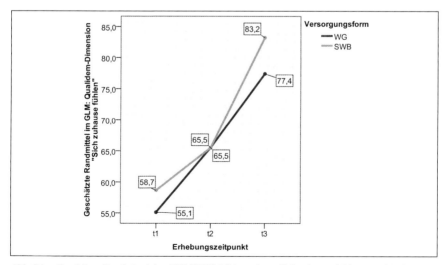

Abb. 24:   Geschätzte Randmittel der QUALIDEM-Dimension „Sich zuhause fühlen" im GLM im zeit-lichen Verlauf nach Versorgungsform

jeweils 12 % der sowohl kognitiv stark Eingeschränkten als auch der weniger stark Eingeschränkten sind am Ende des Studienjahres einem hohen Gesamtrisiko ausgesetzt. Mit 17,6 % ist ein dreimal so hoher Anteil der Schwerstdemenzerkrankten gegenüber den leistungsfähigeren Personen einem mittleren Risiko bzgl. Mangelernährung ausgesetzt. Ein geringes Risiko besteht nach zwölf Monaten bei einem

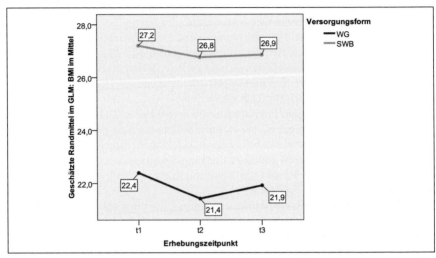

Abb. 25: Geschätztes Randmittel des mittleren BMI im GLM im zeitlichen Verlauf nach Versorgungsform

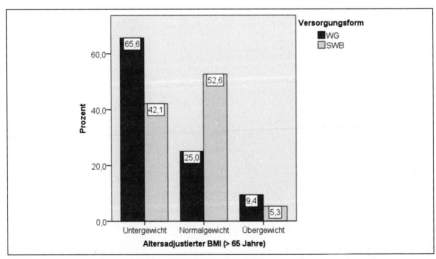

Abb. 26: Altersadjustierter BMI zu t₁ (n = 51): Teilnehmende mit dem Einzugsziel WG im Vergleich zu Teilnehmenden mit dem Einzugsziel SWB

leicht größeren Anteil der Leistungsfähigeren (81,3 % vs. 70,6 %).

Schmerzen

Die Prävalenz von Schmerzen wurde mittels einer Selbstbeurteilung der Teilnehmenden bestimmt. Ebenfalls sollten diese anhand einer Rating-Skala von „kein Schmerz" bis „starker Schmerz" die Schmerzintensität bestimmen. Zum Erhebungszeitpunkt t_1 hat fast jede zweite Person (n = 25), nämlich 46,5 % aller Frauen und 38,5 % aller Männer aktuell Schmerzen. Personen mit Schmerzen (81,8 Jahre) sind im Durchschnitt 1,3 Jahre jünger als jene ohne Schmerzen. Das Phänomen Schmerz wird häufiger von Teilnehmenden mit dem Einzugsziel WG (52,9 %) angegeben (SWB: 31,8 %). Bei genauerer Betrachtung der Gruppe mit Schmerzen (siehe Abbildung 27) fällt auf, dass 60 % (n = 15) mittels Analgetika medikamentös therapiert werden. Womöglich unterversorgt sind allerdings 40 % (n = 10), da sie trotz Schmerzen keine Schmerzpräparate weder als Dauer- noch als Bedarfsmedikation einnehmen (Test nach Fisher, p = 0,005). Die Rate bei Personen mit dem Einzugsziel WG beträgt dabei 27,8 % und den SWB 31,3 %. Insgesamt 22,6 % (n = 7) aller Personen ohne Schmerzen erhalten Analgetika, deutlich häufiger Personen mit dem Einzugsziel SWB (WG: 18,8 % vs. SWB: 26,7 %). Mit jeweils 17,9 % haben n = 10 der Untersuchten zum Zeitpunkt t_1 leichte und mittlere Schmerzen (siehe Tabelle 41). Bei etwa anteilig halb so vielen fällt die Intensitätsdimension in die Kategorie „starker Schmerz".

Im zeitlichen Verlauf hat sich der Anteil der Follow-ups mit Schmerzen erheblich verringert (siehe Tabelle 41). Zu t_2 haben 30,8 % aller Frauen und nur 14,3 % der Männer

	t_1 (n = 56)				t_1 (n = 33)				t_2 (n = 33)				t_3 (n = 33)			
		Versorgungsform				Versorgungsform				Versorgungsform				Versorgungsform		
	gesamt	WG	SWB	p	gesamt	WG	SWB	p	gesamt	WG	SWB	p	gesamt	WG	SWB	p
BMI (in kg/m² im Mittel (s)	23,5 (4,1)	22,4	25,2	=0,015[1]	23,6 (4,2)	22,2	25,7	=0,020[1]	23,9 (4,3)	23,1	25,1	n.s.[1]	24,0 (4,4)	23,4	24,7	n.s.[1]
Altersadjustierter BMI in %				n.s.[2]				=0,086[2]				n.s.[2]				n.s.[2]
Untergewicht (<23,99)	54,8	65,6	42,1		54,8	65,0	36,4		53,3	66,7	50,0		56,7	63,2	45,5	
Normalgewicht (24,00–29,00)	34,0	25,0	52,6		38,7	25,0	63,6		33,3	33,3	33,3		26,7	15,8	45,5	
Übergewicht (>29,00)	7,5	9,4	5,3		6,5	10,0	-		13,3	-	16,7		16,7	21,1	9,1	
MUST-Score in %				n.s.[2]				n.s.[2]				n.s.[2]				n.s.[2]
gering	48,2	47,1	50,0		54,5	50,0	61,5		66,7	60,0	76,9		72,7	75,0	69,2	
mittel	25,0	23,5	27,3		21,2	25,0	15,4		21,2	35,0	15,4		12,1	5,0	23,1	
hoch	23,2	23,5	22,7		18,2	15,0	23,1		9,1	10,0	7,7		12,1	15,0	7,7	

[1] t-Test, [2] Chi-Quadrat; n. s. = nicht signifikant

Tab. 40:   Ernährungssituation

	t_1 (n = 56/33)	t_2 (n = 33)	t_3 (n = 33)
aktuell Kontrakturen in %	5,4/0,0	0,0	0,0
Sturz innerhalb der letzten 4 Wochen in %	48,2/45,5	27,3	18,2
aktuelle Schmerzen in %	44,6/45,5	27,3	15,2
Schmerzintensität in %			
leichter Schmerz	17,9/15,2	15,2	9,1
mittlerer Schmerz	17,9/21,2	12,1	6,1
starker Schmerz	8,9/9,1	0,0	0,0

Tab. 41: Gesundheitliche Situation (Kontrakturen, Schmerz)

Schmerzen. Auch hat ein mehr als doppelt so hoher Anteil der WG-Bewohnerschaft Schmerzen (35,0 % vs. 15,4 %). Nach einem Jahr haben insgesamt 15,2 % (n = 5) Schmerzen. 33,3 % aller Personen mit Schmerz nehmen zum Zeitpunkt t_2 keine Analgetika ein. Zum Zeitpunkt t_3 sind dies noch 60 % (n = 3) (WG: 66,7 % vs. SWB: 50,0 %). Zu t_3 erhalten nur 40 % aller Nachverfolgten mit Schmerzen eine entsprechende pharmakologische Schmerzbehandlung mittels Analgetika. Hier nehmen 46,4 % (n = 13) der Teilnehmenden ohne Schmerzen Analgetika ein (WG: 46,4 % vs. SWB: 45,5 %).

Tendenziell hat sich ebenfalls die Schmerzintensität im Zeitverlauf verändert. Während starker Schmerz zu t_2 und t_3 nicht mehr angegeben werden, wird hier häufiger von einer leichten Schmerzsymptomatik berichtet.

Sturz

Nahezu jede/r zweite Teilnehmer/in war innerhalb der vergangenen vier Wochen vor dem Umzug in eine der beiden Versorgungsformen gestürzt (siehe Tabelle 41). Stürzer/innen sind mit einem mittleren Durchschnittsalter von 82,9 Jahren durch-

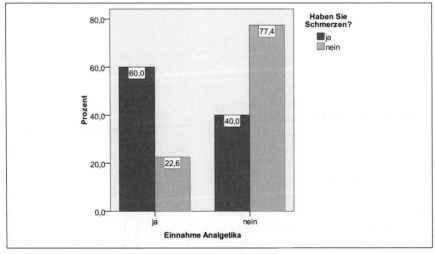

Abb. 27:   Einnahme von Analgetika zu t_1: Teilnehmende mit Schmerzen im Vergleich zu Teilnehmenden ohne Schmerzen

schnittlich 0,7 Jahre älter. Ein Sturzereignis trat bei 34,8 % aller WG- und 13,3 %
der SWB-Bewohnerinnen ein. Im Untersuchungsverlauf sank die Anzahl der Sturz-
vorkommen deutlich. Zu t_2 stürzten 27,3 % (n = 10) aller Follow-ups, zum Zeitpunkt
t_3 nur noch 18,2 % und deutlich häufiger Männer (57,1 %) als Frauen (7,7 %). Die
Stürzenden sind im Gegensatz zu t_1 durchschnittlich 71,8 Jahre alt und signifikant
jünger als Personen ohne Sturzereignis (83,2 Jahre) (t-Test, p = 0,006). Es werden
nur ein Sturz in WG aber fünf Stürze in SWB angegeben.

Bewegungseinschränkende bzw. freiheitseinschränkende Maßnahmen
Durch die Untersuchung sollte ermittelt werden, ob und in welchem Umfang BEM
bzw. FEM notwendig waren. Als körpernahe freiheitseinschränkende Maßnahmen
wurden Fixierungen mittels Gurten und Stecktischen, als bewegungseinschränkende
Maßnahmen beidseits hochgezogene Bettgitter, abgeschlossene Zimmer- bzw. Wohnungstüren abgefragt. Zusätzlich zu den vorgegebenen Maßnahmen konnten weitere mobilitätseinschränkende Maßnahmen beschrieben werden. Die Beurteilung der
Häufigkeiten erfolgte anhand einer fünfstufigen Ratingskala von 0 = nie bis 5 = täglich. Den Angaben der Befragten zufolge wurden FEM/BEM in den letzten vier Wochen vor dem Einzug bei 30,4 % der Stichprobe angewendet. Am häufigsten berichten die Auskunftspersonen von hochgezogenen Bettgittern. Hiermit werden insgesamt 17,9 % aller Einziehenden täglich sowie eine Einziehende weniger als einmal
pro Woche eingeschränkt. Das Abschließen von Zimmer- bzw. Wohnungstüren war
für 8,9 % (n = 5) der Ausgangskohorte täglich und in zwei Fällen weniger als einmal
pro Woche erforderlich. Körpernah durch Gurte/Stecktische wurden 3,6 % (n = 2)
der Bewohner/innen fixiert. Diese Maßnahmen kamen täglich zur Anwendung. Eine Teilnehmerin wird mittels einer „Fixierungsweste", einem „Schlafsack", einem
„Spannbettlaken + Jacke" täglich bewegungsfreiheitlich eingeschränkt. In den stationären Einheiten wird ein (nicht signifikant) größerer Bewohneranteil (40,9 %, n = 9)
mechanisch eingeschränkt (WG: 23,5 %, n = 8).
Im zeitlichen Verlauf stieg die Anzahl der FEM/BEM im Mittel pro Follow-up-Teilnehmendem von jeweils 1,0 zu t_1 und t_2 auf 1,5 zu t_3. Insgesamt werden nach einem
Jahr 27,3 % der Rekrutierten eingeschränkt. 24,2 % werden durch eine und 3,0 %
durch zwei Maßnahmen gesichert. Während das Anbringen von Gurten und Stecktischen quantitativ unverändert blieb, wurden zum Zeitpunkt t_3 zusätzlich zwei Bewohnerinnen mittels hochgezogener Bettgitter täglich gesichert, so dass insgesamt
27,3 % mittels hochgezogener Bettgitter und 3,0 % körpernah durch Gurt/Stecktisch
eingeschränkt wurden. Diese Maßnahme wird bei 30,0 % der WG- und bei 7,7 %
der SWB-Bewohnerschaft praktiziert.
Insgesamt werden FEM/BEM nach 12 Monaten bei 35 % der ambulant und 15,4 %
der stationär Versorgten mechanisch eingeschränkt. Abgeschlossene Zimmer- bzw.
Wohnungstüren sowie andere FEM/BEM werden zum Zeitpunkt t_3 nicht angewendet. Ein Zusammenhang zwischen der Anwendung von FEM/BEM und der Versorgungsform ließ sich nicht feststellen.

4.3.3 Ärztliche Versorgung

Im folgenden Kapitel wird die ärztliche Versorgung dargestellt, dabei wird auf die Einnahme von Medikamenten, Komorbiditäten, Häufigkeit der Arztbesuche sowie ärztlich verordnete Therapien eingegangen.

Einnahme von Medikamenten

Die Auskunftgebenden wurden um Informationen zur medikamentösen Behandlung der Teilnehmerinnen und Teilnehmer innerhalb der vergangenen vier Wochen vor dem Erhebungszeitpunkt gebeten. Hierbei sollten sowohl die regelmäßige als auch die Bedarfsmedikation beschrieben werden. Mehrfachantworten waren möglich. 57 Angaben können für die Baselinebeschreibung ausgewertet werden. Mit 62,5 % (n = 35) nimmt fast zwei Drittel der Ausgangskohorte mindestens ein Psychopharmakon ein. Am häufigsten werden Präparate der Gruppen Antipsychotika, Antidementiva und Antidepressiva verordnet (siehe Abbildung 28). Neuroleptika, sonstige Psychopharmaka und Nootropika werden nur selten verabreicht. Mehr als ein Drittel aller Untersuchten nimmt ein, 17,9 % zwei und sogar 8,9 % drei verschiedene Psychopharmaka ein (vgl. Tabelle 42). Die mittlere Anzahl der eingenommenen Psychopharmaka beträgt 1,0 und variiert nicht nach dem Alter. Teilnehmende mit dem Einzugsziel SWB erhalten mit durchschnittlich 1,3 Psychopharmaka deutlich häufiger Präparate mit diesen Wirkstoffen als Einziehende in eine WG mit im Mittel 0,8 (t-Test, p = 0,034).

Im zeitlichen Verlauf steigt die mittlere Anzahl der eingenommenen Psychopharmaka (vgl. Tabelle 42) der Follow-up Teilnehmenden an. Zu t_3 nehmen nur noch 6,1 % der Untersuchten keine derartigen Präparate zu sich. Über den gesamten Untersu-

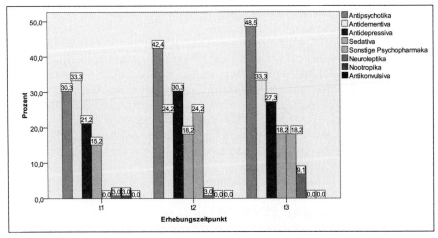

Abb. 28: Anteile der Follow-ups mit Psychopharmaka im Zeitverlauf – Präparategruppen

chungszeitraum nehmen Personen in SWB durchschnittlich mehr Psychopharmaka gleichzeitig ein als Personen in WG. Auch hier steigt zunächst die Anzahl, bevor ein minimaler Rückgang zu messen ist (siehe Abbildung 29).

Analgetika werden von 39,3 % (n = 22) der Einziehenden bei Einschluss in die Studie regelmäßig eingenommen (vgl. Tabelle 42). Mit einem Durchschnittsalter von 85,5 Jahren ist die Gruppe derjenigen, welche Analgetika bekommen, im Mittel 4,9 Jahre älter als alle übrigen (t-Test, p = 0,043). Die Verordnungsrate von Analgetika überwiegt bei Personen mit dem Einzugsziel WG (47,1 % vs. SWB: 27,3 %). Unterscheidet man die Einnahme von Analgetika hinsichtlich der WHO-Stufen, so nimmt der größte Teil der Ausgangskohorte Analgetika der Stufe I zu sich. Ein Anteil von 16,1 % (n = 9) nehmen Analgetika bei Bedarf ein. Ähnlich wie bei den Psychopharmaka werden im Zeitverlauf

	t_1 (n = 56/33)	t_2 (n = 33)	t_3 (n = 33)
Einnahme Psychopharmaka im Mittel	1,0/1,1	1,4	1,5
kein Psychopharmakon in %	37,5/36,4	12,1	6,1
ein Psychopharmakon	35,7/30,3	48,5	48,5
zwei Psychopharmaka	17,9/24,2	24,2	36,4
drei Psychopharmaka	8,9/9,1	15,2	3,0
vier Psychopharmaka	0,0	0,0	6,1
bei Bedarf	7,1/9,1	18,2	27,3
Einnahme Analgetika in %	39,3/39,4	51,5	45,5
WHO-Stufe I	26,8/24,2	45,5	45,5
WHO-Stufe II	10,7/12,1	3,0	0,0
WHO-Stufe III	5,4/9,1	9,1	3,0

Tab. 42: Einnahme von Medikamenten zum Zeitpunkt t_1: Ausgangskohorte im Vergleich zu follow-up Teilnehmer/innen

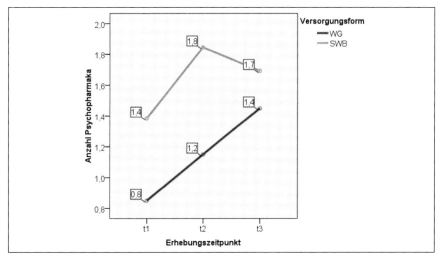

Abb. 29: Durchschnittliche Anzahl der gleichzeitig eingenommenen Psychopharmaka im zeitlichen Verlauf: WG-Bewohnerschaft im Vergleich zur SWB-Bewohnerschaft

mehr Schmerzmittel eingenommen. Während anteilig weniger Präparate der WHO-Stufen II und III verordnet werden, steigt der Konsum von Wirkstoffen der Stufe I. Ebenfalls werden Analgetika häufiger als Bedarfsmedikation verabreicht. Auch zum Zeitpunkt t₂ ist die Verordnung über ein Schmerzmittel an das Alter geknüpft. Bewohner/innen mit Analgetikamedikation sind durchschnittlich 84,4 Jahre alt und fast sieben Jahre älter als Bewohner/innen ohne Analgetikamedikation. Nach 12 Monaten ist der Altersabstand nicht mehr signifikant, aber der Trend setzt sich fort.

Komorbiditäten
Mittels einer Fremdeinschätzung durch die jeweiligen Hausärzte wurden die gesundheitlichen Probleme der Untersuchten erfasst. Für 5,4 % (n = 3) der Teilnehmenden haben die jeweiligen Hausärzte/innen zum Zeitpunkt t₁ keine Auskunft erteilt. Im Studienverlauf hat die Teilnahmebereitschaft der Hausärzte/innen zunehmend nachgelassen. Zum Zeitpunkt t₂ fehlen die Angaben zu n = 11 und zum Zeitpunkt t₃ zu n = 14 der Follow-up-Teilnehmenden. Insgesamt sind die Angaben zur gesundheitlichen Situation und besonders zu den psychologischen Verhaltensauffälligkeiten lückenhaft. Häufig wurde keine ICD-Codierung vorgenommen und eine Demenzerkrankung nicht angegeben.

Hauptdiagnosekategorie	t₁ (n = 56)	(n = 33)	t₂ (n = 33)	t₃ (n = 33)
Herz	23,2 (13)	21,2 (7)	30,3 (10)	36,4 (12)
Kreislauf	25,0 (14)	21,2 (7)	24,2 (8)	30,3 (10)
Atmungssystem	10,7 (6)	9,3 (1)	12,1 (4)	21,2 (7)
Haut	7,1 (4)	6,1 (2)	12,1 (4)	15,2 (5)
Augen, Nase, Ohren, Hals	8,9 (5)	-	6,1 (2)	15,2 (5)
Magen-Darmtrakt	19,6 (11)	15,2 (5)	15,2 (5)	12,1 (4)
Leber, Galle	-	-	-	3,0 (1)
Pankreas	1,8 (1)	3,0 (1)	3,0 (1)	9,1 (3)
Niere	14,3 (8)	12,1 (4)	3,0 (1)	9,1 (3)
Blase, Harnleiter, Urethra	12,5 (7)	9,1 (3)	12,1 (4)	9,1 (3)
Genitalsystem	3,6 (2)	3,0 (1)	3,0 (1)	9,1 (3)
Endokrines System (auch Adipositas)	17,9 (10)	9,1 (3)	9,1 (3)	9,1 (3)
Hämatopoetisches und Immunsystem (Allergien)	5,4 (3)	3,0 (1)	9,1 (3)	12.1 (4)
Nervensystem, peripher & zentral	16,1 (9)	18,2 (6)	33,3 (11)	39,4 (13)
Psychische und Verhaltensstörungen	25,0 (14)	27,3 (9)	24,2 (8)	33,3 (11)
Alkohol-/Medikamentenabusus	3,6 (2)	-	-	3,0 (1)
Tumore	1,8 (1)	-	3,0 (1)	-
Muskuloskelettales System	17,9 (10)	15,2 (5)	15,2 (5)	24,2 (8)
Infektionen, parasitäre Erkrankungen	1,8 (1)	3,0 (1)	-	3,0 (1)
Vergiftungen	-	-	-	-

Tab. 43:   Vorliegen von Erkrankungen der Teilnehmenden in % (n) im zeitlichen Verlauf

Besonders häufig diagnostizierten die Hausärzten/innen zum Zeitpunkt t_1 Erkrankungen in den Hauptdiagnosekategorien „Psychische und Verhaltensstörungen", „Herz" „Kreislauf" und „Magen-Darmtrakt" (vgl. Tabelle 43). Ab t_2 gewinnen zusätzlich Organschädigungen des peripheren und zentralen Nervensystems zunehmend an Bedeutung und stellen zwölf Monate nach dem Einzug die am häufigsten diagnostizierten Erkrankungen dar.

Bei 57,6 % (n = 19) der Follow-ups werden zum Zeitpunkt ihres jeweiligen Einzugs keine somatischen Erkrankungen von den Ärzten und Ärztinnen angegeben. Nach sechs Monaten trifft das auf 21,2 % (n = 7) der Follow-ups und nach zwölf Monaten nur noch auf einen Follow-up-Teilnehmenden zu.

Bei Einschluss wurden Erkrankungen in durchschnittlich 2,3 Hauptdiagnosekategorien diagnostiziert. Die Anzahl der so bewerteten Hauptdiagnosekategorien hat im zeitlichen Verlauf der Follow-ups von 1,9 zu t_1 über 3,2 zu t_2 auf 3,9 zu t_3 stetig zugenommen.

Versorgungsleistungen durch Ärzte/Ärztinnen
Drei Viertel 76,8 % (n = 43) der Teilnehmenden hatten innerhalb der vergangenen vier Wochen vor dem Einzug Kontakt zu Ärzten und 21,4 % hatten keine Arztkontakte. Zu einer Person wurden keine Angaben gemacht. Die mittlere Anzahl der Arztkontakte beträgt 1,3 (vgl. Tabelle 44). 26,8 % (n = 15) hatten einen, 7,1 % (n = 4) zwei und 3,6 % (n = 2) drei Arztkontakte zum Zeitpunkt t_1. Fast jede vierte Person hatte

	t_1 (n = 56/33)	t_2 (n = 33)	t_3 (n = 33)
Mindestens ein Kontakt zu Ärzten in %	76,8/72,7	66,7	69,7
Anzahl der Arztkontakte im Mittel	1,3/1,5	2,3	1,9
Kontakt zu Medizinern mit Fachrichtung… in %			
Allgemeinmedizin	23,2/18,2	27,3	27,3
Innere Medizin	8,9/6,1	12,1	12,1
Neurologie/Psychiatrie	3,6/6,1	3,0	3,0
Psychologie	0,0	0,0	0,0
Orthopädie	0,0	0,0	0,0
Augenheilkunde	0,0	0,0	0,0
Hals-Nasen-Ohrenheilkunde	0,0	0,0	0,0
Chirurgie	0,0	0,0	0,0
Zahnmedizin	1,8/3,0	0,0	0,0
Dermatologie	1,8/0,0	3,0	3,0
Urologie	0,0	0,0	0,0
Gynäkologie*	0,0	0,0	0,0
Unklare Fachrichtung	44,6/48,5	30,3	33,3

*nur Frauen (n = 30)

Tab. 44: Kontakt zu Ärzten t_1: Ausgangskohorte im Vergleich zu Follow-up-Teilnehmenden

innerhalb der vergangenen vier Wochen eine/n Allgemeinmediziner/in kontaktiert. 8,9 % hatten Kontakt zur Inneren Medizin und 3,6 % zur Neurologie/Psychiatrie. Nach einem Jahr nimmt der Anteil der Rekrutierten mit mindestens einem Arztkontakt geringfügig ab. Die Kontakthäufigkeit hat im zeitlichen Verlauf insgesamt leicht zugenommen. Es wurden im Vergleich zu t_1 häufiger Ärzte und Ärztinnen der Fachrichtung Allgemeinmedizin, Innere Medizin und Dermatologie aufgesucht. Zum Zeitpunkt t_2 lag die durchschnittliche Anzahl der aufgesuchten Ärzte und Ärztinnen je Follow-up-Teilnehmendem bei 2,3 (Männer: 3,0 vs. Frauen: 2,1) und zu t_3 bei 1,9 (Männer: 2,9 vs. Frauen: 1,6). Bei Einschluss in die Studie hat die SWB-Bewohnerschaft im Mittel doppelt so viele Mediziner/innen aufgesucht (vgl. Abbildung 30). Sechs Monate später dreht sich dieses Verhältnis um. Hier kontaktierten die rekrutierten WG-Bewohner/innen laut Auskunft deutlich mehr Ärzte und Ärztinnen. Nach einem Jahr hat die SWB-Bewohnerschaft erneut größere Kontakthäufigkeiten.

Inanspruchnahme von Therapeutischen Diensten
Kontakte zu Physiotherapeut/innen zu t_1 haben in den letzen vier Wochen vor der Datenerhebung insgesamt 10,7 % (n=6) der Stichprobe und ausschließlich Frauen. Über den Untersuchungszeitraum werden Physiotherapeut/innen zunehmend häufiger in Anspruch genommen. Wurden zum Zeitpunkt t_1 lediglich 9,1 % (n=3) der Follow-ups physiotherapeutisch behandelt, waren es zu t_2 45,5 % (n=15) und zu t_3 39,4 % (n=13). Es nimmt ein jeweils größerer Anteil der WG-Bewohnerschaft zu t_2 (50,0 %) und zu t_3 (45,0 %) an Physiotherapien teil. In den stationären Einrichtungen sind dies lediglich 38,5 % zu t_2 und 30,8 % zu t_3 der Untersuchten.

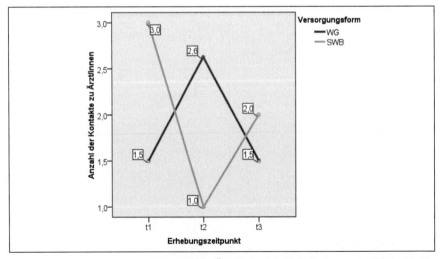

Abb. 30:   *Durchschnittliche Anzahl kontaktierter Ärzte/innen innerhalb der letzten vier Wochen im zeitlichen Verlauf: WG-Bewohnerschaft im Vergleich zu SWB-Bewohnerschaft*

Über Kontakte zu Ergotherapeut/innen verfügen zu t_1 8,9 % (n = 5) und ebenfalls ausschließlich Frauen. Mit einem Durchschnittsalter von 75,6 Jahren sind sie im Mittel 7,8 Jahre jünger als alle anderen Untersuchten (t-Test, p = 0,067). Im zeitlichen Verlauf nimmt die Anzahl der Bewohner/innen, welche ergotherapiert werden, nicht zu.

Gesundheitsbezogene und soziale Dienstleistungen
Mittels der Erhebung wurden Informationen zur Inanspruchnahme von weiteren gesundheitsbezogenen oder sozialen Dienstleistungen durch den/die Bewohner/in erbeten. Den Angaben nach, hatte jede/r vierte Teilnehmer/in (25,0 %; n = 14) derartige Leistungen vor dem jeweiligen Einzug in Anspruch genommen. Es nutzen anteilig mehr Teilnehmende mit dem Einzugsziel WG (32,4 %; n = 11) andere Dienste als Personen mit dem Einzugsziel SWB (13,6 %; n = 3). In n = 11 Fällen werden Menübringedienste/„Essen auf Rädern" als Dienstleister beschrieben, in n = 2 Fällen wird Spazierengehen erwähnt und jeweils eine Angabe bezieht sich auf „Tagespflege" und „Hauswirtschaftspflege".
Jede dritte Person der Follow-ups hat bei ihrem Einschluss in die Untersuchung Leistungen anderer Anbieter in Anspruch genommen. Nach einem halben Jahr waren es nur noch 12,1 % und nach einem Jahr noch 18,2 %. Lediglich Frauen nahmen zu t_2 und t_3 gesundheitliche Fremdleistungen in Anspruch. Es wurden ausschließlich Mobilitätshelfer und Begleitdienste sowie Besuchs- und Betreuungsdienste in Anspruch genommen.

4.3.4 Soziale Teilhabe

Die soziale Teilhabe ist eines der Hauptanliegen in der Versorgung von Menschen mit Demenz. Dabei kann grundsätzlich die Teilhabe innerhalb von der außerhalb der Einrichtung unterschieden werden.

Teilnahme an gemeinschaftlichen Aktivitäten innerhalb der WG/des SWB
Die Teilnahme an Gruppenangeboten wird für 35,7 % der Ausgangskohorte innerhalb der vergangenen vier Wochen vor dem Einzug beschrieben. Personen mit dem Einzugsziel WG (41,2 %; n = 14) haben sich häufiger an gemeinschaftlichen Aktivitäten beteiligt als Personen mit dem Einzugsziel SWB (27,3 %, n = 6). Die Befragten hatten die Möglichkeit, die Gruppenangebote genauer zu beschreiben. Dabei waren mehrere Antworten möglich. Tabelle 45 verdeutlicht die Teilnahme an gemeinschaftlichen Aktivitäten nach Erhebungszeitpunkten. Werden die einzelnen Angaben den Oberkategorien zugeordnet, so nimmt die überwiegende Mehrheit aller Teilnehmenden zum Zeitpunkt t_1 an gemeinschaftlichen Unterhaltungs- und Gesellschaftsaktivitäten teil, gefolgt von Gruppenangeboten des bewegungsbezogenen Ansatzes und Angeboten des kreativen Gestaltens. Einzelne Gruppenangebote, an denen sich am häufigsten aktiv vor dem Einzug beteiligt wurde, waren Singen/Musik, gefolgt von Gymnastik/Sport, Basteln sowie Malen und Zeichnen.

Im Zeitverlauf (vgl. Tabelle 45) stieg die Beteiligung an Gemeinschaftsangeboten der Rekrutierten an. Deutlich stieg auch die Teilnahme an gemeinschaftlichen Aktivitäten des bewegungsbezogenen Ansatzes. Hieran haben sich zu t_3 35,0 % der WG- und 46,2 % der SWB-Bewohnerschaft beteiligt. An Angeboten des sinnesbezogenen, emotionalen Ansatzes nahmen zu t_3 ausschließlich Frauen teil. Gemeinschaftliche Haushaltstätigkeiten wurden zum letzten Erhebungszeitpunkt häufiger

	t_1 (n=56/33)	t_2 (n=33)	t_3 (n=33)
Teilnahme an Gruppenangeboten in %	35,7/30,3	93,9	97,0
Bewegungsbezogener Ansatz	**16,1/15,2**	**42,4**	**39,4**
Gymnastik/Sport	16,1/15,2	39,4	30,3
Feinmotorik/Koordinationsübungen	0,0	3,0	9,1
Kreatives Gestalten	**8,9/12,1**	**15,2**	**12,1**
Malen und Zeichnen	5,4/9,1	6,1	6,1
Basteln	7,1/9,1	9,1	3,0
Handarbeit	0,0	0,0	3,0
Sinnesbezogener/emotionaler Ansatz	**3,6/3,0**	**15,2**	**18,2**
Erinnerungsarbeit/Erinnerungspflege	0,0	0,0	0,0
Lesen	1,8/0,0	3,0	6,1
Basale Stimulation	0,0	0,0	0,0
Snoezelen	0,0	3,0	0,0
Tiergestützte Therapie	0,0	9,1	9,1
Aromatherapie	1,8/3,0	0,0	0,0
10-Minuten-Aktivität	0,0	0,0	3,0
Haushaltstätigkeiten	**3,6/3,0**	**21,2**	**30,3**
Backen und Kochen	3,6/3,0	18,2	15,2
Hauswirtschaftliche Tätigkeiten	0,0	3,0	18,2
Außer Haus Aktivitäten	**5,4/9,1**	**15,2**	**30,3**
spazieren	3,6/6,1	9,1	24,2
Ausflüge	1,8/3,0	6,1	6,1
Gottesdienst	0,0	3,0	0,0
Unterhaltungs- und Gesellschaftsaktivitäten	**25,0/24,2**	**75,8**	**87,9**
Singen/Musik	19,6/18,2	60,6	60,6
Tanzen	1,8/3,0	9,1	12,1
Gesprächsgruppe	3,6/6,1	9,1	12,1
Filmvorführungen	0,0	0,0	0,0
Spiele	1,8/3,0	24,2	30,3
Rätsel/Bingo	0,0	6,1	9,1
Clown	1,8/0,0	0,0	3,0
Frühstücksgruppe/Kaffeenachmittag	1,8/0,0	3,0	3,0
Kultur & Infrastruktur	**0,0**	**9,1**	**6,1**
Seelsorge	0,0	0,0	0,0
Feste, Geburtstage	0,0	9,1	6,1
Kognitiver Ansatz	**0,0**	**9,1**	**9,1**
Gedächtnistraining	0,0	9,1	9,1
Sonstige	**5,4/3,0**	**9,1**	**9,1**

Tab. 45:   Teilnahme an gemeinschaftlichen Aktivitäten im Zeitverlauf

für Männer beschrieben (42,9 % vs. 26,9 %). Dies trifft noch stärker für die Beteiligung an gemeinschaftlichen Außer-Haus-Angeboten zu. Diese nahmen 57,1 % aller männlichen, aber nur 23,1 % der weiblichen Rekrutierten an. Gemeinschaftliche Außer-Haus-Aktivitäten werden zu t_3 häufiger in der Versorgungsform SWB (53,8 % vs. 15,0 %) vorgehalten. Ebenfalls werden diese Angebote ca. doppelt so häufig in integrativen Versorgungsformen genutzt (38,1 % vs. 16,7 %). Von allen Gruppenangeboten beteiligen sich die meisten der Untersuchten zum Zeitpunkt t_3 an Unterhaltungs- und Gesellschaftsaktivitäten und 95,0 % der WG- und 76,9 % der SWB-Bewohnerschaft. Kulturelle und infrastrukturelle Angebote wurden zum dritten Follow-up ausschließlich und von 15,4 % aller Bewohner/innen der stationären Einrichtungen wahrgenommen. Kognitive Angebote und Angebote, welche sich keiner der genannten Kategorien zuordnen lassen, nahmen hingegen lediglich WG-Bewohner/innen wahr (jeweils 15,0 %).

Soziale Kontakte und Aktivitäten außerhalb der WG/des SWB
Mit der Befragung sollen Aussagen zu Sozialkontakten und Aktivitäten der Teilnehmenden gemacht werden. Hierzu wurde um Auskunft zu informellen Kontakten (Freunde, Verwandte, Nachbarn, Bekannte, etc.) durch Personen außerhalb der/s WG/SWB bzw. zum ersten Erhebungszeitpunkt außerhalb des aktuellen Aufenthaltsortes gebeten. Innerhalb der vergangenen vier Wochen vor dem Stichtag erhalten 53,6 % ($n = 30$) aller Teilnehmenden ein- oder mehrmals in der Woche Besuch von außerhalb. 23,2 % ($n = 13$) erhalten mehrmals täglich bzw. jeden Tag, 14,3 % ($n = 8$) selten (ein- bis zweimal im Monat) und 8,9 % ($n = 5$) (fast) nie Besuche.
Es zeigt sich, dass mehrmals tägliche bzw. tägliche Besuche zu t_2 deutlich abnehmen und zu t_3 nicht mehr stattfinden. Dafür steigt der Anteil der Rekrutierten, welche eher seltener oder (fast) keine Besuche erhalten. Zu t_3 erhalten allein Frauen (15,4 %) (fast) keine Besuche.
Tabelle 46 verdeutlicht die Aktivitäten, an welchen die Teilnehmenden im Zeitraum der letzten vier Wochen vor dem Einzug teilgenommen hatten. Sehr häufig wurde in

Art der Aktivität	Häufigkeiten				
	täglich	mehrmals pro Woche	ein- oder zwei- mal pro Woche	weniger als ein- mal pro Woche	nie
Teilnahme an kulturellen Veranstaltungen außerhalb	1,8	1,8	8,9	8,9	85,7
Radio hören	17,9	8,9	1,8	3,6	66,1
Fernsehen	42,9	10,7	3,6	3,6	37,5
Sport/Gymnastik	3,6	1,8	16,1	0,0	76,8
Handarbeit/Hobbys	3,6	1,8	3,6	0,0	89,3
Spazieren gehen	14,3	16,1	17,9	7,1	42,9
Zeitschriften/Bücher lesen	17,9	14,3	5,4	3,6	57,1

Tab. 46: Häufigkeiten der Teilnahme an Aktivitäten der Ausgangskohorte zu t_1 (in %)

Art der Aktivität	Häufigkeiten (in %)					
	t_1* (n = 33)		t_2 (n = 33)		t_3 (n = 33)	
	ein- oder zweimal pro Woche und häufiger	seltener als einmal pro Woche/nie	ein- oder zweimal pro Woche und häufiger	seltener als einmal pro Woche/nie	ein- oder zweimal pro Woche und häufiger	seltener als einmal pro Woche/nie
Teilnahme an kulturellen Veranstaltungen außerhalb	3,0	94,0	3,0	97,0	3,0	97,0
Radio hören	18,2	78,8	51,6	48,4	66,6	33,3
Fernsehen	51,6	45,4	48,4	51,6	57,6	42,4
Sport/Gymnastik	21,2	75,8	66,6	33,3	66,6	33,3
Handarbeit/Hobbys	6,0	91,0	15,2	84,8	18,2	81,8
Spazieren gehen	45,4	51,6	30,3	69,7	72,7	27,3
Zeitschriften/Bücher lesen	36,4	60,6	27,3	72,7	30,3	69,7

*3,0 % keine Angabe

Tab. 47: Häufigkeiten der Teilnahme an Aktivitäten der Follow-ups im zeitlichen Verlauf

diesem Zeitraum TV gesehen. Radio gehört und Zeitschriften/Bücher gelesen wurden hingegen eher seltener. Handarbeit und Hobbys gingen die Untersuchten häufiger nie nach. Fast genau so selten wurden vor dem Einzug kulturelle Veranstaltungen besucht. Da 10,7 % aller Erhebungen zum Zeitpunkt t_1 in einem Krankenhaus erfolgten, muss davon ausgegangen werden, dass infolge des stationären Aufenthalts bestimmte Aktivitäten weniger häufig ausgeführt wurden.

Tabelle 47 stellt die Häufigkeiten der Teilnahme an verschiedenen Aktivitäten im zeitlichen Verlauf gegenüber. Hierfür wurden die Kategorien „weniger als einmal pro Woche" und „nie" sowie „täglich", „mehrmals pro Woche" und „ein- oder zweimal pro Woche" zusammengefasst. Im zeitlichen Verlauf steigt der Anteil der Follow-ups, welche sich an den Aktivitäten „Radio hören", „Sport/Gymnastik", „Handarbeit/Hobbys" sowie „Spazieren gehen" beteiligen, an. Die Bewohner/innen von SWB bzw. integrativ Versorgte hören zum Zeitpunkt t_3 häufiger Radio. An Sport/Gymnastik wird sich häufiger in WG beteiligt.

4.4 Diskussion

4.4.1 Studienplanung und Durchführung

Mit der vorliegenden Längsschnittstudie wurde erstmals umfassend evaluiert, wie sich im Zeitraum von einem Jahr der psychosoziale und körperliche Gesundheitszustand von demenzerkrankten Menschen, die in ambulant betreute WG einziehen, entwickelt. Die Längsschnittstudie wurde als Vollerhebung aller in Berlin neu in WG oder SWB einziehender Personen mit demenziellen Erkrankungen in den Monaten

Juli bis Oktober 2008 konzipiert. Unter der Berücksichtigung der starken quantita-
tiven Zunahme der WG wurde angenommen, dass 100 Personen einem Screening
der Einschlusskriterien unterzogen werden können. Es wurde mit einer Anzahl von
54 Rekrutierten gerechnet. Tatsächlich konnten 34 Personen, die in WG wechselten, in die Studie eingebunden werden, was einer Ausschöpfungsquote von 39,5 %
entspricht. Als Referenzgruppe wurden Demenzerkrankte in SWB unter gleichen
Vorannahmen rekrutiert. Allerdings liegt das Platzangebot in den SWB um etwa ein
Drittel unter dem von WG, so dass bei einer Vollerhebung von 33 Personen ausgegangen wurde. Letztlich eingeschlossen wurden 22 Bewohner/innen, was einer
Ausschöpfungsrate von 75,9 % entspricht.
Der mortalitätsbezogene Ausfall innerhalb der Längsschnitterhebung betrug 41 %
(WG: 41,2 % vs. SWB: 40,9 %). Im Vergleich zu anderen Studien ist diese deutlich
höher. Nach van Dijk et al. (1991) beläuft sich Sterblichkeit bei ambulant versorgten Demenzerkrankten auf 25 %. In stationären Settings hingegen werden teilweise
deutlich höhere Raten berichtet. Hier starben zwischen 26,5 % (te Boekhorst et al.
2009), 28,3 % (Mitchell et al. 2004) und 50 % (van Dijk et al. 1991).

4.4.2 Soziodemografische Merkmale

Die Geschlechtsverteilung und das Alter sind auf vergleichbarem Niveau zu anderen deutschen (Gräske et al. 2011b, Heeg et al. 2005) und internationalen Studien
(te Boekhorst et al. 2009, Verbeek et al. 2010). Allerdings gibt es deutliche Unterschiede zwischen den untersuchten Versorgungsformen. Der Anteil der weiblichen
Rekrutierten beträgt im Setting WG 72 % und in SWB 28 % – ist damit fast dreimal kleiner. Eine gleichartige Relation findet sich in der Literatur nicht. Allerdings
merken Schäufele et al. (2007) an, dass innerhalb von stationären Einrichtungen
*„Männer signifikant häufiger in geschlossenen Demenzwohngruppen untergebracht
waren als Frauen".* Die hier vorliegende Relation der Geschlechter in den SWB
steht auch im Widerspruch zu den Ergebnissen der Querschnittuntersuchungen (vgl.
Kapitel 2.3.2 und 3.3.2).
Als weniger heterogen erwies sich auch die Altersverteilung in beiden Settings. Die
Untersuchungsgruppe in den WG war im Mittel 2,2 Jahre älter als die Vergleichs-
gruppe in den SWB. Ein möglicher Erklärungsansatz ist, dass Frauen im Schnitt 6,2
Jahre älter sind als Männer und der Frauenanteil in WG überwiegt.

4.4.3 Körperliche Funktionalität und neuropsychiatrische Symptome der Demenz

Als Hauptzielparameter wurden gemäß der Forschungsfragen die Funktionsfähigkeit und neuropsychiatrische Symptome der Bewohner/innen gezielt betrachtet. Dies geschieht in Einheit mit den Empfehlungen der europäischen Interdem-
Gruppe (Moniz-Cook et al. 2008).

Körperliche Funktionsfähigkeit

Die Risikofaktoren für den Verlust von Alltagskompetenz wurden in der Literatur zahlreich beforscht (Desai et al. 2004; Stuck et al. 1999). Einigkeit besteht darin, dass kognitive Beeinträchtigungen signifikant einen funktionellen Abbau begünstigen (Sauvaget et al. 2002; Barberger-Gateau & Fabrigoule 1997). Dabei determiniert der Verlust von Alltagskompetenz *„bei der Versorgung der Erkrankten in hohem Maße den pflegerischen und betreuerischen Aufwand"* (Radzey et al. 2001; IQWIG 2008).

Insbesondere sind apathische Personen häufiger in den ADL eingeschränkt und somit auf die Leitung und Unterstützung durch Pflegende in besonders großem Umfang angewiesen (Clarke et al. 2008; Landes et al. 2001). Eine Apathie begünstigt in besonderem Maße den Autonomieverlust im Bereich „Mobilität/Bewegung" der ADL (Schäufele et al. 2007).

In der Forschung besteht Uneinigkeit bzgl. der Wirkung von verschiedenen Versorgungskonzepten und -formen auf die funktionelle Leistungsfähigkeit der Betroffen. So halten Radzey et al. (2001) in ihrem Review abschließend fest, dass weder die speziell auf Demenzerkrankte ausgerichteten SWB noch die traditionelle Versorgung eindeutig den funktionellen Abbau aufhalten können (Radzey et al. 2001).

Nach Anderen wiederum werden die basalen und instrumentellen Alltagskompetenzen sehr wohl von der Versorgungsform beeinflusst. Te Boekhorst und Kollegen (2009) wiesen sechs Monate nach Eintritt in ein niederländisches „group living" dort bessere Alltagsfähigkeiten entgegen der von Neueinziehenden in traditionalistischen Versorgungsformen nach.

Der mittlere Barthelscore aller Teilnehmenden beträgt zum Zeitpunkt des Einzugs in eine der beiden Versorgungsformen 51,3 Punkte, was insgesamt auf eine starke Einschränkung in den Alltagsfähigkeiten hindeutet. Zum Zeitpunkt des Einzuges in eine der MIDEMAS-Modellwohngruppen konnte eine ähnlich ausgeprägte Alltagsfunktionalität (Barthel-Index: 50 Punkte) ermittelt werden (Heeg et al. 2005). Damit ist der Hilfebedürftigkeitsgrad im Vergleich zu dem von Demenzerkrankten in deutschen Altenheimen (Barthel-Index: 29,3) auf den ersten Blick deutlich geringer (Schäufele et al. 2007). Allerdings konnte das Fortschreiten von Morbidität und Selbstständigkeitsverlust beachtet werden (Weyerer et al. 2004). Die von Dettbarn-Reggentin (2005) erhobenen Bewohner/innen in den segregativen Wohngruppen hatten bei einer durchschnittlichen Verweildauer von 29 Monaten einen höheren Barthel-Index von 41 Punkten.

In der vorliegenden Studie sinkt der durchschnittliche Barthel-Index der Studienteilnehmer/innen signifikant um 17,5 Punkte ab, was der beschriebenen Progression Weyerers et al. (2004) entspricht. Zwar sind die Barthel-Index-Verluste in WG (20,3) größer als die von Menschen in SWB (13,4), aber es konnte kein signifikanter Unterschied festgestellt werden. Dies bestätigt die Ergebnisse von Radzey et al. (2001), in welchen kein Einfluss der Versorgungsform auf den funktionellen Abbau bestätigt werden konnte.

Neuropsychiatrische Symptome

Demenzerkrankungen gehen neben der progressiven Verschlechterung von funktionalen Fähigkeiten mit einer Zunahme an psychologischen bzw. Verhaltensauffälligkeiten einher (Schäufele et al. 2007; Steinberg et al. 2003; Martin et al. 2000). In der vorliegenden Längsschnittstudie erweist sich die Ausprägung neuropsychiatrischer Symptome bei der Ausgangskohorte mit einem NPI-Gesamtwert von 33,3 Punkten als deutlich höher als in der von Schäufele et al. (2007) untersuchten demenziell erkrankten Population (15,0). Unterschiede zwischen den Versorgungsformen WG und SWB zeigen sich dabei in der Varianzanalyse nicht. Insgesamt weisen mehr als 90 % aller WG Bewohner/innen bei Einzug mindestens ein NPI-Symptom von klinischer Relevanz (Häufigkeit × Schwere ≥ 4) auf. Dieser Anteil ist deutlich höher als bei Gräske et al. (2011b), in dieser Studie zeigen rund 60 % mindestens ein häufiges Symptom. Eine Ursache hierfür könnte sein, dass insgesamt die neuropsychiatrischen Symptome in beiden Settings sich im Verlauf zurückbilden. Somit könnte der Anteil der Bewohner/innen auch noch sinken. Der Anteil der SWB-Bewohner/innen liegt auf einem vergleichbaren Niveau wie in einer Studie von Zuidema et al. (2007b) in niederländischen Pflegeheimen.

Die Abnahme der neuropsychiatrischen Symptome im Verlauf der Längsschnittuntersuchung ergibt, dass WG-Bewohner/innen ein halbes bzw. ein Jahr nach dem Einzug weniger verhaltensauffällig sind als Pflegeheimbewohner/innen. In einer Evaluationsstudie der besonderen stationären Dementenbetreuung (Weyerer et al. 2004) konnte ebenfalls in zwei verschiedenen Betreuungsmodellen – beide allerdings in der stationären Versorgung – eine Abnahme von neuropsychiatrischen Auffälligkeiten messen. Da sich aber die beiden Settings von denen der DeWeGE-Studie unterscheiden, lässt sich kein direkter Vergleich ziehen.

4.4.4 Psychosoziale Outcomeparameter, ärztliche Versorgung und soziale Teilhabe

Neben den Hauptzielkriterien wurden weitere Parameter betrachtet, die üblicherweise pflegerisch relevante Auswirkungen haben. Das bedeutet nicht zwingend, dass pflegerische Interventionen die Outcomes verbessern können. Aber beispielsweise kann eine Verschlechterung verlangsamt werden, z. B. kann die Progression der kognitiven Beeinträchtigungen durch gezielte Erinnerungsarbeit oder physische Aktivitäten zumindest verzögert werden (Tadaka & Kanagawa 2007).

Kognitive Fähigkeiten

Der mittlere MMSE-Score beträgt bei Aufnahme in die Studie rund 13 Punkte. Es lässt sich feststellen, dass Personen mit einem schlechteren kognitiven Zustand (durchschnittlich zwölf Punkte) anteilig häufiger in einen der untersuchten stationären Bereiche wechselten. Personen mit dem Einzugsziel WG erreichten durchschnittlich rund 14 MMSE-Punkte. Mit 14 Punkten wurden ebenfalls die schwedischen „goup-living homes" bezogen (Wimo et al. 1995) und bei (te Boekhorst et al. 2009) ergab die Baselineerhebung durchschnittlich 13 Punkte. Die meisten Demenzerkrankungen gehen mit einer Verschlechterung der kognitiven Leistungsfähigkeit einher (Dettbarn-Reggentin 2005; Weyerer et al. 2004), wie sich durch die Untersuchung bestätigen lässt. Eine kognitive Leistungsminderung kann in beiden Settings festgestellt werden, signifikante Unterschiede zwischen den beiden Wohnformen konnten im zeitlichen Verlauf allerdings nicht gefunden werden. Das heißt, dass weder WG noch SWB förderlicher hinsichtlich des Erhalts der Kognition sind. Auch Dettbarn-Reggentin (2005) kommen zu diesem Ergebnis.

Mehr als zwei Drittel aller Einziehenden befinden sich zum Zeitpunkt t_1 im GDS Stadium 6 (schwere kognitive Leistungseinbußen) und etwa 13 % im Stadium 7 (sehr schwere kognitive Leistungseinbußen). Fast die Hälfte des Kollektivs in den untersuchten schwedischen Einheiten wurden dem GDS-Stadium 5 und 28 % dem Stadium 6 zugeordnet (Wimo et al. 1995). Damit sind diese verglichen mit der Studienpopulation in kognitiver Hinsicht leistungsfähiger. Wesentliche Verteilungsunterschiede zeigen sich im Vergleich der Einzugsziele: Studienteilnehmer/innen, welche in eine WG wechseln, sind kognitiv weniger stark beeinträchtigt. Im zeitlichen Verlauf sind kaum Veränderungen erkennbar.

CMAI – Agitiertes und aggressives Verhalten
Zuidema et al. (2007c) ermittelten Prävalenzraten für agitiertes oder aggressives Verhalten von 48 % bis 82 %. Agitation, welche neben u. a. Aggressivität zu den *„häufigsten und [...] den am längsten anhaltenden Verhaltensformen"* zählen (BMG 2006: 9), war prävalent bei 28 bis 53 %. Die Spannweiten aggressiven Verhaltens variieren zwischen 6 und 77 %. Verbal aggressive Verhaltensweisen zeigten 10 bis 39 % und körperliche 11 bis 44 %. Die Prävalenzen beim Studieneinschluss (vgl. Kapitel 4.3.2) liegen auf einem vergleichbarem Niveau.

Im Vergleich der Versorgungsformen WG und SWB zeigt sich, dass Personen im ambulanten Bereich anteilig häufiger verbal agitiert sind als Personen in den stationären Einheiten. Letzte reagieren häufig unruhiger und unangemessener. Signifikante Unterschiede ergaben sich hinsichtlich des aggressiven Verhaltens zwischen den neu einziehenden Personen in den WG und den SWB. In der stationären Versorgungsform reagiert ein etwa viermal so großer Anteil aggressiv. Allerdings wird der Zuzug in einen SWB beschränkt auf Personen mit Verhaltensauffälligkeiten (BSfGS 2008). Die Verhaltensweisen müssen mittels CMAI erhoben werden, so dass die hier errechneten höheren Prävalenzraten dadurch erklärt werden.

Apathie
Wie bereits unter Kapitel 4.3.2 erläutert wurde, nehmen bei Demenzerkrankten im Krankheitsverlauf die psychologischen bzw. Verhaltensauffälligkeiten/neuropsychiatrischen Symptome zu. Hierzu zählen neben Aggressivität, Agitation, ziellosem

Umherwandern, Wahn/Halluzination, Tag-/Nachtumkehr und vokal störende Verhaltensweisen u. a. die Apathie (Kovach et al. 2005; BMG 2006). In der vorliegenden Studie wurde zur Beurteilung von Apathie einerseits das NPI (Cummings et al. 1994) und zum anderen die AES nach Lueken et al. (2006) verwendet. Eine Apathie ist das am häufigsten auftretende neuropsychiatrische Symptom der Demenz (Starkstein et al. 2006; Aalten et al. 2007; Zuidema et al. 2007c; Savva et al. 2009). In der internationalen Literatur werden sehr unterschiedliche Prävalenzraten beschrieben, welche zwischen 14 % und 84 % aller Demenzerkrankten variieren (Savva et al. 2009; Koopmans et al. 2009; Zuidema et al. 2007c; Petrovic et al. 2007; Schäufele et al. 2007; Starkstein et al. 2006; Aalten et al. 2005; Ikeda et al. 2004; Steinberg et al. 2003; Mega et al. 1996). Insgesamt wiesen in der vorliegenden Studie gemessen mit dem NPI zum Zeitpunkt t_1 rund 70 % aller Teilnehmenden eine Apathie und etwa 57 % eine Apathie von klinischer Relevanz (Häufigkeit x Schwere ≥ 4) auf. Dieser Anteil liegt deutlich über den aus der Studie von Gräske et al. (2011b). Hier zeigen lediglich gut 17 % der WG Bewohner/innen häufig apathische Verhaltensweisen. Hier muss wieder darauf verwiesen werden, dass die Bewohner/innen bereits rund 3 Jahre in der WG lebten und professionelle Pflege rund um die Uhr zum Rückgang von auffälligen Verhaltensweisen führt.

Lebensqualität (QUALIDEM)
Bei kognitiv weniger stark eingeschränkten Personen (GDS < 7) ist die Lebensqualität zu Beginn der Studie in den Dimensionen „Pflegebeziehung", „soziale Isolation" und „positives Selbstbild" am höchsten einzuschätzen. Dies steht im Einklang mit der gängigen Meinung, Lebensqualität und kognitive Fähigkeiten seien eng miteinander verknüpft (Banerjee et al. 2009; Wetzels et al. 2010; Gräske et al. 2011b). Eine reduzierte Lebensqualität lässt sich in Bereichen erkennen, in denen „ruheloses, angespanntes Verhalten" gezeigt wird, Bewohner/innen eher selten „etwas zu tun haben" oder „negative Affekte" zeigen. Die Lebensqualität von Personen mit dem Einzugsziel WG wird zum Einzugszeitpunkt in den meisten Kategorien höher eingeschätzt als dies bei SWB-Einziehenden der Fall ist. Allerdings leiden letztere auch bereits beim ersten Messzeitpunkt stärker unter kognitiven Beeinträchtigungen als WG-Bewohner/innen (siehe Kapitel 4.3.2).
Bis auf „soziale Beziehungen" verbessern sich die Einschätzungen zur Lebensqualität in den einzelnen Dimensionen im Verlauf der Untersuchung. Signifikante Veränderungen konnten in den Varianzanalysen nur tendenziell für die Dimension „positiven Affekt" nachgewiesen werden. Es ergeben sich in Abhängigkeit der Versorgungsform unterschiedliche Verläufe. Eine signifikante Verbesserung zeigt sich für die Einschätzung zur Pflegebeziehung in den WG. Diese wird im Studienverlauf besser eingeschätzt, in den SWB sinkt sie hingegen im Verlauf des ersten halben Jahres im Durchschnitt deutlich ab und verbessert sich auch im letzten Studienhalbjahr nur unwesentlich wieder.

Zu ähnlichen Ergebnissen kam auch eine niederländische Studie (te Boekhorst et al. 2009), die keine durchgängig verbesserte Lebensqualität von in „group living homes" lebenden Personen gegenüber in Pflegeheimen Wohnenden feststellen konnte. Mitverantwortlich könnte laut Autoren u. a. auch die Auskunft durch verschiedene Befragte zu den einzelnen Messzeitpunkten sein, die möglicherweise zu unterschiedlichen Ergebnissen führte, sowie die teilweise schon zu Untersuchungsbeginn unterschiedlichen Messwerte zwischen beiden Gruppen. Ähnliche Limitationen können auch für die vorliegende Studie genannt werden.

Nach regressionsanalytischem Vergleich ermittelten niederländische Forscher im „group living" einen signifikant besseren Subskalenwert in der Dimension „etwas zu tun haben". Die dort Lebenden hatten nach sechs Monaten häufiger etwas zu tun als jene im traditionell ausgerichteten Milieu. Offenbar verfügten die Bewohner/innen im „group living" über bessere soziale Beziehungen (te Boekhorst et al. 2009). Diese Aussage wird aber limitiert, weil nach einer Alters- und Geschlechtsanpassung sowie nach Adjustierung der kognitiven Leistungsfähigkeit keine durchgängige Signifikanz vorlag. Auch in der vorliegenden Studie konnte im Rahmen der Varianzanalyse unter Berücksichtigung von Demenzstadium und Geschlecht kein signifikanter Effekt der Wohnform nachgewiesen werden.

Ernährungsstatus (BMI/MUST)
Wie die Unterernährung (siehe Kapitel 4.3.2) geht ebenfalls eine Mangelernährung mit erhöhten Morbiditäts- und Mortalitätsraten einher (Bauer et al. 2008; Gariballa & Forster 2007; Newman et al. 2001).

Allgemein besteht bei älteren (Drey & Kaiser 2011; Kagansky et al. 2005; Newman et al. 2001) und insbesondere bei demenzerkrankten Menschen ein erhöhtes Risiko bezogen auf eine Mangelernährung (Bauer et al. 2008; Pauly et al. 2007; Kagansky et al. 2005). Mit dem Krankheitsprogress nimmt dieses Risiko zu (Poehlman & Dvorak 2000; Wirth et al. 2007; Wolf-Klein & Silverstone 1996). Die häufigsten Ursachen für Mangelernährung sind funktionelle (Drey & Kaiser 2011; Pauly et al. 2007) und kognitive Defizite (Faxén-Irving 2002).

Laut der Ergebnisse zum Ernährungsstatus (vgl. Kapitel 4.3.2) sind die Rekrutierten zum Zeitpunkt des jeweiligen Einzugs nach der WHO (2010) insgesamt als normalgewichtig einzustufen. Der hier ermittelte mittlere BMI entspricht dem von Demenzerkrankten in Alteneinrichtungen (Schäufele et al. 2007). Wird der mittlere BMI zur Beurteilung des Ernährungsstatus herangezogen, dann ist das Körpergewicht von Menschen mit dem Einzugsziel SWB deutlich größer als das der Untersuchungsgruppe. Obwohl diese bei Studienabschluss schwerer kognitiv beeinträchtigt waren, hatte ein größerer Anteil von ihnen Übergewicht. In der vorliegenden Studie haben stark eingeschränkte Personen insgesamt einen tendenziell größeren BMI als kognitiv weniger stark Beeinträchtigte, was nicht mit der Literatur übereinstimmt (White et al. 1998). Eventuell kann dieses Ergebnis mit der geringen Fallzahl erklärt werden, zudem wurde dieses Ergebnis nur deskriptiv beobachtet, eine Adjustierung nach Geschlecht und Alter fand nicht statt. Andererseits ist aber auch zu vermuten, dass die WHO-Klassifizierung nicht sensitiv genug ist, um die Ernährungssituation bei älteren Menschen exakt zu beschreiben, denn nach einer altersangepassten Auswertung sind Demenzerkrankte mit größeren kognitiven Einschränkungen seltener normal- und häufiger untergewichtig. Es können größere Anteile der Untergewichtigen dem Einzugsziel WG zugeordnet werden. Insgesamt ist nach dieser Einteilung jedoch mehr als die Hälfte der Ausgangskohorte (55 %) untergewichtig.

Tannen et al. (2008) ermittelten in deutschen Pflegeheimen das Risiko der Mangelernährung mittels MUST-Score, welcher auch für den ambulanten Bereich empfohlen wird (Kondrup et al. 2003). Demnach hatte ein Anteil von etwa 80 % ein geringes, 8 % ein mittleres und etwa 12 % ein hohes Risiko.

Bei Aufnahme in die DeWeGE-Studie besteht bei jeder/m zweiten Teilnehmenden (48 %) nur eine geringe Gefahr von Ernährungsdefiziten. Ein mittleres Risiko besteht für jede/n Vierte/n (25 %) und ein hohes Risiko für 23 %. Im Vergleich zur bundesweiten Erhebung der Heimpopulation durch Tannen et al. (2008) sind größere Anteile der hier Untersuchten dem Risiko einer Mangelernährung ausgesetzt. Bei Personen mit stark eingeschränkter Kognition (MMSE < 10) ist das Risiko seltener gering und öfter mittel oder hoch gegenüber dem von geistig Leistungsfähigeren.

Betrachtet man den zeitlichen Verlauf, so verdoppelt sich nach einem Jahr der Anteil derjenigen mit einer geringen Gefahr von Ernährungsdefiziten. Gleichzeitig sinkt das mittlere und hohe Risiko insgesamt. Zu t_3 besteht für 23,1 % der SWB- und für 5,0 % der WG-Bewohnerschaft ein mittleres Risiko, ein hohes dafür für 15,0 % der WG- und 7,7 % der SWB-Bewohnerschaft. Etwa jeweils 12 % der sowohl geistig stark Eingeschränkten als auch der weniger stark Eingeschränkten sind am Ende des Untersuchungszeitraums einem hohen Risiko ausgesetzt. Ein etwa dreimal so großer Anteil aller kognitiv stark eingeschränkten Follow-ups hat hier ein mittleres Risiko (17,6 %). In beiden Gruppen überwiegen jedoch diejenigen mit einem geringen Gesamtrisiko für das Vorliegen einer Mangelernährung.

Schmerzen

Bei Demenzerkrankten bleiben Schmerzen sehr häufig unterversorgt (Cunningham et al. 2010; Schäufele & Weyerer 2009), weil sie bei Pflegenden aufgrund der häufigen Verhaltensstörungen, welche typischerweise mit einer Demenz einhergehen, oftmals untergehen (Cunningham et al. 2010) und von den Betroffenen aufgrund sprachlicher Defizite nicht geäußert werden können (Ferrell 2004; Frampton 2003). Studien belegen, dass etwa 21 % der an Schmerzen leidenden Heimpopulation keine Schmerzen äußern kann (Ferrell 2004). Dies zieht eine schmerztherapeutische Unterversorgung nach sich – zu Lasten der Betroffenen (ebd.). Forderungen werden daher laut, die an der Versorgung beteiligte Ärzteschaft und Pflegekräfte dafür zu sensibilisieren, dass *„evtl. vorhandene Erkrankungen und Beeinträchtigungen […] von Demenzpatienten nicht geäußert werden"* (Schubert et al. 2007).

In den Heimen schwanken die Prävalenzraten bezüglich Schmerz zwischen 45 und 80 % (Frampton 2003). Bei Einschluss in die DeWeGE-Studie hat fast jede zweite Person Schmerzen angegeben. Das Phänomen Schmerz wird dabei häufiger von Teilnehmenden mit dem Einzugsziel WG angegeben und seltener in den untersuchten SWB. In der vorliegenden Untersuchung wurden von allen Bewohner/innen mit Schmerzen zum Zeitpunkt ihres Einzugs 60 % medikamentös mittels Analgetika therapiert. Womöglich unterversorgt sind somit rund 40 % aller Personen mit Schmerzen, da sie trotz Indikation keine Schmerzpräparate einnehmen. Nach einem Jahr erhalten nur 40 % aller Nachverfolgten mit Schmerzen eine entsprechende pharmakologische Schmerzbehandlung.

Im zeitlichen Verlauf hat sich der Anteil der Follow-ups mit Schmerzen in beiden Versorgungsformen verringert, was für eine gute Schmerztherapie spricht. Allerdings wurden Personen mit Schmerzen im stationären Setting schneller therapiert. Nach sechs Monaten war der Anteil der Bewohner/innen mit Schmerzäußerungen hier nur halb so groß wie in den WG, obwohl diese bei Studieneinschluss wesentlich häufiger eine Schmerzsymptomatik aufwiesen. Insgesamt hat sich ebenfalls die Schmerzintensität im Zeitverlauf verändert. Während starker Schmerz zu t_2 und t_3 nicht mehr angegeben wird, wird hier häufiger von einer leichten Schmerzsymptomatik berichtet, was ebenfalls als Behandlungserfolg gewertet wird. Ob die pharmakologischen oder nicht-pharmakologischen Therapieansätze zu diesem Resultat führten, konnte in der vorliegenden Studie nicht ermittelt werden.

Sturz

Die Ergebnisse der Längsschnittstudie zeigen eine globale Sturzrate zum Zeitpunkt des Einzugs von fast 50 % und somit 2,5 mal so hoch wie in der spezialisierten Hamburger Dementenbetreuung mit 20 % im Zeitraum von einem Monat (Weyerer et al. 2005). Da sich die Angaben hier auf die vier Wochen zuvor beziehen, kann davon ausgegangen werden, dass der Grund für einen Wechsel in eine der beiden Versorgungsformen ein Sturzereignis darstellt. In der Literatur werden ausgeprägte Hin- und Weglauftendenzen als Prädiktor für einen Sturz (French et al. 2007, van Doorn et al. 2003) angesehen. Ausgeprägte Hin- und Weglauftendenzen werden häufiger in restriktiveren Wohnumfeldern beobachtet (Lachs et al. 2002). Wenn nun ein Großteil der Bewohner/innen aus der eigenen Häuslichkeit wechselte und das ist hier der Fall, dann überrascht diese hohe Sturzrate nicht. Im Umkehrschluss hätte das aber in beiden Versorgungsformen gleich hohe Prävalenzen bei Studieneinschluss zur Folge, weil etwa jeweils der gleiche Anteil beider Bewohnerschaften zuvor in der eigenen Häuslichkeit lebte. Die Prävalenzraten unterscheiden sich jedoch sehr stark und die Rate in den WG überwiegt deutlich und ist womöglich nur aufgrund der geringen Fallzahlen nicht teststatistisch signifikant. Zudem überwiegt in den WG der Anteil weiblicher Studienteilnehmenden, wohingegen in SWB überwiegend Männer neu einziehen.

Im Studienverlauf ist die Sturzprävalenz insgesamt rückläufig und unter Beachtung der Ausgangssituation stärker regressiv in den WG. Sturzereignisse werden nun häufiger in SWB beschrieben, was womöglich einerseits auf den schlechteren kognitiven Zustand der SWB-Bewohnerschaft und andererseits auf ihren höheren Anteil an psychopharmakatherapeuthischer Behandlungsmaßnahmen zurück geführt werden kann. Beides begünstigt Stürze.

Bewegungseinschränkende bzw. freiheitseinschränkende Maßnahmen
Den Angaben der Befragten nach, wurden BEM/FEM in den letzten vier Wochen vor dem Einzug bei 30 % der Stichprobe und seltener bei Einziehenden in eine ambulante betreute WG (24 %) angewendet. Ein reduzierter kognitiver Zustand gilt allgemein als Risikofaktor für BEM/FEM. Wie sich ergeben hat, sind Rekrutierte mit dem Einzugsziel SWB bei Studieneinschluss in schlechterer geistiger Verfassung (vgl. Kapitel 4.3.2) und werden der Auswertung zufolge mit 41 % auch häufiger eingeschränkt.
Im Untersuchungsverlauf steigt zwar die Anzahl der BEM/FEM, die Rate der Betroffenen ist hingegen leicht rückläufig, so dass nach zwölf Monaten 27 % der Rekrutierten eingeschränkt werden. Insgesamt werden nach zwölf Monaten 35 % der ambulanten und 15,4 % der stationären Bewohnergemeinschaften mechanisch eingeschränkt. Weyerer et al (2005) vermuten in den Stürzen die Ursache für die häufigen restriktiven Maßnahmen. In der vorliegenden Studie ist Sturz allerdings kein Prädiktor für BEM/FEM, denn wie die Auswertung ergab, traten Sturzereignisse nach zwölf Monaten häufiger in SWB auf. Becker et al. (2003) beschreiben BEM/FEM bei etwa 35 % der Heimpopulation also einem gleichen Anteil wie in den WG.

Einnahme von Medikamenten
Wie im Kapitel 4.3.3 bereits angesprochen wurde, gehen Demenzerkrankungen sehr häufig mit neuropsychiatrischen Symptomen einher (Schäufele et al. 2007; Steinberg et al. 2003; Martin et al. 2000). Diese Verhaltensweisen führen zu einer häufigeren Verschreibung von **Psychopharmaka** (Testad et al. 2007; Gruber-Baldini et al. 2004). Der Literatur zufolge ist eine „*günstige Beeinflussung psychopathologischer Begleitsymptome […] mit den verfügbaren psychotropen Medikamenten möglich*" (Seidl et al. 2007). Hierfür eignen sich neuere Antidepressiva (Füsgen et al. 2003; Korthals Altes & Kurz 2000) und atypische Neuroleptika (Ibach 2008; Füsgen et al. 2003). Ein Nutzeneffekt zeigt sich im geringeren Pflegeaufwand und in der geringeren Pflegezeit, weil die Bewohner/innen länger selbstständig sind (Wimo et al. 2003).
Bei Studieneinschluss erhalten rund 63 % der Ausgangskohorte mindestens ein Psychopharmakon, mehr als ein Drittel aller Untersuchten nimmt ein, 18 % zwei und sogar 9 % drei verschiedene Psychopharmaka ein. Teilnehmende mit dem Einzugsziel SWB werden durchschnittlich 0,5 Psychopharmakapräparate mehr verordnet verglichen mit WG. Vermutlich kennzeichnet auch das ihre schlechtere kognitive Verfassung und die höhere Prävalenz neuropsychiatrischer Symptome zum Zeitpunkt des Einzugs. Majic et al. (2010) untersuchten die derzeit übliche psychophar-

makologische Behandlung von neuropsychiatrischen Symptomen der Demenz in
Berliner Pflegeheimen Demnach werden kognitive Symptome am häufigsten mit
Neuroleptika (52 %), Antidepressiva (30 %) und Antidementiva (17 %) behandelt.
In der vorliegende Studie steigt insgesamt der Anteil aller psychopharmakothera-
pierten Teilnehmenden im Untersuchungsverlauf an. Parallel dazu wurde ein Anstieg der gleichzeitig eingenommenen Präparate festgestellt. Da im Zeitverlauf auch
die psychologischen Verhaltensauffälligkeiten innerhalb der Stichprobe zunehmen,
könnten sie die Ursache für den vermehrten Einsatz von Psychopharmaka sein. Der
Einsatz von Neuroleptika steigt im Zeitverlauf um 6 %, der Einsatz von Antipsychotika um etwa 19 % an.

Komorbiditäten

An der Spitze der **somatischen Erkrankungen** bei Demenzerkrankten in deutschen
Alteneinrichtungen stehen wie in vorliegender Studie Kreislauferkrankungen und
hier besonders eine Hypertonie (Schäufele et al. 2007). Verglichen mit den hier Untersuchten sind die Bewohner/innen in den Pflegeheimen anteilig häufiger von diesen Erkrankungen betroffen, was aber auch auf die Unterschiede in der Methodik
zurückgeführt wird, denn Schäufele et al. (2007) bezogen die zugrundeliegenden
Diagnoseangaben aus den Pflegedokumentationen.
Ein ansteigendes Lebensalter führt oftmals zur Zunahme von bestimmten altersspezifischen Erkrankungen und andererseits auch zur Zunahme der Anteile von Personen mit Mehrfacherkrankungen (Wurm & Tesch-Römer 2006). Im Studienverlauf
nahmen die Anteile der Untersuchten, die laut den Angaben der Ärztinnen und Ärzte
nicht somatisch erkrankt sind, stetig ab. Bereits bei Studieneinschluss sind die Teilnehmenden häufig von zwei und mehr Erkrankungen betroffen – es wurden Erkrankungen in durchschnittlich zwei Hauptdiagnosekategorien angegeben. Im weiteren
Studienverlauf wurden zusätzlich weitere Erkrankungen diagnostiziert, dies spricht
für eine Zunahme der Multimorbidität.
Besonders häufig diagnostizierten die Hausärzten/innen zum Zeitpunkt t₁ Erkrankungen in den Hauptdiagnosekategorien **Psychische und Verhaltensstörungen**
(25 %), was auf die Demenzerkrankung im Allgemeinen zurückzuführen ist. Nach
zwölf Monaten werden diese Erkrankungen bei genau einem Drittel angegeben, dies
indiziert, dass Verhaltensstörungen mit dem Krankheitsprogress zunehmen (vgl.
Kapitel 4.3.3). Laut den vorliegenden Ergebnissen haben Teilnehmende mit dem
Einzugsziel WG anteilig häufiger besonders schwerwiegende Verhaltensstörungen
als in einen SWB einziehende Personen. Im Hinblick auf die Rahmenvereinbarung
zu SWB (BSfGS 2008) ist dies ein so nicht erwartetes Ergebnis. Von allen **psychischen Verhaltensstörungen** diagnostizierten die Hausärztinnen zum Zeitpunkt t₁
besonders häufig Demenzerkrankungen (25 %). Auch nach Schäufele et al. (2007)
liegt bei demenzerkrankten Heimbewohner/innen nicht immer eine ärztlich diagnostizierte Demenz vor: nur etwa 56 % der Demenzkranken hatten demnach auch
eine Demenzdiagnose.

5. Fazit und Ausblick

Im Hinblick auf den bereits begonnenen demografischen Wandel mit einer immer stärker alternden Gesellschaft und der wachsenden Zahl von Personen mit (oft mehrfachen) gesundheitlichen Einschränkungen sind valide Kenntnisse einer notwendigen pflegerischen Versorgungsstruktur zunehmend wichtig. Nach allen vorliegenden Projektionen wird der Bedarf an Pflegeleistungen für ältere Menschen gesamtgesellschaftlich in den kommenden Jahren deutlich zunehmen, bei gleichzeitig deutlich sinkendem Pflegepotenzial (Statistisches Bundesamt 2008b). Derzeit und wohl auch in Zukunft wird dabei die Versorgung in der eigenen Häuslichkeit eine prägende Rolle spielen. Sie entspricht ganz offensichtlich dem Wunsch vieler alter Menschen und ihrer Angehöriger. Der Umzug in ein Pflegeheim wird hingegen oft gescheut. Der demografische Wandel der deutschen Bevölkerung wird jedoch dazu führen, dass Pflege und Betreuung immer häufiger nicht mehr in der eigenen, angestammten Häuslichkeit oder der von Verwandten sichergestellt werden kann. In Folge werden neue Wohn- und Versorgungsformen an Bedeutung gewinnen, die zwischen eigener Häuslichkeit und Pflegeheim einzuordnen sind. In diesem Segment nehmen WG für pflegebedürftige Menschen eine wichtige Stellung mit wachsender Bedeutung ein. Sozialpolitisch ergibt sich aus diesen Entwicklungen die Notwendigkeit, der Zielgruppe älterer pflegebedürftiger Menschen ein umfassendes, abgestuftes Netz von Hilfen, Betreuungs- und Versorgungsangeboten anzubieten und die dort zugehörigen Elemente auch wissenschaftlich zu evaluieren. Da die Mehrzahl der älteren Menschen solange wie möglich selbstständig in der eigenen Wohnung wohnen bleiben möchte und der Gesetzgeber der häuslichen Versorgung Vorrang gegeben hat, gewinnt das Entstehen gemeinschaftlicher Wohnformen an Bedeutung (BMFSFJ 1998). Das am 28.03.2012 verabschiedete Gesetz zur Neuausrichtung der Pflegeversicherung (Pflege-Neuausrichtungs-Gesetz – PNG; BMG 2012) sieht in seinem sechsten Abschnitt ein „Initiativprogramm zur Förderung neuer Wohnformen" vor, das in § 45e explizit Anschubfinanzierungen für ambulant betreute Wohngruppen vorsieht. Der Gesetzgeber intendiert damit ausdrücklich die Versorgungsform ambulant betreute WG zu stärken. Möglichkeiten und Grenzen von Konzepten ambulant betreuter WG für ältere pflegebedürftige Menschen werden in diesem Kontext aktuell vielfach diskutiert, insbesondere auch unter dem Blickwinkel der Versorgung demenziell erkrankter Menschen. Um solche Diskussionen angemessen und sachbezogen führen zu können, ist die Schaffung valider Grundlagendaten eine unabdingbare Voraussetzung. Hierbei ist auch zu berücksichtigen, dass unter dem Gesichtspunkt geänderter Versorgungsanforderungen nicht nur der Betroffenen selber, sondern auch im Hinblick auf eine generationsübergreifende Planung, ambulant betreute WG einen zunehmenden Stellenwert haben. Sie ermöglichen es den Betroffenen, ihre individuelle Autonomie und gewünschte Teilhabe am sozialen Leben möglichst weitgehend zu erhalten. Und sie ermöglichen es den Angehörigen, sich weiterhin in der Betreuung zu engagieren, ohne dies in der angestammten Häuslichkeit bewältigen zu müssen (Wendtke 2006). Hieraus resultiert auch unter den gegebenen gesellschaftlichen Realitäten eine insgesamt geringere Belastung und eine bessere Vereinbarkeit von Pflege/Betreuung und beruflicher Tätigkeit, so dass auch für Angehörige eine wirtschaftliche Eigenverantwortung und soziale Bezüge besser aufrechterhalten werden können bei gleichzeitiger Sicherstellung einer qualifizierten Rund-um–die Uhr-Betreuung (BMFSFJ 2005: 322 ff.).

Da Grundlagendaten im Bereich der ambulant betreuten WG für ältere pflegebedürftige Menschen zur Zeit allgemein nicht in der benötigten Form bereitstehen, ist eine fortlaufende qualifizierte Erhebung bestehender Angebots- und Versorgungsstrukturen notwendig, um auch langfristig eine leistungsfähige Versorgungsstruktur sicherzustellen. Mit den vorliegenden Studien wurden erstmalig umfassend Informationen über die Versorgungsergebnisse, die Versorgungssituation sowie die Kooperations-/Netzwerkstrukturen von ambulant betreuten WG und SWB für Menschen mit demenziellen Erkrankungen in stationären Pflegeeinrichtungen erhoben und ausgewertet. Dabei zeigte sich, dass die fokussierten Versorgungsformen von unterschiedlichen Personengruppen favorisiert werden, die sich insbesondere in soziodemografischen und pflegerelevanten Eckpunkten unterscheiden. Grundsätzlich verdeutlicht das ermittelte Bewohnerprofil einen großen Bedarf fachlich fundierter Pflege. Eine grundsätzliche Überlegenheit von WG gegenüber anderen Versorgungsformen konnte dabei – nicht zuletzt auch aufgrund der unterschiedlichen Nutzerstrukturen – nicht nachgewiesen werden. Ambulant betreute WG sind also nicht per se förderlicher für Menschen mit Pflegebedarf und/oder demenziellen Erkrankungen. Überlegungen, sich für das eine oder das andere Setting zu entscheiden, sollten daher auch immer einbeziehen, wie persönliche Lebenskonzepte auch unter einschränkenden Lebenssituationen noch weitestgehend berücksichtigt werden können. Ergebnisse wissenschaftlicher Studien zu solchen Entscheidungsprozessen und ihren Grundlagen fehlen bislang gänzlich in der Literatur. Hier gilt es in den nächsten Jahren diese Forschungslücke zu verkleinern.

Anhand der nachfolgenden beispielhaften Auflistung soll noch einmal auf die Wichtigkeit entsprechender Grundlagendaten zu ambulant betreuten WG in Bezug auf Versorgungsstrukturen, -prozesse und -ergebnisse und den daraus resultierenden Möglichkeiten für verschiedene Adressatenkreise hingewiesen werden:

- *Betroffene/Vertretungsberechtigte*
  Grundlagendaten und Studienergebnisse bieten eine deutliche Verbesserung der Informationsgrundlagen zu Angebots- und Nutzerstrukturen und ermöglichen Betroffenen und ihren Angehörigen/Vertretungsberechtigten

- eine bessere Orientierung bei der Auswahl der geeigneten Versorgungsform,
- fundiertere Einblicke in verschiedene Versorgungsangebote und -konzepte
- eine bessere Selbstbestimmung im Umgang mit der Erkrankung und somit auch
- eine höhere Lebensqualität auch unter den krankheitsbedingten Einschränkungen.

- *Ehrenamtliche Helfer/innen*
Für ehrenamtlich Helfende werden bestehende Versorgungslücken sowie mögliche neue Betätigungsfelder aufgezeigt.

- *Leistungserbringer*
Durch verbesserte Informationsgrundlagen und erarbeitete Handlungsempfehlungen ist es Leistungserbringern möglich

  - frühzeitige Maßnahmen zur Sicherung der Selbstständigkeit und vorhandener Ressourcen in einer frühen Phase der demenziellen Erkrankung zu treffen,
  - eigene Versorgungsergebnisse sachgerecht in fachliche oder regionale Kontexte einzuordnen
  - eine Überprüfung und Weiterentwicklung ihrer jeweiligen Leistungspalette vorzunehmen sowie
  - zielgruppen- und bedürfnisorientierte Versorgungsangebote anzubieten,
  - die Auswahl von geeignetem Personal und dessen (Weiter-)Qualifikation voranzutreiben und nicht zuletzt
  - an der Gestaltung kooperativer vernetzter Versorgungsstrukturen mitzuarbeiten.

- *Verbände*
Spitzenverbände der Leistungserbringer können mögliche Konsequenzen und Handlungsempfehlungen zur Weiterentwicklung von Versorgungsangeboten sowie auch zur Beratung und Begleitung von Mitgliedsorganisationen ableiten.

- *Politik/Verwaltung*
Die Ergebnisse der verschiedenen Studien leisten im Sinne einer Beratung auf politischer Ebene konkrete Hinweise auf die Situation der gesundheitlichen Versorgung von Menschen mit Demenz und liefern Vorschläge zur Verbesserung der Versorgungssituation. Hier ist insbesondere darauf hinzuweisen, dass durch die Evaluation der Versorgungsstrukturen erstmalige belastbare Daten zur Einschätzung des Versorgungsgeschehens vorliegen, die auf einen Handlungsbedarf zur besseren Einbindung von WG in das gesundheitliche Versorgungsnetzwerk hinweisen. Die Studienergebnisse tragen damit zu einer Fundierung der aktuellen Diskussion zur Weiterentwicklung zukunftsorientierter Ansätze für ein modernes Leben und Wohnen im Alter auch unter krankheitsbedingten Einschränkungen bei. Hierzu gehören beispielsweise eine Bedarfseinschätzung

verschiedener Ansätze für Wohnen im Alter, eine Bestandsaufnahme zum Stand der Inanspruchnahme und zum Stellenwert von WG im Versorgungssystem, die Ableitung von Maßnahmen zur Weiterentwicklung des Versorgungsangebotes sowie die (Weiter-)Entwicklung einer kommunalen Pflegeberatung als Steuerungselement des Versorgungsgeschehens. Ergebnisse können zudem für eine qualitätsgesteuerte Weiterentwicklung von Vergütungsstrukturen genutzt werden. Bezogen auf die Situation in Berlin ist zudem die aktive Einbeziehung Angehöriger und Ehrenamtlicher und ihre Bedeutung für das Versorgungsgeschehen in WG neu zu überdenken.

Weitere Nutzungsmöglichkeiten ergeben sich durch den Vergleich mit anderen Versorgungsbereichen (ambulant und/oder stationär) und einer allgemeinen Beförderung des fachlichen Meinungsaustausches. Zudem können die gewonnen Erkenntnisse für eine Verbesserung von Beratungsangeboten sowie Aus- und Fortbildungsangeboten genutzt werden. Und nicht zuletzt sind sie für die Schaffung valider Forschungsgrundlagen unverzichtbar. Darüber hinaus ergeben sich im Hinblick auf eine zunehmend alternde Gesellschaft auch Perspektiven für den Umgang mit altersspezifischen Erkrankungen und den daraus entstehenden Folgen im Hinblick auf sich abzeichnende knappere ökonomische Ressourcen.

Wirtschaftliche Fragestellungen ergeben sich aber nicht nur unter dem Gesichtspunkt der Ressourcenallokation, sondern WG sind vor allem für die darin tätigen Pflegedienste sowie die Anbieter des Wohnraums auch wirtschaftlich bedeutsam. Für beide Akteursgruppen stellen WG eine Ausweitung ihres wirtschaftlichen Betätigungsfeldes dar. Es ist daher wesentlich, Nutzern/innen von WG neben den Kosten die Versorgungs- und Pflegequalität als (weiteres) Entscheidungskriterium verfügbar zu machen. Volkswirtschaftlich relevant ist zudem, dass durch die Umnutzung bestehenden Wohnraums oder die Einbettung einzelner WG in neu errichteten Wohnraum vermutlich weniger (auch staatliche) Ressourcen aufzuwenden sind als für die Errichtung und den Unterhalt von Pflegeheimen. Gesundheitsökonomische Vergleichsstudien zu ambulant betreuten WG und vollstationären Versorgungsformen stehen jedoch bisher aus,

Im Sinne der Marktvielfalt ermöglicht das Konzept der WG es auch Anbietern aus dem Bereich der kleineren und mittleren Unternehmen (sowohl aus dem profitorientierten wie auch dem nicht-profitorientierten Bereich) sich ein neues Betätigungsfeld zu erschließen. Dies wiederum trägt im Sinne der Nutzer/innen, also der Pflegebedürftigen, zu einer facettenreicheren Marktsituation und mehr Wahlmöglichkeiten bei. Gerade aber kleinere Anbieter benötigen Unterstützung bei der (wissenschaftlich fundierten) Konzeptgestaltung und der Qualitätsentwicklung. Sie sind darauf angewiesen, sich an bewährte Modelle anzulehnen und sie für sich adaptieren zu können. Die hier vorliegenden Berliner Studien zu WG für pflegebedürftige Menschen schließen für das Land Berlin die bestehende Lücke zu den Daten aus der Bundespflegestatistik gemäß § 109 SGB XI. Mit den vorliegenden Studien liegen erstmals eine Vielzahl von Daten und Fakten zur Situation von WG und ihren Bewohnern/innen einer breiten Öffentlichkeit vor. Für alle an der Versorgung Beteiligten verbessern sich mit diesen Studie Kenntnisstand und Transparenz zum Angebot, um damit Diskussionsprozesse für weitere Entwicklungen anzustoßen. Hiermit soll auch langfristig sichergestellt werden, dass eine leistungsfähige, zahlenmäßig ausreichende und wirtschaftliche pflegerische Versorgungsstruktur gewährleistet und vorgehalten werden kann.

Nachzudenken ist zukünftig über eine Fortschreibung dieser und ähnlicher Studien, um so zum einen jeweils über aktuelle Grundlagendaten zu verfügen und zum anderen auch rechtzeitig Entwicklungen in diesem Bereich sichtbar zu machen. Im Rahmen aktueller Versorgungskonzepte sind WG zurzeit eine zunehmend genutzte, sozialraumorientierte und niedrigschwellige Wohnform im Alter, für die sowohl Potentiale als auch Grenzen im Blick behalten werden müssen. Hingewiesen sei in diesem Zusammenhang z. B. auch auf Modellprojekte des Bundesministeriums für Familie, Senioren, Frauen und Jugend „Baumodellprojekte der Altenhilfe und der Behindertenhilfe" (BMFSFJ o.J.) mit dem Modellprogramm „Neues Wohnen – Beratung und Kooperation für mehr Lebensqualität im Alter", welches auch ambulant betreute WG umfasst.

Darüber hinaus sollten zukünftig auch zunehmend qualitative Aspekte dieser Wohnform in den Fokus rücken. In Abstimmung mit allen an der Versorgung Beteiligten müssen verbindliche Vereinbarungen zur Qualitätssicherung der Pflege- und Betreuungsleistungen entwickelt werden, die im Rahmen standardisierter Evaluationsverfahren eine regelmäßige Überprüfung und Überarbeitung erfahren. Dies sollte unter der Maßgabe geschehen, dass allgemein eine zunehmende Alterung der bundesrepublikanischen Gesellschaft und veränderte sozial- und gesundheitspolitische Zielsetzungen es zunehmend notwendig erscheinen lassen, über „neuere", integrativ vernetzte Versorgungsstrukturen für eine alternde Gesellschaft nachzudenken und diese insbesondere unter der Zielsetzung einer hohen Lebensqualität von älteren und hochaltrigen Personen mit gesundheitlichen Einschränkungen umzusetzen und zu evaluieren.

Ambulant betreute WG bedürfen in Zukunft auch einer weitergehenden Konzeptionierung und Erprobung von Qualitäts(weiter)entwicklungskonzepten, die eine tiefgreifende Kooperation und Vernetzung verschiedenster in den Versorgungsprozess eingebundener Akteure befördern. Durch das den ambulant betreuten WG zugrunde liegende Konzept resultiert bei einer qualitativ hochwertigen Umsetzung eine verstärkte soziale Teilhabe der Bewohner/innen, da das Prinzip der Dezentralisierung und der Normalität im Alltag umgesetzt wird. Zudem erfolgt eine Entlastung und Unterstützung von Angehörigen insbesondere demenziell erkrankter Menschen. Wichtig ist hierbei auch die verstärkte Einbindung ehrenamtlicher Unterstützungssysteme, die derzeit noch verbesserungsfähig erscheint und auch eine (verstärkte) Qualifizierung und Professionalisierung von ehrenamtlichen (aber auch professionellen) Dienstleistern umfassen muss.

Ein erster Schritt in diese Richtung wird derzeit im Rahmen der Studie „Forschungsbasierte Qualitätsentwicklung zur Stärkung von Lebensqualität und präventiven Potenzialen in ambulant betreuten Wohngemeinschaften für pflegebedürftige ältere Menschen (WGQual)" (Gräske et al. 2010, 2011b) erprobt. Ziel dieser Studie ist die Entwicklung und Evaluation eines Qualitätsentwicklungskonzeptes einschließlich forschungs- und wissensbasierter Qualitätsindikatoren für ambulant betreute WG für ältere pflegebedürftige Menschen, auch (aber nicht ausschließlich) für Menschen mit Demenz, eingebettet in einen handlungsorientierten, partizipativen Interventionsforschungsansatz. Zielrichtung des Qualitätskonzeptes ist die Wahrung und Steigerung der Lebensqualität Betroffener sowie die Prävention von zunehmenden gesundheitlichen Beeinträchtigungen (Sekundär- und Tertiärprävention bei Pflegebedürftigkeit und/oder demenziellen Erkrankungen). In das Qualitätsentwicklungskonzept werden neben den in den WG tätigen Pflegediensten und den Bereitstellern des Wohnraums, auch die beteiligten niedergelassenen Ärzte und Therapeuten einbezogen, um das wohnortnahe Hilfesystem insgesamt zu stärken und zu entwickeln. Von großer Bedeutung ist auch die Einbindung von Angehörigen und Betroffenen selbst.

Die Ziele des Vorhabens sind im Einzelnen
I. Entwicklung und Umsetzung eines forschungs- und wissensbasierten Qualitätsentwicklungskonzeptes mit Elementen der zentralen und der dezentralen Qualitätsentwicklung. Entwicklung von Elementen der Qualitätsentwicklung, die über einzelne WG, Dienste, Ärzte oder Therapeuten hinausgehen.
   a. Entwicklung und Darstellung von forschungs- und wissensbasierten Qualitätsindikatoren für ambulant betreute WG für ältere, pflegebedürftige Menschen (zentraler Ansatz).
   b. Entwicklung eines Instruments für das interne sowie ggf. externe Audit von ambulant betreuten WG, basierend auf den Qualitätsindikatoren (zentraler Ansatz).
   c. Stärkung der Sekundär- und Tertiärprävention in den WG, durch die Entwicklung gezielter, forschungsbasierter Maßnahmen zur Erhaltung von z. B. Alltagsfähigkeiten, Mobilität, ursachebezogener Reduktion herausfordernder Verhaltensweisen sowie sozialer Einbindung und Teilhabe der Bewohner/innen.
   d. Entwicklung eines Vorgehens für die Qualitätsentwicklung in ambulant betreuten WG, das deren Besonderheiten berücksichtigt, orientiert an der „Dezentralen Methode" der Qualitätsentwicklung und unter Einbezug aller relevanten Beteiligten.
II. Evaluation der Ergebnisse des Qualitätsentwicklungsprozesses
III. Transfer der Ergebnisse in die (Fach-)Öffentlichkeit zur Erhöhung der Transparenz in der Bewertung der Versorgungsangebote

Worch et al. (2011) formulieren: „*Bislang sind verbindliche Qualitätsanforderungen für ambulant betreute Wohngemeinschaften (WG), die sich an alle Akteure richten, rar. Diese sind aber für eine suffiziente Versorgung der meist an Demenz erkrankten Bewohner zu fordern. Insbesondere fehlt bislang ein zuverlässiges Set von wissenschaftlich abgesicherten Qualitätsindikatoren (QI).*" Existent sind bisher i. W. Qualitätsanforderungen, die sich an die Leistungserbringer in der Pflege – z. B. ambulanten Pflegedienste – richten. Trotz zunehmender gesetzlicher Regelungen auch für ambulant betreute WG, wie z. B. dem „Wohnteilhabegesetz – WTG" in Berlin, sind Qualitätsvorgaben für WG noch wenig verbreitet. Nach Worch et al. (2011) orientieren sich schon bestehende Qualitätsanforderungen vornehmlich an strukturellen Aspekten. Ihre Ausrichtung bezieht die netzwerkartige Versorgungsstruktur in WG kaum ein und ist zumeist nur auf den Pflegedienst als Leistungserbringer ausgerichtet. Insbesondere fehlt für das neue Setting ambulant betreuter WG ein zuverlässiges Set von wissenschaftlich abgesicherten QI, die forschungsbasiert den aktuellen, internationalen Stand des Wissens aufgreifen und operationalisieren. In der Arbeit von Worch et al. (2011) wird erstmals ein solches Set von insgesamt 39 wissenschaftlich abgesicherten Qualitätsindikatoren (QI) zur Beurteilung des Leistungsgeschehens in ambulant betreuten WG vorgestellt, welches insbesondere auch die netzwerkartige Versorgungsstruktur in WG berücksichtigt.

Mit validierten Qualitätsindikatoren sowie individuell anpassbaren dezentralen Elementen der Qualitätsentwicklung wird für Nutzer/innen und auch Anbietern mehr Transparenz geschaffen. Es wird einfacher, anhand der definierten und wissenschaftlich abgesicherten QI zu unterscheiden, in welcher WG gute Pflege- und Versorgungsqualität geboten wird und in welcher nicht oder in welchen Punkten sich Angebote unterscheiden.

Die Entwicklung und Evaluation eines speziellen Qualitätsentwicklungskonzeptes für ambulant betreute WG ist dabei trotz der Vielzahl bereits bestehender Qualitätsentwicklungskonzepte, -methoden und -ansätze im Bereich der Pflege, Versorgung und Behandlung sinnvoll und erforderlich, da diese sich strukturell wesentlich von allen anderen Versorgungsangeboten des deutschen Gesundheitswesens unterscheiden. Da WG an sich kein einheitliches Gebilde sind, das als Ganzes mit üblichen Konzepten der Qualitätsentwicklung adressiert werden kann, ist es erforderlich, hier eine Vielzahl von beteiligten Akteuren einzubinden. Neben den direkt Betroffenen und ihren Angehörigen oder Vertretungsberechtigten sind dies beispielsweise Pflegedienste, Vermieter, Ärzte/Therapeuten, … Vertraglich haben alle Beteiligten jeweils nur eine Verpflichtung dem/der einzelnen Bewohner/in gegenüber. Untereinander bestehen keine Verpflichtungen. Im Gegensatz zu einem Pflegeheim o. ä. besitzt die WG keine starke „Bindungskraft" gegenüber allen Akteuren. Es müssen daher Vorgehensweisen entwickelt werden, die es den verschiedenen an einer WG beteiligten Akteuren erlauben, gemeinsam die Versorgungsqualität zu verbessern.

Besondere Beachtung müssen im Setting der WG dabei folgende Fragen finden, auf die derzeit im Rahmen des partizipativen Interventionsforschungsansatzes eingegangen wird:

- Welche Methoden sind für das Setting WG besonders geeignet (z. B. regelmäßige Qualitätszirkel, Arbeitsgruppen, Peer-Visits etc.)?
- Wie kann ein gemeinsames Bewusstsein der unabhängigen Akteure gefördert werden, das den Qualitätsentwicklungsprozess trägt?
- Wie kann eine Nachhaltigkeit/Verstetigung erreicht werden, auch wenn z. B. Pflegedienste wechseln?
- Wie erfolgt die Einbindung der Bewohner/innen einer WG?
- Wie erfolgt die Einbindung der Angehörigen und Betreuer der Bewohner/innen einer WG und welche Anforderungen können an sie gestellt werden?
- In welcher Form können übergreifende Elemente (Fortbildungen, Tagungen, Beratung etc.) die dezentrale Qualitätsentwicklung unterstützen?

Bereits im Bereich der stationären Langzeitpflege und der „klassischen" ambulanten Pflege bestehende Konzepte und Erfahrungen können so angepasst auf den Bereich der ambulant betreuten WG übertragen werden. Dies ermöglicht auch die Schaffung von Synergien, sowohl für die Qualitätsentwicklung in den WG als auch für die anderen Versorgungssegmente, indem Ergebnisse, Anforderungen und Konzepte über sektorale Grenzen hinweg diskutiert und ausgetauscht werden. Dies wird zur Überwindung von sektoralen Grenzziehungen beitragen. Forschungsbedarfe können umfassender betrachtet und Forschungskonzepte entwickelt werden. Ressourcen können geschont werden, indem Parallelentwicklungen zusammengeführt werden. Auch die Zusammenarbeit über Berufsgruppengrenzen wird hierdurch gestärkt, indem Anbieter ärztlicher und therapeutischer Leistungen explizit in den Qualitätsentwicklungsprozess bei den WG einbezogen werden. Im Idealfall werden WG sich zukünftig in regionale bzw. stadtteilbezogene Zusammenschlüsse der übergreifenden Qualitätsentwicklung einbringen (z. B. Qualitätszirkel zwischen niedergelassenen Ärzten, Therapeuten, Pflegediensten und eben auch WG). Dies wird sich vorteilhaft sowohl für die WG als auch für die anderen Akteure auswirken, weil Prozesse und Leistungen besser aufeinander abgestimmt sind, eine Vernetzung unterstützt und die Markttransparenz vor allem für die Nutzer/innen deutlich erhöht wird.

Abschließend ist zu konstatieren, dass ambulant betreute WG unter sozialen Gesichtspunkten ein wichtiger Bestandteil der gesamten Versorgungslandschaft pflegebedürftiger älterer Menschen – bestehend aus ambulanten, teil- und vollstationären Hilfen – geworden sind. Sie sind auf den individuellen Hilfebedarf der Bewohner/innen zugeschnitten und weisen nach Ergebnissen erster Studien (Wolf-Ostermann 2007; Wolf-Ostermann 2011b; Wolf-Ostermann et al. 2011) einen stark regionalen/kleinräumigen Bezug auf. Sie können diesem Auftrag jedoch nur gerecht werden, wenn gleichzeitig auch gesichert ist, dass eine hohe Versorgungsqualität geleistet wird, so wie dies in anderen Versorgungsbereichen ebenfalls erforderlich ist. Durch eine kontinuierliche forschungs- und wissensbasierte Weiterentwicklung und Evaluation wird dem sozialen Stellenwert dieses Versorgungsangebotes Rechnung getragen, wobei alle beteiligten Akteure (Bewohner/innen, Angehörige und Versorgende) einbezogen werden müssen. Dies trägt wesentlich dazu bei, dass ein integrativ vernetzter Bestandteil des gesamten Versorgungsgeschehens nachhaltig verankert wird. Hierbei sollte jedoch nicht übersehen werden, dass es das Konzept von WG eben auch ausmacht, dass Bewohner(innen) hier individuelle Vorstellungen vom Zusammenleben verwirklichen wollen und dem Aspekt der pflegerischen Leistungen andere vielfältige Lebensaspekte zur Seite stehen.

6. LITERATUR

Aalten, P., Verhey, F. R., Boziki, M., Bullock, R., Byrne, E. J., Camus, V. et al. (2007). Neuropsychiatric syndromes in dementia.: Results from the European Alzheimer Disease Consortium: part I. *Dement Geriatr Cogn Disord*, 24 (6), 457–463.

Aalten, P., Vugt, M. E. de, Jaspers, N., Jolles, J. & Verhey, F. R. (2005). The course of neuropsychiatric symptoms in dementia. Part I: findings from the two-year longitudinal Maasbed study. *International Journal of Geriatric Psychiatry*, 20 (6), 523–530.

Allman, R. M., Laprade, C. A., Noel, L. B., Walker, J. M., Moorer, C. A., Dear, M. R. et al. (1986). Pressure sores among hospitalized patients. *Archive of Internal Medicine, 105* (3), 337–342.

Alzheimer Gesellschaft Bochum e. V. (2004). Forschungsbericht Teil III: Ergebnisse einer mündlichen Befragung von Leitungskräften ambulanter und (teil-) stationärer Einrichtungen zum Pflege-, Betreuungs- und Beratungsangebot für Menschen mit einer Demenz und ihre Angehörigen.– 2002 bis 2003 – (Bundesministerium für Familie, Senioren, Frauen und Jugend, Hrsg.). Bochum. Verfügbar unter: http://www.bs1-services.de/modellprojekt%20Teil%20III.pdf [02.02.2011].

Ambulante Betreuung hilfs- und pflegebedürftiger Menschen e. V. (o. J.). Betreute Wohngruppen. Verfügbar unter: http://www.ambet.de/wohnen/betreute-wohngruppen [02.02.2012].

Amici, S., Gorno-Tempini, M. L., Ogar, J. M., Dronkers, N. F. & Miller, B. L. (2006). An overview on Primary Progressive Aphasia and its variants. *Behav Neurol*, 17 (2), 77–87.

Appleton, J., Bagnall, A., McRae, J. & Stevens, S. (1996). Recent advances in speech and language therapy. *British Journal of Hospital Medicine*, 55 (9), 582–585.

Archibong, U. E. (1999). Evaluating the impact of primary nursing practice on the quality of nursing care: a Nigerian study. *Journal of Advanced Nursing*, 29 (3), 680–689.

Ärztekammer Berlin (Hrsg.) (2010). Geriatriekonzept Berlin 2010. Verfügbar unter: http://www.aerztekammerberlin.de/40presse/10_pressemitt/788_pak03_2010_Geriatriekonzept/788_Geriatriekonzept_Berlin_2010.pdf [02.02.2012].

Baltes, M. M. & Wahl, H.-W. (1996). Patterns of communication in old age: The dependence-support and independence-ignore script. *Health Communication*, (6), 217–231.

Banerjee, S., Samsi, K., Petrie, C. D., Alvir, J., Treglia, M., Schwam, E. M., & del Valle, M. (2009). What do we know about quality of life in dementia? A review of the emerging evidence on the predictive and explanatory value of disease specific measures of health related quality of life in people with dementia. *International Journal of Geriatric Psychiatry*, 24, 15–24.

Barberger-Gateau, P. & Fabrigoule, C. (1997). Disability and cognitive impairment in the elderly. *Disabil Rehabil*, 19 (5), 175–193.

Bauer, J., Wirth, R., Volkert, D., Werner, H. & Sieber, C. (2008). Malnutrition, Sarkopenie und Kachexie im Alter – Von der Pathophysiologie zur Therapie. *Deutsche medizinische Wochenzeitschrift*, (133), 305–310.

Becker, C., Eichner, B., Lindemann, B., Sturm, E., Rissmann, U., Kron, M. et al. (2003). Fähigkeiten und Einschränkungen von Heimbewohnern: Eine Querschnittserhebung mit dem Minimum Data Set des Resident Assessment Instruments. *Zeitschrift für Gerontologie und Geriatrie*, 36 (4), 260–265.

Berliner Senatsverwaltung für Gesundheit und Soziales (2008). Anlage A des Rahmenvertrages gemäß § 75 Abs. 1 und 2 SGB XI zur vollstationären Pflege zur Betreuung von mobilen, erheblich verhaltensauffälligen Menschen mit einer medizinisch-therapeutisch nicht beeinflussbaren Demenz: Verfügbar unter: http://www.berlin.de/imperia/md/content/sen-soziales/vertraege/sgb11/pvoll/anlage_dement.pdf?start&ts=1291036788&file=anlage_dement.pdf [02.02.2012].

Berliner Senatsverwaltung für Integration, Arbeit und Soziales (2007). *Schreiben a. d. Verbände der Leistungsanbieter vom 27.07.2007.*

Bickel, H. (2000). Demenzsyndrom und Alzheimer Krankheit: Eine Schätzung des Krankenbestandes und der jährlichen Neuerkrankungen in Deutschland. *Gesundheitswesen*, 62 (4), 211–218.

Bickel, H. (2001). Demenz im höheren Lebensalter: Schätzungen des Vorkommens und der Versorgungskosten. *Zeitschrift für Gerontologie und Geriatrie*, 34 (2), 108–115.

Bienstein, C. & Fröhlich, A. (2004). Basale Stimulation in der Pflege. Seelze: Kallmeyer.

Blegen, M. A., Vaughn, T. E. & Goode, C. J. (2001). Nurse experience and education: effect on quality of care. *Journal of Nursing Administration*, 31 (1), 33–39.

BMFSFJ – Bundesministerium für Familie, Senioren, Frauen und Jugend (Hrsg.) (2001). Dritter Bericht zur Lage der älteren Generation in der Bundesrepublik Deutschland: Alter und Gesellschaft. Drucksache 14/5130. Verfügbar unter: http://www.bmfsfj.de/RedaktionBMFSFJ/Broschuerenstelle/Pdf-Anlagen/PRM-5008-3.-Altenbericht-Teil-1,property=pdf,bereich=bmfsfj,sprache=de,rwb=true.pdf [02.02.2011].

BMFSFJ – Bundesministerium für Familie, Senioren, Frauen und Jugend (Hrsg.) (2002). Vierter Bericht zur Lage der älteren Generation in der Bundesrepublik Deutschland: Risiken, Lebensqualität und Versorgung Hochaltriger – unter besonderer Berücksichtigung demenzieller Erkrankungen. Berlin. Verfügbar unter: http://www.bmfsfj.de/Kategorien/Publikationen/Publikationen,did=5362.html [02.02.2011].

BMFSFJ – Bundesministerium für Familie, Senioren, Frauen und Jugend (Hrsg.) (2005). Fünfter Bericht zur Lage der älteren Generation in der Bundesrepublik Deutschland: Potenziale des Alters in Wirtschaft und Gesellschaft. Berlin: o.V.

BMFSFJ – Bundesministerium für Familie, Senioren, Frauen und Jugend (1998). Zweiter Bericht zur Lage der älteren Generation in der Bundesrepublik Deutschland: Wohnen im Alter. Berlin: Deutscher Bundestag. Drucksache 13/9750. 28.01.1998.

BMFSFJ – Bundesministerium für Familie, Senioren, Frauen und Jugend (Hrsg.) (oJ). Neues, alternatives und gemeinschaftliches Wohnen. Verfügbar unter: http://www.baumodelle-bmfsfj.de/Modellreihen_Gemeinschaftlich.html [02.02.2011].

BMG – Bundesministerium für Gesundheit (2012). Beschluss eines Gesetzes zur Neuausrichtung der Pflegeversicherung (Pflege-Neuausrichtungs-Gesetz_PNG) vom 28. März 2012. http://www.bmg.bund.de/fileadmin/Downloads/Gesetze_und_Verordnungen/GuV/P/120328_PNG-Gesetzentwurf_Stand_22-03-2012.pat [27.05.2012]

BMG – Bundesministerium für Gesundheit (2006). Rahmenempfehlungen zum Umgang mit herausforderndem Verhalten bei Menschen mit Demenz in der stationären Altenhilfe (Bundesministerium für Gesundheit, Hrsg.). Witten. Verfügbar unter: http://www.alzheimerforum.de/2/3/Rahmenempfehlungen_zu_herausfordern_Verhalten_Demenzkranker.pdf [02.02.2011].

Böhm, E. (2009). Psychobiographisches Pflegemodell nach Böhm. Band 1: Grundlagen. Wien: Maudrich.

Bostick, J. E. (2004). Relationship of Nursing Personnel and Nursing Home Care Quality. Relationship of Nursing. Personnel and Nursing Home Care Quality, 19 (2), 130–136.

Brinker-Meyendriesch, E. (2006). Ausgewählte Inhalts- und Strukturelemente von Wohngemeinschaften, in denen Menschen mit Demenz leben. *Pr-InterNet für die Pflege*, 8 (4), 240–246.

BUKO-QS – Bundeskonferenz zur Qualitätssicherung im Gesundheits- und Pflegewesen e. V. (Hrsg.) (2008). Qualitätsniveau I: Mobilität und Sicherheit bei Menschen mit demenziellen Einschränkungen in stationären Einrichtungen. Heidelberg, München, Landsberg, Berlin: Economica.

Buron, L. (2008). Levels of Personhood: A Model for Dementia Care. *Geriatric Nursing*, 29 (5), 324–32.

Butler, R. N., Forette, F. & Greengross, B. S. (2004). Maintaining cognitive health in an ageing society. *The Journal of the Royal Society for the Promotion of Health*, 124 (3), 119–121.

Calkins MP. (2001). Creating Successful Dementia Care Settings. Baltimore: Health Professions Press.

Calkins, M., Szmerekovsky, J. G. & Biddle, S. (2007). Effect of increased time spent outdoors on indivi-
    duals with dementia residing in nursing homes. *Journal of Housing for the Elderly*, 21 (3–4), 211–228.
Capezuti, E., Evans, L., Strumpf, N. & Maislin, G. (1996). Physical restraint use and falls in nursing
    home residents. *Journal American Geriatrics Society*, 44 (6), 627–633.
Capon, A., Pavoni, N., Mastromattei, A. & Di Lallo, D. (2007). Pressure ulcer risk in long-term units:
    prevalence and associated factors. *Journal of Advanced Nursing*, 58 (3), 263–272.
Castle, N. G. & Engberg, J. (2009). The health consequences of using physical restraints in nursing
    homes. *Med Care*, 47 (11), 1164–1173.
Chenoweth L., King M.T., Jeon Y.H., Brodaty H., Stein-Parbury J., Norman R. et al. (2009). Caring for
    Aged Dementia Care Resident Study (CADRES) of person-centred care, dementia-care mapping,
    and usual care in dementia: a cluster-randomised trial. *Lancet Neurol*, 8(4), 317–325.
Clarke, D. E., van Reekum, R., Simard, M., Streiner, D. L., Conn, D., Cohen, T. et al. (2008). Apathy
    in Dementia: Clinical and Sociodemographic Correlates. *J Neuropsychiatry Clin Neurosci*, 20 (3),
    337–347.
Cohen–Mansfield, J., Marx, M. & Werner, P. (1992). Agitation in Elderly Persons: An Integrative Re-
    port of Findings in a Nursing Home. *International Psychogeriatrics*, 4 (2), 221–240.
Cornoni-Huntley, J. C., Harris, T. B., Everett, D. F., Albanes, D., Micozzi, M. S., Miles, T. P. et al.
    (1991). An overview of body weight of older persons, including the impact on mortality: The Na-
    tional Health and Nutrition Examination Survey I – Epidemiologic Follow-up Study. *Journal of
    Clinical Epidemiology*, 44 (8), 743–753.
Cotter, V. T. (2007). The burden of dementia. *The American Journal of Managed Care*, 13 (8), 193–197.
Cummings, J. L., Mega M., Gray, K., Rosenberg-Thompson, S., Carusi D. A. & Gornbein, J. (1994).
    The Neuropsychiatric Iventory: Comprehensive Assessment of Psychopathology in Dementia. *Neu-
    rology*, 44 (12), 2308–2314.
Cunningham, C., McClean, W. & Kelly, F. (2010). The assessment and management of pain in people
    with dementia in care homes. *Nurs Older People*, 22 (7), 29–35.
Dassen, T. (2008). Prävalenzerhebung 2008. Pflegeabhängigkeit, Sturzereignisse, Inkontinenz, Deku-
    bitus. Berlin: o.V.
Day K, Carreon D, Stump C. (2000). The Therapeutic Design of Environments for People With Demen-
    tia. *The Gerontologist*, 2000, 40, 397–416.
DBfK Südwest e. V. – Deutscher Berufsverband für Pflegeberufe e. V. (Hrsg.). (2007). Leitfaden Ernäh-
    rungsstatus: Umgang mit Mangelernährung, Verfügbar unter: http://www.dbfk.de/wDefault/fach-
    gruppen/altenpflege/pdf/DBfK_Leitfaden_Ernaehrungsstatus_%202007-10–11.pdf [03.02.2012].
DEGAM (Deutsche Gesellschaft für Allgemeinmedizin (DEGAM), Hrsg.). (2004). *DEGAM-Leitlinie
    Nr 4: Ältere Sturzpatienten*, DEGAM. DEGAM-Leitlinie. Verfügbar unter: http://leitlinien.degam.
    de/uploads/media/Langfassung-sturz001.pdf [02.02.2012]
Deming, W. E. (1982). Out of the Crisis. Cambridge: Massachusetts Institute of Technology.
Desai, A. K., Grossberg, G. T. & Sheth, D. N. (2004). Activities of daily living in patients with dementia:
    clinical relevance, methods of assessment and effects of treatment. *CNS Drugs*, 18 (13), 853–875.
Dettbarn-Reggentin, J. (2005). Studie zum Einfluss von Wohngruppenmilieus auf demenziell Erkrankte
    in stationären Einrichtungen. *Zeitschrift für Gerontologie und Geriatrie*, 38 (2), 95–100.
Deutsche Alzheimer Gesellschaft (Hrsg.) (2008). Das Wichtigste. *Die Epidemiologie der Demenz*.
    Selbsthilfe Demenz. Verfügbar unter: http://www.deutsche-alzheimer.de/fileadmin/alz/pdf/facts-
    heets/FactSheet01.pdf [02.02.2012].
Deutsche Gesellschaft für Ernährung e. V. (2008). *Ernährungsbericht 2008*. Bonn: o.V.
Devanand, D. P. (1999). The interrelations between psychosis, behavioral disturbance, and depression
    in Alzheimer disease. *Alzheimer Dis Assoc Disord*, 13 (2), 3–8.
DIMDI – Deutsches Institut für Medizinische Dokumentation und Information (2012). Internationale
    statistische Klassifikation der Krankheiten und verwandter Gesundheitsprobleme. Verfügbar unter:
    http://www.dimdi.de/static/de/klassi/diagnosen/icd10/htmlgm2012/index.htm [02.02.2012].

DNQP – Deutsches Netzwerk für Qualitätsentwicklung in der Pflege (Hrsg.) (2006). Expertenstandard Sturzprophylaxe in der Pflege. Entwicklung – Konsentierung – Implementierung. Osnabrück: o.V.

Donath, C., Gräßel, E., Großfeld-Schmitz, M., Haag, C., Kornhuber, J. & Neubauer, S. (2008). Diagnostik und Therapie von Demenzerkrankungen in der hausärztlichen Praxis: ein Stadt-Land-Vergleich: Diagnostic Procedure und Antidementive Therapy of Dementia Patients in Primary Care: An Urban-Rural Comparison. *Psychiat Prax*, 35 (03), 142–145.

Drey, M. & Kaiser, M. J. (2011). Malnutrition in the elderly. *Dtsch Med Wochenschr., 136* (5), 176–178.

DSM IV (2003). Diagnostisches und Statistisches Manual Psychischer Störungen, Hogrefe, Göttingen.

Dyck, W. (2006). Biografiearbeit – eine kritische Betrachtung. *Pflegen Ambulant, 17* (3), 26–27.

Engels, D. & Pfeuffer, F. (2007). Die Einbeziehung von Angehörigen und Freiwilligen in die Pflege und Betreuung in Einrichtungen. In: Schneekloth U. & Wahl H.-W. (Hrsg.), Möglichkeiten und Grenzen selbständiger Lebensführung in stationären Einrichtungen (MuG IV). Demenz, Angehörige und Freiwillige, Versorgungssituation sowie Beispielen für „Good Practice". Integrierter Abschlussbericht (S. 233–297). München: o.V.

Ettema, T. P. Dröes, R.-M., de Lange, J., Mellenbergh, G. J. & Ribbe, M. W. (2007a). Development and Evaluation of a Dementia-specific Quality of Life Instrument: Validation. *Int J Geriatr Psychiatry, 22* (5), 424–430.

Ettema, T. P., Dröes, R.-M., de Lange, J., Mellenbergh, G. J. & Ribbe, M. W. (2007b). QUALIDEM: Development and evaluation of a Dementia Specific Quality of Life Instrument.: Scalability, reliability and internal structure. *Int J Geriatr Psychiatry, 22* (6), 549–556.

Evans, D., Wood, J., Lambert, L. & FitzGerald, M. (2002). Physical Restraint in Acute and Residential Care. The Joanna. *The Joanna Briggs Institute*, (22), 5–11.

Evans, L. K. & Cotter, V. T. (2008). Avoiding restraints in patients with dementia: understanding, prevention, and management are the keys. *American Journal of Nursing, 108* (3), 41–50.

Evans, L. K. & Strumpf, N. E. (1989). Tying down the elderly. A review of the literature on physical restraint. *Journal American Geriatrics Society, 37* (1), 65–74.

Falkenstein, D. (2004). Betreute Wohngemeinschaften für demenzbetroffene Menschen: Eine Alternative zum Leben im Heim. *Pflegen Ambulant, 15* (1), 32–34.

Faxén-Irving, G., Andrén-Olsson, B., Geijerstam, A., Basun, H. & Cederholm, T. (2002). The effect of nutritional intervention in elderly subjects residing in group-living for the demented. *European journal of clinical nutrition, 56* (3), 221–227.

Feil, N. & Clerk-Rubin, V. de. (2005). Validation. Ein Weg zum Verständnis verwirrter alter Menschen. Reinhardts Gerontologische Reihe: Bd. 16. Basel, München: Reinhardt.

Fellgiebel, A. & Scheurich A. (2008). Therapy of the apathy syndrome in Alzheimer's disease. *Zeitschrift für Psychiatrie, Psychologie und Psychotherapie, 56* (1), 51–55.

Felton, G. (1975). Increasing the quality of nursing care by introducing the concept of primary nursing: a model project. *Nursing Research, 24* (1), 27–32.

Ferrell, B. A. (2004). The management of pain in long-term care. *Clin J Pain, 20* (4), 240–243.

Fischer, T. & Wolf-Ostermann, K. (2008). Die Berliner Studie zu Versorgungsstrukturen und Versorgungsergebnissen von Wohngemeinschaften für Menschen mit Demenz (DeWeGE). *Zeitschrift für Gerontopsychologie und -psychiatrie, 21* (3), 179–183.

Fischer, T., Kuhlmey, A. & Wolf-Ostermann, K. (2011b). Ambulant betreute Wohngemeinschaften für Menschen mit Demenz. Eine Alternative zum Heim. In: Dibelius, O. & Meier, W. (Hrsg.) Versorgungsforschung für demenziell erkrankte Menschen. Stuttgart: Kohlhammer.

Fischer, T., Worch, A., Nordheim, J., Wulff, I., Gräske, J., Meye, S. & Wolf-Ostermann, K. (2011a). Ambulant betreute Wohngemeinschaften für alte, pflegebedürftige Menschen – Merkmale, Entwicklung und Einflussfaktoren. Pflege 24 (2): 97–109.

Flannery, R. B. (2003). Restraint procedures and dementia sufferers with psychological trauma. *American Journal of Alzheimer's Disease and Other Dementias, 18* (4), 227–230.

Fonad, E., Emami, A., Robins Wahlin, T.-B. & Windblad, B. &. Sandmark H. (2009). Falls in somatic and dementia wards at Community Care Units. *Scandinavian Journal of Caring Sciences, 23* (1), 2–10.

Frampton, M. (2003). Experience assessment and management of pain in people with dementia. *Age and Ageing, 32* (3), 248–251.

French, D. D., Werner, D. C., Campbell, R. R., Powell-Cope, G. M., Nelson, A. L., Rubenstein, L. Z. et al. (2007). A multivariate fall risk assessment model for VHA nursing homes using the minimum data set. *Journal of the American Medical Directors Association, 8* (2), 115–122.

Friebe, J. (2004). Der biografische Ansatz in der Pflege. *Pflege & Gesellschaft, 9* (1), 3–5.

Füsgen, I. (2005). Musik- und Kunsttherapie bei Demenz (Zukunftsforum Demenz, Dokumentationsreihe Nr. 12). Frankfurt am Main. Verfügbar unter: http://www.zukunftsforum-demenz.de/pdf/Doku_12_innen.pdf [02.02.2012].

Füsgen, I., Hallauer, J. & Frölich, L. (Hrsg.). (2003). Demenz – auf dem Weg zu einem Disease-Management-Programm? Zukunftsforum Demenz: Bd. 1. Verfügbar unter: http://www.zukunftsforum-demenz.de/pdf/4309_Dokuband1_Innen_low.pdf [02.02.2012].

Gardner, K. (1991). A summary of findings of a five-year comparison study of primary and team nursing. *Nursing Research, 40* (2), 113–117.

Gariballa, S. & Forster, S. (2007). Malnutrition is an independent predictor of 1-year mortality following acute illness. *Br J Nutr, 28* (9), 332–336.

Gräske, J., Fischer, T., Kuhlmey, A. & Wolf-Osterman K (2012): Dementia-specific Quality of Life Instruments and their Appropriateness in Shared-Housing Arrangements. *Geriatric Nursing.* Epub first.

Gräske, J., Fischer, T., Worch, A., Meyer, S. & Wolf-Ostermann, K. (2010): Wissensbasierte Qualitätsindikatoren in ambulant betreuten Wohngemeinschaften – „WGQual". *Zeitschrift für Gerontologie und Geriatrie,* Supplement 1, 134–135.

Gräske, J., Worch, A., Meyer, S. & Wolf-Ostermann K (2011b): Lebensqualität von Menschen mit Demenz in ambulant betreuten Wohngemeinschaften – Erste Ergebnisse der WGQual-Studie. *Praxis Klinische Verhaltensmedizin und Rehabilitation, 89* (2): 126–137.

Gräske, J., Wulff, I., Fischer, T., Meye, S., Worch, A. & Wolf-Ostermann, K. (2011a). Ambulant betreute Wohngemeinschaften für ältere, pflegebedürftige Menschen – Unterstützung von Angehörigen und Ehrenamtlichen. *Pflegezeitschrift, 64* (11): 664–669

Gruber-Baldini, A. L., Boustani, M., Sloane, P. D. & Zimmerman, S. (2004). Behavioral Symptoms in Residential Care/Assisted Living Facilities: Prevalence, Risk Factors, and Medication Management. *Journal American Geriatrics Society, 52* (10), 1610–1617.

Hallauer, J., Bienstein, C., Lehr, U. & Rönsch, H. (2005). SÄVIP – Studie zur ärztlichen Versorgung in Pflegeheimen. Hannover: VINCENTZ NETWORK Marketing Service.

Hallberg, I. R. (2003). Exploring the meaning of everyday life, for those suffering from dementia. *Am J Alzheimers Dis Other Demen, 18* (6), 359–365.

Hallensleben, J. (2008). Modellprojekt „Alt sein – und nicht allein": Abschlussbericht (SALUS e. V. und Landesdienste GmbH, Hrsg.) (Modellprojekt „Alt sein – und nicht allein"). Dötlingen: Pflege Consult. Verfügbar unter: http://www.demenz-wg.de/texte/Abschlussbericht_Zsf.pdf [02.02.2012].

Hartwanger, A. (1996). Den Körper als Ganzes spüren. Die Basale Stimulation in der Pflege altersverwirrter Menschen. *Altenpflege, 21* (9), 587–589.

Hauenschild, A. (2006). Ernährungsberatung und -therapie im Alter. *Der Gynäkologe, 39* (5), 362–366.

Heeg, S., Radzey, B., Kuhn, C., Weyerer, S. & Schäufele, M. (2005). Abschlussbericht zum Modellprojekt „Milieutherapie – Einführung milieutherapeutisch orientierter Demenzwohngruppen im stationären Bereich mit begleitender Evaluation (MIDEMAS) – Stuttgart. (Baden-Württemberg, Minsiterium für Soziales, Hrsg.). Stuttgart: Bundesministerium für Familie, Senioren Frauen und Jugend. Verfügbar unter: http://www.demenz-support.de/materialien/midemas_abschlussbericht.pdf [02.02.2012].

Heiat, A., Vaccarino, V. & Krumholz, H. M. (2001). An Evidence-Based Assessment of Federal Guidelines for Overweight and Obesity as They Apply to Elderly Persons. *Arch Intern Med, 161* (14), 1194–1203.

Herholz, K. & Zanzonico, P. (2009). Alzheimer's Disease – A brief Review. Berlin: ABW Wissenschaftsverlag.

Heusinger, J. & Knoch, T. (2007). Fallstudien zur Qualität von Pflege und Versorgung in stationären Pflegeeinrichtungen. In: Schneekloth U. & Wahl H.-W. (Hrsg.), *Möglichkeiten und Grenzen selbständiger Lebensführung in stationären Einrichtungen (MuG IV). Demenz, Angehörige und Freiwillige, Versorgungssituation sowie Beispielen für „Good Practice"*. Integrierter Abschlussbericht (S. 301–349). München.

Horn, S. D., Buerhaus, P., Bergstrom, N. & Smout, R. J. (2005). RN Staffing Time And Outcomes of Lang-Stay Nursing Home Residents. *American Journal of Nursing, 105* (11), 58–71.

http://www.baumodelle-bmfsfj.de/Modellreihen_Gemeinschaftlich.html [02.02.2012]

Huizing, A. R., Hamers, J. P., Gulpers, M. J. & Berger, M. P. (2006). Short-term effects of an educational intervention on physical restraint use: a cluster randomized trial. *BMC Geriatr, 26* (6).

Ibach, B. (2008). Themenschwerpunkt: Die Therapie nicht-kognitiver Störungen bei Demenzkranken mit Neuroleptika. *Zeitschrift für Psychiatrie, Psychologie und Psychotherapie, 56* (1), 33–37.

IGOS – Institut für sozialpolitische und gerontologische Studien. (2002). Demenz als sozialpolitische Herausforderung: Bestandsaufnahme und Perspektiven der Versorgung Demenzkranker in Brandenburg (Ministerium für Arbeit, Soziales, Gesundheit und Familie, Hrsg.) (Beiträge zur Gesundheits- und Sozialberichterstattung 1). Potsdam. Verfügbar unter: http://www.masf.brandenburg.de/sixcms/media.php/4055/demenz.pdf [02.02.2012].

Ikeda, M., Fukuhara, R., Shigenobu, K., Hokoishi, K., Maki, N. Nebu A., Komori, K. et al. (2004). Dementia associated mental and behavioural disturbances in elderly people in the community: findings from the first Nakayama study. *Journal of Neurology, Neurosurgery and Psychiatry, 75* (1), 146–148.

IQWIG – Institut für Qualität und Wirtschaftlichkeit im Gesundheitswesen (Hrsg.). (2008). *Nichtmedikamentoese Behandlung der Alzheimer Demenz*. Köln. Verfügbar unter: http://www.iqwig.de/download/A05-19D_Vorbericht_Nichtmedikamentoese_Behandlung_der_Alzheimer_Demenz_Vorbericht_V_1_0.pdf [02.02.2012].

Jablonski, R. A., Reed, D. & Maas, M. L. (2005). Care intervention for older adults with Alzheimer's disease and related dementias: effect of family involvement on cognitive and functional outcomes in nursing homes. *Journal of Gerontological Nursing, 31* (6), 38–48.

Jacobi, F., Klose, M. & Wittchen, H.-U. (2004). Psychische Störungen in der Allgemeinbevölkerung: Inanspruchnahme von Gesundheitsleistungen und Ausfalltage. *Bundesgesundheitsblatt – Gesundheitsforschung -Gesundheitsschutz, 47*, 736–744.

Johannsen, J. (2009). Demenzerkrankung im Netzwerk professioneller Behandlung und ehrenamtlicher Arbeit. In: Deutsche Alzheimer Gesellschaft (Hrsg.), *„Aktiv für Demenzkranke". Referate auf dem 5. Kongress der Deutschen Alzheimer Gesellschaft Selbsthilfe Demenz*. Schriftenreihe der Deutschen Alzheimer Gesellschaft e. V., Bd. 7 (S. 439–443). Berlin: Deutsche Alzheimer-Gesellschaft.

Jost, B. C. & Grossberg, G. T. (1996). The Evolution of Psychiatric Symptoms in Alzheimer's Disease – A Natural History Study. *Journal American Geriatrics Society, 44* (9), 1078–1081.

Kagansky, N., Berner, Y., Koren-Morag, N., Perelman, L., Knobler, H. & Levy, S. (2005). Poor nutritional habits are predictors of poor outcome in very old hospitalized patients. *The American Journal of Clinical Nutrition, 82* (4), 913–914.

Kaiser, G. (2008). Vom Pflegeheim zur Hausgemeinschaft. Architektur + Gerontologie. Köln: Kuratorium Deutsche Altershilfe.

Kane, R. A., Lum, T.Y., Cutler, L.J., Degenholtz, H. B. & Yu, T. C. (2007). Resident Outcomes in Small-House Nursing Homes: A Longitudinal Evaluation of the Initial Green House Program. *J Am Geriatr Soc, 55*, 832–839.

Karlsson, S., Bucht, G., Eriksson, S. & Sandman, P. O. (1996). Physical Restraints in Geriatric Care in Sweden – Prevalence and Patient Characteristics. *Journal American Geriatrics Society, 44* (11), 1348–1354.

Kasl-Godley, J. & Gatz, M. (2000). Psychosocial interventions for individuals with dementia: an integration of theory, therapy, and a clinical understanding of dementia. *Clin Psychol Rev, 20* (6), 755–782.

Kastner, U. & Löbach, R. (2007). Handbuch Demenz. 1. Auflage. München: Urban & Fischer Verlag.

Kitwood, T. (2000). Demenz: Der personenzentrierte Ansatz im Umgang mit verwirrten Menschen. Bern: Verlag Hans Huber.

Klie, T., Buh, I. A., Entzian, H., Hedtke-Becker, A. & Wallrafen-Dreisow, H. (2005). *Die Zukunft der gesundheitlichen, sozialen und pflegerischen Versorgung älterer Menschen.* Frankfurt am Main: Mabuse-Verlag.

Koczy, P. (2008). Reduktion von körpernaher Fixierung bei demenzerkrankten Heimbewohnern: Abschlussbericht zum Modellvorhaben. Verfügbar unter: http://redufix.com/html/img/pool/redufix_ Abschlussbericht_Ministerium_Entfixierung.pdf [02.02.2012].

Kondrup, J., Allison, S. P., Elia, M., Vellas, B. & Plauth, M. (2003). ESPEN Guidelines for Nutrition Screening 2002. *Clinical Nutrition, 22* (4), 415–421.

Koopmans, R. T., van der Molen, M., Raats, M. & Ettema, T. P. (2009). Neuropsychiatric symptoms and quality of life in patients in the final phase of dementia. *International Journal of Geriatric Psychiatry, 24* (1), 25–32.

Korthals Altes, M. & Kurz, A. (2000). Antidepressive agents in dementia. *Z Gerontol Geriatr, 33* (5), 396–400.

Kovach, C. R., Noonan, P. E., Schlidt, A. M. & Wells, T. (2005). A Model of Consequences of Need-Driven, Dementia-Compromised Behavior. *Journal of Nursing Scholarship, 37* (2), 134–140.

Kremer-Preiss, U. & Narten, R. (2004). Betreute Wohngruppen: Struktur des Angebotes und Aspekte der Leistungsqualität. Pilotstudie. (Kuratorium Deutsche Altershilfe, Hrsg) Köln: Kuratorium Deutsche Altershilfe.

Kremer-Preiß, U. & Stolarz, H. (2003). Neue Wohnkonzepte für das Alter und praktische Erfahrungen bei der Umsetzung: eine Bestandsanalyse (1–6). „Leben und Wohnen im Alter": Bd. 1. Köln: KDA. Verfügbar unter: http://www.kda.de/tl_files/kda/Projekte/Leben%20und%20Wohnen%20im%20 Alter/2003-LuW-Band1.pdf [02.02.2012].

Kremer-Preiß, U. & Stolarz, H. (2004). Betreute Wohngruppen. Fallbeispiele und Adressenliste (1–6). „Leben und Wohnen im Alter": Bd. 5. Köln: KDA. Verfügbar unter: http://www.kda.de/tl_files/kda/ Projekte/Leben%20und%20Wohnen%20im%20Alter/2004-LuW-Band5.pdf [02.02.2012].

Kremer-Preiss, U. & Stolarz, H. (2006). Ambulant betreute Wohngruppen: Arbeitshilfen für Initiatoren (1–6). „Leben und Wohnen im Alter": Bd. 6. Köln. Verfügbar unter: http://www.kda.de/tl_files/kda/ Projekte/Leben%20und%20Wohnen%20im%20Alter/2006-LuW-Band6.pdf [03.03.2013].

Kremer-Preiß, U. & Stolarz, U. (2006). Ambulant betreute Wohngruppen – Arbeitshilfe für Initiatoren. (Kuratorium Deutsche Altershilfe, Hrsg), Köln: o.V.

Krohwinkel, M. (1993). Der Pflegeprozess am Beispiel von Apoplexiekranken. Baden-Baden: Nomos Verlagsgesellschaft.

Krueger, K. R., Wilson, R. S., Kamenetsky, J. M., Barnes, L. L., Bienias, J. L. & Bennett, D. A. (2009). Social engagement and cognitive function in old age. *Experimental aging research, 35* (1), 45–60.

Lachs, M. S., Williams, C. S., O'Brien, S. & Pillemer, K. A. (2002). Adult protective service use and nursing home placement. *The Gerontologist, 42* (6), 734–739.

Lam, L. C. W., Tam, C. W. C., Chiu, H. F. K. & Lui, V. W. C. (2007). Depression and apathy affect functioning in community active subjects with questionable dementia and mild Alzheimer's disease. Preview. *International Journal of Geriatric Psychiatry, 22* (5), 431–437.

Landes, A. M., Sperry, S. D., Strauss, M. E. & Geldmacher, D. S. (2001). Apathy in Alzheimer's Disease. *Journal American Geriatrics Society, 49* (12), 1700–1707.

Lauterberg, J., Großfeld-Schmitz, M., Ruckdäschel, S., Neubauer, S. & Mehlig, H. (2007). Projekt IDA – Konzept und Umsetzung einer cluster-randomisierten Studie zur Demenzversorgung im hausärztlichen Bereich. *Z. ärztl. Fortbild. Qual. Gesundheitswesen, 101*, 21–26.

Laux, N., Melchinger, H., Scheurich, A., Schermuly, I., Germann, I., Hilgert, S., Lieb, K. & Fellgiebel, A. (2010). Verbesserte ambulante Demenzversorgung. *Dtsch med Wochenschr, 135*, 2175–2180.

Lind, S. (2000). Umgang mit Demenz. Wissenschaftliche Grundlagen und praktische Methoden: Ergebnisse einer Literaturrecherche und Sekundäranalyse der Fachliteratur in internationalen Pflegezeitschriften zur psychogeriatrischen Pflege und Betreuung Demenzkranker. (Paul-Lempp-Stiftung, Hrsg.). Stuttgart, o.V..

Logue, R. M. (2003). Maintaining family connectedness in long-term care. An advanced practice approach to family-centered nursing homes. *Journal of Gerontological Nursing, 29* (6), 24–31.

Lövheim, H., Sandman, P. O., Karlsson, S. & Gustafson, Y. (2008). Behavioral and psychological symptoms of dementia in relation to level of cognitive impairment. *International Psychogeriatrics, 20* (4), 777–789.

Lueken, U., Seidl, U., Schwarz, M., Völker, L., Naumann, D., Mattes, K., Schröder, J. & Schweiger, E. (2006). Die Apathy Evaluation Scale: Erste Ergebnisse zu den psychometrischen Eigenschaften einer deutschsprachigen Übersetzung der Skala. *Fortschritte der Neurologie-Psychiatrie*, 74, 714–722.

Luppa, M., Luck, T., Weyerer, S., König, H., Brähler, E., & Riedel-Heller, S.G. (2010). Prediction of institutionalization in the elderly. A systematic review. *Age and Ageing*, 39, 31–38.

MAG – Malnutrition Advisory Group (2003). The „MUST" Explanatory Booklet. Verfügbar unter: http://www.bapen.org.uk/pdfs/must/must_explan.pdf. [02.02.2012].

Mahoney, F. I. & Barthel, D. W. (1965). Functional Evaluation: The Barthel Index. *Md State Med J., 14*, 61–65.

Majic, T., Pluta, J. P., Mell, T., Aichberger, M. C., Treusch, Y., Gutzmann, H. et al. (2010). The pharmacotherapy of neuropsychiatric symptoms of dementia: a cross-sectional study in 18 homes for the elderly in Berlin. *Dtsch Arztebl Int., 107* (18), 320–327.

Marquardt G & Schmieg P. (2009). Dementia-friendly Architecture: Environments that facilitate wayfinding in nursing homes. *American Journal of Alzheimer´s Disease and other dementias*, 24 (4), 333–340.

Martin, B. C., Ricci, J. F., Kotzan, J. A., Lang, K. & Menzin, J. (2000). The net cost of Alzheimer's disease and related dementia: A population based study of Georgia Medicaid recipients. *Alzheimer Disease and Associated Disorders, 14* (3), 151–159.

Mast, B. T. (2005). Impact of cognitive impairment on the phenomenology of geriatric depression. *American Journal of Geriatric Psychiatry, 13* (8), 694–700.

MDS – Medizinischer Dienst der Spitzenverbände der Krankenkassen e.V. (Hrsg.) (2009). *Grundsatzstellungnahme – Pflege und Betreuung von Menschen mit Demenz in stationären Einrichtungen*. Essen, o.V.

MDS – Medizinischer Dienst der Spitzenverbände der Krankenkassen e.V. (Hrsg.) (2007). Qualität in der ambulanten und stationären Versorgung. 2. Bericht des MDS nach § 118 Abs 4 SGB XI. MDS, Essen, o.V.

MDS – Medizinischer Dienst der Spitzenverbände der Krankenkassen e.V. (Hrsg.) (2003). Grundsatzstellungnahme Ernährung und Flüssigkeitsversorgung älterer Menschen. Verfügbar unter: http://www.mds-ev.de/media/pdf/Grundsatzstellungnahme_Ernaehrung.pdf [02.02.2012].

Mega, M. S., Cummings, J. L., Fiorello, T. & Gornbein, J. (1996). The spectrum of behavioral changes in Alzheimer's disease. *Neurology, 46* (1), 130–135.

Meyer, S., Gräske, J., Worch, A., Wolf-Ostermann, K. (2011): Ernährungssituation und Alltagsfähigkeiten bei Menschen mit und ohne Vorliegen einer Demenzerkrankung im Vergleich zwischen ambulant betreuten Wohngemeinschaften und Spezialwohnbereichen für Menschen mit Demenz. *Praxis Klinische Verhaltensmedizin und Rehabilitation, 89* (2), 117–125.

Michel, E. (1999). Begleitung von Demenzkranken und ihren Angehörigen: Bericht aus der täglichen Praxis eines Hausarztes. *Therapeutische Umschau, 56* (2), 104–108.

Ministerium für Arbeit und Soziales Baden Württemberg (2006). Neue Wohnformen für ältere Menschen: Stand und Perspektiven (Ministerium für Arbeit und Soziales Baden Württemberg, Hrsg.). Stuttgart. Verfügbar unter: http://www.wg-qualitaet.de/fileadmin/dateien/article580-29-25.pdf [02.02.2012].

Mitchell, S. L., Kiely, D. K., Hamel, M., Beth, Park, P. S., Morris, J. N. & Fries, B. (2004). Estimating Prognosis for Nursing Home Residents With Advanced Dementia. *JAMA, 291* (22), 2734–2740.

Moise, P., Schwarzinger, M. & Um, M. (2004). *Dementia care in 9 OECD countries: A Comparative Analysis*. Paris: OECD.

Moniz-Cook, E., Vernooij-Dassen, M., Woods, R., Verhey, F., Chattat, R., de Vugt, M., Mountain, G., O'Connell, M., Harrison, J., Vasse, E., Dröes, R.M. & Orrell, M. For the INTERDEM group. (2008). A European consensus on outcome measures for psychosocial intervention research in dementia care. *Aging & Mental Health*, 12(1), 14–25.

Mooney, P. & Nicell, P. L. (1997). The Importance of Exterior Environment for Alzheimer Residents. *Healthc Manage Forum, 5* (2), 23–29.

Morley, J.E. & Flaherty, J.H. (2002). Putting the „home" back in nursing home. *The Journals of Gerontology. Series A: Biological Sciences and Medical Sciences*, 57(7), M419–421.

Namazi, K. H. &. Johnson B. D. (1992). Pertinent autonomy for residents with dementias: Modification of the physical environment to enhance independence. *American Journal of Alzheimer's Care and Related Disorders and Research, 7* (1–2), 16–21.

National Collaborating Centre for Mental Health (2007). Dementia: A NICE–SCIE Guideline on supporting people with dementia and their carers in health and social care (The British Psychological Society & The Royal College of Psychiatrists, Hrsg.) (National Clinical Practice Guideline Nr. 42). London: National Institute for Health and Clinical Excellence. Verfügbar unter: http://www.nice. org.uk/nicemedia/pdf/CG42Dementiafinal.pdf [02.02.2012].

National Research Council. (1989). *Diet and health.:* Implications for reducing chronic disease risk. Washington-DC: National Academy Press.

Neal, M. & Barton Wright, P. (2003). Validation therapy for dementia. *The Cochrane Library* (3), 1–24.

Newman, A. B., Yanez, D., Harris, T., Duxbury, A., Enright, P. L., Fried, L. P. et al. (2001). Weight change in old age and its association with mortality. *J Am Geriatr Soc, 49* (10), 1309–1318.

Nordheim, J., Worch, A., Wulff, I., Wolf-Ostermann, K. (2011). Psychische Störungen und Verhaltensauffälligkeiten bei Bewohnern und Bewohnerinnen von ambulant betreuten Wohngemeinschaften. *Praxis Klinische Verhaltensmedizin und Rehabilitation*, 84(2), 106–116.

Nowalk, M. P., Prendergast, J. M., Bayles, C. M., D'Amico, F. J. & Colvin, G. C. (2001). A randomized trial of exercise programs among older individuals living in two long-term care facilities: the Falls-FREE program. *Journal of the American Geriatrics Society, 49* (7), 859–865.

Onishi, J., Suzuki, Y., Umegaki, H., Endo, H., Kawamura, T., Imaizumi, M., et al. (2006). Behavioral, psychological and physical symptoms in group homes for older adults with dementia. *IntPsychogeriatr*, 18, 75–86.

Oppikofer, S., Albrecht, K., Schelling, H. R. & Wettstein, A. (2002). Die Auswirkungen sozialer Unterstützung auf das Wohlbefinden dementer Heimbewohnerinnen und Heimbewohner. Die Käferberg-Besucherstudie. *Zeitschrift für Gerontologie und Geriatrie, 35* (1), 39–48.

Pauly, L., Stehle, P. & Volkert, D. (2007). Nutritional situation of elderly nursing home residents. *Zeitschrift für Gerontologie und Geriatrie, 40* (1), 3–12.

Pawletko, K. (1996): „Manchmal habe ich das Gefühl, ich gehöre irgendwie hierhin" – Erste ambulant betreute Wohngemeinschaft für dementiell erkrankte alte Menschen in Berlin. *Häusliche Pflege, 7;* 484–486.

Pawletko, K. (2004). Ambulant betreute Wohngemeinschaften für demenziell erkrankte Menschen. Berlin. http://www.bmfsfj.de/RedaktionBMFSFJ/Broschuerenstelle/Pdf-Anlagen/PRM-23994-Broschure-Ambulant-betreute...,property=pdf,bereich=bmfsfj,sprache=de,rwb=true.pdf [02.02.2012].

Pawletko, K. (o.J.). Chronologie der Zwangsräumung der Alzheimer-Wohngemeinschaft im Forstweg 83 in Frohnau. Unveröffentlichtes Manuskript.

Penrod, J., Yu, F., Kolanowski, A., Fick, D. M., Loeb, S. J. & Hupcey, J. E. (2007). Reframing Person-Centered Nursing Care for Persons With Dementia. *Research and Theory for Nursing Practice, 21* (1), 57–72.

Petrovic, M., Hurt, C., Collins, D., Burns, A., Camus, V., Liperoti, R. et al. (2007). Clustering of behavioural and psychological symptoms in dementia (BPSD): a European Alzheimer's disease consortium (EADC) study. *Acta Clin Belg, 62* (6), 426 432.

Piechniczek-Buczek, J., Riordan, M. E., Volicer, L. (2007). Family Member Perception of Quality of Their Visits With Relatives With Dementia: A Pilot Study. *Journal of the American Medical Directors Association*, 8, 166–172.

Poehlman, E. T. & Dvorak, R. V. (2000). Energy expenditury, energy intake, and weight loss in Alzheimer desease. *Am J Clin Nutr, 71*, 650–655.

Qaseem, A., Snow, V., Cross, T., Forcies, M. A., Hopkins, R., Shekelle, P., et al. (2009). Current pharmacologic treatment of dementia: A clinical Practice guideline from the American College of Physicians and the American Academy of Family Physicians, *Annuals of Internal Mecicin* 148(5); 370–378.

Radzey, B., Kuhn, C., Rauh, J. & Heeg, S. (2001). Qualitätsbeurteilung der institutionellen Versorgung und Betreuung demenziell Erkrankter (Literatur-Expertise). Schriftenreihe des Bundesministeriums für Familie, Senioren, Frauen und Jugend (Hrsg.): 207.1. Verfügbar unter: http://www.bmfsfj.de/RedaktionBMFSFJ/Broschuerenstelle/Pdf-Anlagen/PRM-24424-SR-Band-207.1.pdf [02.02.2012]

Rappe, E. & Topo, P. (2007). Contact with outdoor greenery can support competence among people with dementia. *Journal of Housing for the Elderly, 21* (3–4), 229–248.

Reder, U. (2002). Wohngruppen. In: Hallauer J. F. & Kurz A. (Hrsg.), *Weißbuch Demenz. Versorgungssituation relevanter Demenzerkrankungen in Deutschland* (S. 78–81). Stuttgart: Georg Thieme Verlag.

Reder, U. (2004). Alternatives Kostenträger-Modell. In: Kremer-Preiß U. & Stolarz H. (Hrsg.), Betreute Wohngruppen – ein bedarfsgerechtes Wohnangebot für die Zukunft? Erfahrungsaustausch der Akteure betreuter Wohngruppen am 27. März 2003 in Braunschweig. „Leben und Wohnen im Alter": Bd. 2 (S. 59–70). Gütersloh, Köln, Kuratorium Deutsche Altershilfe.

Reisberg, B., Ferris, S. H., Leon, M. J. de & Crook, T. (1982). The Global Deterioration Scale for assessment of primary degenerative dementia. *American Journal of Psychiatry, 139* (9), 1136–1139.

Rieckmann, N., Schwarzbach, C., Nocon, M., Roll, S., Vauth, C., Willich, S. et al. (2009). Pflegerische Versorgungskonzepte für Personen mit Demenzerkrankungen: Schriftenreihe für Health Technology Assessment des DIMDI (Deutsches Institut für Medizinische Dokumentation und Information, Hrsg.) (Nr. 80). Köln. Verfügbar unter: http://portal.dimdi.de/de/hta/hta_berichte/hta215_bericht_de.pdf [02.02.2012].

Riggs, J. A (2001). The health and long-term care policy challenges of Alzheimer's disease. *Aging Ment Health*, 2001: 5 (Suppl 1), 138–45.

Risse, T. (2009). Wohngemeinschaften für Menschen mit Demenz: Konzepte, Finanzierung, Betreuung, Praxisbeispiele. Merching: Forum GesundheitsMedien.

Robert, P. H., Berr, C., Volteau, M., Bertogliati-Fileau, C., Benoit, M., Guerin, O. et al. (2008). Importance of Lack of Interest in Patients With Mild Cognitive Impairment. *Am J Geriatr Psychiatry, 16* (9), 770–776.

Robison, L., Hutchings, D., Dickinson, H. O., Corner, L., Beyer, F., Finch, T. et al. (2007). Effectiveness and acceptability of non-pharmacological interventions to reduce wandering in dementia: a systematic review. *International Journal of Geriatric Psychiatry, 22* (1), 9–22.

Rosewarne, R., Bruce, A. & McKenna, M. (1997). Dementia programme effectiveness in long-term care. *International Journal of Geriatric Psychiatry, 12* (2), 173–182.

Roßbruch, R. (2009). Zur Schließung einer als Heim gewerteten Senioren-Wohngemeinschaft. *Pflegerecht*, 13 (2), 77–90.

Rousseaux, M., Sève, A., Vallet, M., Pasquier, F. & Mackowiak-Cordoliani, M. A. (2010). An analysis of communication in conversation in patients with dementia. *Neuropsychologia, 48* (13), 3884–3890.

Rückemann, K. & Künzel, A. (2009). Ergebnisse Erhebung im Rahmen des Modellprojektes zur Sicherung der Transparenz und der geteilten Verantwortung in ambulant betreuten Wohngemeinschaften von Menschen mit Demenz. (Verein für Selbstbestimmtes Wohnen im Alter (SWA e. V.), Hrsg.).

Berlin. Verfügbar unter: http://www.swa-berlin.de/fileadmin/documents/Allgem._Veroeffentl._
Erhebung_x.pdf [02.02.2012].

Rückert, W., Arnold, R., Bauer-Söllner, B., Brinner, C., Ding-Greiner, C., Kolb, C. et al. (2007). Ernährung bei Demenz. Bern: Huber Verlag.

Ryden, M. B., Feldt, K. S., Oh, H. L., Brand, K., Warne, M., Weber, E. et al. (1999). Relationships Between Aggressive Behavior in Cognitively Impaired Nursing Home Residents and Use of Restraints, Psychoactive Drugs, and Secured Units. *Archives of Psychiatric Nursing, 13* (4), 170–178.

Saliba, D., Solomon, D., Rubenstein, L., Young, R., Schnelle, J., Roth, C. et al. (2004). Feasibility of quality indicators for the management of geriatric syndromes in nursing home residents. *Journal of the American Medical Directors Association, 5* (5), 310–319.

Sauvaget, C., Yamada, M., Fujiwara, S., Sasaki, H. & Mimori, Y. (2002). Dementia as a predictor of functional disability: a four-year follow-up study. *Gerontology, 48* (4), 226–233.

Savva, G. M., Zaccai, J., Matthews, F. E., Davidson, J. E., McKeith, I., Brayne, C. et al. (2009). Prevalence, correlates and course of behavioural and psychological symptoms of dementia in the population. *The British Journal of Psychiatry, 194* (3), 212–219.

Schäufele, M. & Weyerer, S. (2009). Wo bleibt der Arzt? *Altenheim, 48* (7), 14–18.

Schäufele, M., Köhler, L., Lode, S. & Weyerer, S. (2007). Menschen mit Demenz in stationären Pflegeeinrichtungen: aktuelle Lebens- und Versorgungssituation. In: Schneekloth, U. & Wahl, H.-W. (Hrsg.). *Möglichkeiten und Grenzen selbständiger Lebensführung in stationären Einrichtungen (MuG IV). Demenz, Angehörige und Freiwillige, Versorgungssituation sowie Beispielen für „Good Practice".* Integrierter Abschlussbericht (S. 169–231). München. o.V.

Schäufele, M., Köhler, L., Lode, S., Weyerer, S. (2009). Menschen mit Demenz in stationären Pflegeeinrichtungen: aktuelle Lebens- und Versorgungssituationen. In: Schneekloth, U., Wahl, H.-W. (Hrsg.). *Pflegebedarf und Versorgungssituationen bei älteren Menschen in Heimen. Demenz, Angehörige und Freiwillige. Beispiele für „Good Practice".* 1. Auflage. (S. 159–221). Stuttgart: Kohlhammer.

Schäufele, M., Köhler, L., Teufel, S. & Weyerer, S. (2006). Betreuung von demenziell er-krankten Menschen in Privathaushalten: Potenziale und Grenzen. In: Schneekloth, U. & Wahl H.-W. (Hrsg.). *Selbständigkeit und Hilfebedarf bei älteren Menschen in Privathaushalten. Pflegearrangements, Demenz, Versorgungsangebote.* (S. 103–145). Stuttgart: Kohlhammer.

Schäufele, M., Weyerer, S., Hendlmeier, I. & Teufel, S. (2005). Demenzkranke in Einrichtungen der stationären Altenhilfe: Aktuelle Ergebnisse zur Auswirkung verschiedener Wohn- und Betreuungsformen. In: Klie, T., Buhl, A., Entzian, H., Hedtke-Becker, A. & Wallrafen-Dreisow, H. (Hrsg.). *Die Zukunft der gesundheitlichen, sozialen und pflegerischen Versorgung älterer Menschen.* (S. 345–354). Frankfurt am Main: Mabuse-Verlag.

Schneekloth, U. & Törne, I. von (2007). Entwicklungstrends in der stationären Versorgung – Ergebnisse der Infratest-Repräsentativerhebung. In: Schneekloth, U. & Wahl, H. –W. (Hrsg.). *Möglichkeiten und Grenzen selbständiger Lebensführung in stationären Einrichtungen (MuG IV). Demenz, Angehörige und Freiwillige, Versorgungssituation sowie Beispielen für „Good Practice".* Integrierter Abschlussbericht (S. 53–168). München: o.V.

Schneekloth, U. & Wahl, H.-W. (2006). Schlussfolgerungen, sozialpolitische Implikationen und Ausblick. In: Schneekloth U. & Wahl, H.-W. (Hrsg.). *Selbständigkeit und Hilfebedarf bei älteren Menschen in Privathaushalten. Pflegearrangements, Demenz, Versorgungsangebote.* (S. 243–252). Stuttgart: Kohlhammer.

Schneekloth, U. & Wahl, H.-W. (Hrsg.) (2007). Möglichkeiten und Grenzen selbständiger Lebensführung in stationären Einrichtungen (MuG IV): Demenz, Angehörige und Freiwillige, Versorgungssituation sowie Beispielen für „Good Practice". Integrierter Abschlussbericht. München: o.V.

Schneider, F. (2011). Facharztwissen Psychiatrie und Psychotherapie. Berlin: Springer.

Schröder, S. & Häussermann, P. (2001). Therapiemöglichkeiten bei Alzheimer Teil II – Nichtmedikamentöse Verfahren. *Pflegen Aktuell* (4), 220–222.

Schubert, I., Küpper-Nybelen, J., Ihle, P. & Krappweis, J. (2007). Inanspruchnahmeverhalten von Demenzpatienten im Spiegel von GKV-Daten. *Zeitschrift für Evidenz, Fortbildung und Qualität im Gesundheitswesen, 101* (1), 7–13.

Schwarz, B. & Rodiek, S. (2007). Introduction: outdoor environments for people with dementia. *Journal of Housing for the Elderly, 21* (1–2), 3–11.

Schwarz, G. (BMG, Hrsg.). (2006). Rahmenempfehlungen zum Umgang mit herausforderndem Verhalten bei Menschen mit Demenz in der stationären Altenhilfe. Verfügbar unter: http://www.alzheimerforum.de/2/3/Rahmenempfehlungen_zu_herausfordem_Verhalten_Demenzkranker.pdf [02.02.2012].

Seidl, U., Lueken, U., Völker, L., Re, S., Becker, S., Kruse, A. et al. (2007). Nicht-kognitive Symptome und psychopharmakologische Behandlung bei demenzkranken Heimbewohnern. *Fortschritte der Neurologie Psychiatrie*, (75), 720–727.

Selbaek, G., Kirkevold, Ø. & Engedal, K. (2007). The prevalence of psychiatric symptoms and behavioural disturbances and the use of psychotropic drugs in Norwegian nursing homes. *International Journal of Geriatric Psychiatry, 22* (9), 843–849.

Shaw, F.E. (2002). Falls in cognitive impairment and dementia. *Clin Geriatr Med*, 18(2), 159–173

Shukla, R. K. (1981). Structure vs. people in primary nursing: an inquiry. *Nursing Research, 30* (4), 236–241.

Sloss, E. M., Solomon, D.h., Shekelle, P. G., Young, R. T., Saliba, D., MacLean, C. H. et al. (2000). Selecting target conditions for quality of care improvement in vulnerable older adults. *Journal of the American Geriatrics Society, 48* (4), 363–369.

Sowinski, C. (2004). Das richtige Umfeld schaffen. *Altenheim, 43* (9), 18–20.

Spoelhof, G. D. & Ide, K. (1993). Pressure ulcers in nursing home patients. *American family physician, 47* (5), 1207–1215.

Starkstein, S. E., Jorge, R., Mizrahi, R. & Robinson, R. G. (2006). A prospective longitudinal study of apathy in Alzheimer's disease. *Journal of Neurology, Neurosurgery and Psychiatry, 77* (1), 8–11.

Statistisches Bundesamt (Hrsg.) (2006). *Bevölkerung Deutschlands bis 2050: 11. koordinierte Bevölkerungsvorausberechnung.* Verfügbar unter: http://www.destatis.de/jetspeed/portal/cms/Sites/destatis/Internet/DE/Presse/pk/2006/Bevoelkerungsentwicklung/bevoelkerungsprojektion2050,property=file.pdf [02.02.2012].

Statistisches Bundesamt (Hrsg.) (2008a). Pflegestatistik 2007 Pflege im Rahmen der Pflegeversicherung: Deutschlandergebnisse. München: o.V..

Statistisches Bundesamt (Hrsg.) (2008b). Demografischer Wandel in Deutschland, Heft 2. Auswirkungen auf Krankenhausbehandlungen und Pflegebedürftige im Bund und in den Ländern. Wiesbaden: o.V..

Statistisches Bundesamt (Hrsg.) (2010). Hohe Kosten durch Demenz und Depression. Pressemitteilung Nr. 280 vom 11.08.2010. Verfügbar unter: http://www.destatis.de/jetspeed/portal/cms/Sites/destatis/Internet/DE/Presse/pm/2010/08/PD10__280__23631,templateId=renderPrint.psml [02.02.2012].

Statistisches Bundesamt (Hrsg.) (2011). Pflegestatistik 2009. Pflege im Rahmen der Pflegeversicherung. Deutschlandergebnisse. Verfügbar unter: http://www.destatis.de/jetspeed/portal/cms/Sites/destatis/Internet/DE/Content/Publikationen/Fachveroeffentlichungen/Sozialleistungen/Pflege/PflegeDeutschlandergebnisse5224001099004,property=file.pdf [02.02.2012].

Steinberg, M., Sheppard, J.-M., Tschanz, J. T., Norton, M. C., Steffens, D. C., Breitner, J. C. S. et al. (2003). The incidence of mental and behavioral disturbances in dementia: the cache county study. *The Journal of Neuropsychiatry and Clinical Neurosciences, 15* (3), 340–345.

Strauss, M. E. & Sperry, S. D. (2002). An Informant-Based Assessment of Apathy in Alzheimer Disease. *Neuropsychiatry, Neuropsychology, and Behavioral Neurology, 15* (3), 176–183.

Stuck, A. E., Walthert, J. M., Nikolaus, T., Büla, C. J., Hohmann, C. & Beck, J. C. (1999). Risk factors for functional status decline in community-living elderly people: A systematic literature review. *Soc Sci Med, 48* (4), 445–469.

Suominen, M., Muurinen, S., Routasalo, P., Soini, H., Suur-Uski, I., Peiponen, A. et al. (2005). Malnutrition and associated factors among aged residents in all nursing homes in Helsinki. *European journal of clinical nutrition, 59* (4), 578–583.

SWA e. V. – Verein für Selbstbestimmtes Wohnen im Alter (Hrsg.) (2006). Qualitätskriterien für ambulant betreute Wohngemeinschaften für Menschen mit Demenz: Eine Orientierungs- und Entscheidungshilfe (3. überarbeitete Auflage). Berlin: o.V.

Tadaka, E. & Kanagawa, K. (2007). Effects of reminiscence group in elderly people with AD. *Geriatr Gerontol Int*, (7), 167–173.

Tannen, A., Schütz, T., Dassen, T., van Nie–Visser, N., Meijers, J. & Halfens, R. (2008). Mangelernährung in deutschen Pflegeheimen und Krankenhäusern ± Pflegebedarf und pflegerische Versorgung. *Aktuel Ernaehr Med* (33), 177–183.

te Boekhorst, S., Depla, M. F., Lange, J. de, Am Pot & Eefsting, J. A. (2009). The effects of group living homes on older people with dementia: a comparison with traditional nursing home care. *Int J Geriatr Psychiatry, 24* (9), 970–978.

Testad, I., Aasland, A. M. & Aarsland, D. (2007). Prevalence and correlates of disruptive behavior in patients in Norwegian nursing homes. *Int J Geriatr Psychiatry, 22* (9), 916–921.

Torres, A., Giacometti, G., Pozzobon, G., Stevanato, A., Foscaro, G., Roberti, R., et al. (2005). The assessment of the nutritional status and risk profile of elderly residents. *Assistenza Infermieristica e Ricerca, 24* (3), 116–120.

Tsokos, M., Heinemann, A. & Püschel, K. (2000). Pressure sores: epidemiology, medico-legal implications and forensic argumentation concerning causality. *International Journal of Legal Medicine, 113* (5), 283–287.

van Dijk, P. T., Dippel, D. W. & Habbema, J. D. (1991). Survival of patients with dementia. *J Am Geriatr Soc, 39* (6), 603–610.

van Doorn, C., Gruber-Baldini, A. L., Zimmerman, S., Hebel, J. R., Port, C. L., Baumgarten, M. et al. (2003). Dementia as a Risk Factor for Falls and Fall Injuries Among Nursing Home Residents. *Journal American Geriatrics Society, 51* (9), 1213–1218.

van Dröes, R. M., Breebaart, E., Ettema, T. P., Tilburg, W. & Mellenbergh, G. J. (2000). Effect of Integrated Family Support Versus Day Care Only on Behavior and Mood of Patients With Dementia. *International Psychogeriatrics, 12* (1), 99–115.

van Myers, A. H., Baker, S.P., Natta, M.L., Abbey, H., Robinson, E.G. (1991). Risk factors associated with falls and injuries among elderly institutionalized persons. *American Journal of Epidemiology, 133* (11), 1179–1190.

VBVG – Vormünder- und Betreuervergütungsgesetz vom 21. April 2005 (BGBl. I S. 1073, 1076), das durch Artikel 53 des Gesetzes vom 17. Dezember 2008 (BGBl. I S. 2586) geändert worden ist.

Verbeek, H., van Rossum, E., Zwakhalen, S.M., Kempen, G.I. & Hamers, J.P. (2009). Small, homelike care environments for older people with dementia: a literature review. *IntPsychogeriatr*, 21(2), 252–264.

Verbeek, H., van Zwakhalen, S. M. G., Rossum, E., Ambergen, T. & Kempen, G. (2010). Small-scale, homelike facilities versus regular psychogeriatric nursing home wards: a cross-sectional study into residents' characteristics. *BMC Health Services Research, 10*, 30.

Verbeek, H., Zwakhalen, S.M., van Rossum, E., Kempen, G.I. & Hamers, J.P. (2011). Alternative Wohnformen für ältere Menschen mit Demenz – Ein internationaler Vergleich. *Praxis Klinische Verhaltensmedizin und Rehabilitation*, (89), 74–82.

Volicer, L. (2007). Family Member Perception of Quality of Their Visits With Relatives With Dementia: A Pilot Study. *Journal of the American Medical Directors Association*, 8, 166–172.

Volkert, D. (1997). Ernährung im Alter. Wiesbaden: Quelle & Meyer Verlag & Co.

Wagner, M., Schütze, Y. & Lang, F. R. (1996). Soziale Beziehungen alter Menschen. In K. U. Mayer & P. B. Baltes (Hrsg.), *Die Berliner Altersstudie*. Berlin: Akademie Verlag.

Wahl, H.-W. & Schneekloth, U. (2007). Der Hintergrund: Forschungen zur Lebensführung in stationären Einrichtungen. In: Schneekloth U. & Wahl H.-W. (Hrsg.). *Möglichkeiten und Grenzen selbständiger Lebensführung in stationären Einrichtungen (MuG IV)*. *Demenz, Angehörige und Freiwillige, Versorgungssituation sowie Beispielen für „Good Practice"*. Integrierter Abschlussbericht (S. 23–52). München: o.V..

Wang, W. W. & Moyle, W. (2005). Physical restraint use on people with dementia: a review of the literature. *Australian Journal of Advanced Nursing, 22* (4), 46–52.

Wendtke, U. (2006). Selbst verwaltete Wohn- und Betreuungsgemeinschaften. Blätter der Wohlfahrtspflege, 1, 11–14.

Wetzels, R. B., Zuidema, S. U., Jonghe, J. F. de, Verhey, F. R. & Koopmans, R. T. (2010). Determinants of quality of life in nursing home residents with dementia. *Dement Geriatr Cogn Disor, 29* (3), 189–197.

Wetzels, R. B., Zuidema, S. U., Jonghe, J. F. M. d., Verhey, F. R. J. & Koopmans, R. T. C. M. (2010). Determinants of Quality of Life in Nursing Home Residents with Dementia. *Dementia and Geriatric Cognitive Disorders*, 29, 189–197.

Weyerer, S. (2005). Altersdemenz. Gesundheitsberichterstattung des Bundes: Heft 28. (Robert Koch-Institut, Hrsg.). Berlin: Oktoberdruck.

Weyerer, S., & Schäufele, M. (2009). Herausforderung durch die Demenzkrankheiten: Epidemiologische Versorgungssituation, psychosoziale und ökonomische Folgen. In G. Stoppe & G. Stiens (Eds.), Niedrigschwellige Betreuung von Demenzkranken: Grundlagen und Unterrichtsmaterialien. Grundlagen und Unterrichtsmaterialien. Stuttgart: Kohlhammer. 15–28

Weyerer, S. & Bickel, H. (2007). Epidemiologie psychischer Erkrankungen im höheren Lebensalter. Grundriss Gerontologie. Band 14. Stuttgart: Kohlhammer.

Weyerer, S., Schäufele, M. & Hendlmeier, I. (2005). Besondere und traditionelle stationäre Betreuung demenzkranker Menschen im Vergleich. *Zeitschrift für Gerontologie und Geriatrie, 38* (2), 85–94.

Weyerer, S., Schäufele, M. & Hendlmeier, I. (2007). Demenzkranke Menschen mit Verhaltensauffälligkeiten in der segregativen und teilsegregativen Versorgung: Ergebnisse zu Neuaufnahmen in der besonderen stationären Dementenbetreuung in Hamburg. In: Gutzmann, D. L., Haupt, H., Kortus, M., Wolter, D., Teising M. (Hrsg.). Alt und Psychisch Kranke (S. 464–475). Stuttgart: Kohlhammer.

Weyerer, S., Schäufele, M. & Hendlmeier, I. (2010). Evaluation of special and traditional dementia care innursing homes: results from a cross-sectional study in Germany. *International Journal Geriatric Psychiatry*, 25, 1159–1167.

Weyerer, S., Schäufele, M., Hendlmeier, I., Kofahl, C. & Sattel, H. (2006). Demenzkranke Menschen in Pflegeeinrichtungen. Besondere und traditionelle Versorgung im Vergleich. Stuttgart: Kohlhammer.

Weyerer, S., Schäufele, M., Hendlmeier, I., Kofahl, C., Sattel, H., Jantzen, B. et al. (2004). Evaluation der Besonderen Stationären Dementenbetreuung in Hamburg (Bundesministerium für Familie Senioren Frauen und Jugend, Hrsg.). Mannheim: Zentralinstitut für Seelische Gesundheit (Internetversion). Verfügbar unter: http://www.bmfsfj.de/RedaktionBMFSFJ/Abteilung3/Pdf-Anlagen/besondere-station_C3_A4re-dementenbetreuung,property=pdf,bereich=,rwb=true.pdf [02.02.2012].

White, H., Pieper, C. & Schmader, K. (1998). The association of weight change in Alzheimer's disease with severity of disease and mortality: a longitudinal analysis. *Journal of the American Geriatrics Society, 46* (10), 1223–1227.

Wimo, A. & Prince, M. (2010). World Alzheimer Report 2010 – The Global Economic Impact of Dementia. Alzheimer's Disease International (Hrsg.). London: o.V.

Wimo, A., Adolfsson, R. & Sandman, P. O. (1995). Care for demented patients in diffrent living conditions: Effects on cognitive function, ADL-capacity and behaviour. *Scandinavian Journal of Primary Health Care, 13* (3), 205–210.

Wimo, A., Winblad, B., Stöffler, A., Wirth, Y. & Möbius, H. J. (2003). Resource Utilisation and Cost Analysis of Memantine in Patients with Moderate to Severe Alzheimer's Disease. *Pharmacoeconomics, 21* (5), 327–340.

Winter-von Lersner, C. (2006). Soziale Beziehungen im Alter. Eine gerontologisch-epidemiologische Vergleichsstudie an in natürlichen Lebensumwelten und in Heimen lebenden Menschen. *Hallesche Beiträge zu den Gesundheits- und Pflegewissenschaften*, 5 (4), 1–69.

Wirth, R., Bauer, J. & Sieber, C. C. (2007). Cognitive function, body weight and body composition in geriatric patients. *Z Gerontol Geriatr* (40), 13–20.

Wittchen, H. (2005). Psychische Störungen in Deutschland und der EU Größenordnung und Belastung. Pressemitteilung vom 01.12.2005 der Technische Universität Dresden.

Wohlfahrtswerk für Baden-Württemberg (Hrsg.). (2007). Evaluationsstudie Wohngemeinschaften für ältere Menschen mit Pflegebedarf in Baden-Württemberg. Stuttgart: Wohlfartswerk für Baden-Württemberg.

Wojnar, J. (2001). Versorgungsrealität: Qualitätsanforderungen und Umsetzungsprobleme. In: BMFSFJ (Hrsg.). Qualität in der Stationären Versorgung Demenzkranker. Dokumentation eines Workshops. Schriftenreihe des Bundesministeriums für Familie, Senioren, Frauen und Jugend: Bd. 207.2 (S. 41–57). Stuttgart: W. Kohlhammer.

Wolf-Klein, G. P. & Silverstone, F. A. (1996). Weight loss in Alzheimer's disease: an international review of the literature. *Int Psychogeriatr* (6), 135–142.

Wolf-Klein, G. P., Silverstone, F. A. & Levy, A. P. (1992). Nutritional patterns and weight change in Alzheimer patients. *Internatwnd Psychogeriatrics, 4* (1), 103–118.

Wolf-Ostermann K (2007). *Berliner Studie zu WG für pflegebedürftige Menschen*. Alice Salomon Hochschule Berlin (Hrsg.), Berlin: o.V. Verfügbar unter: http://www.asfh-berlin.de/hsl/freedocs/181/Berliner_Studie.pdf [02.02.2012].

Wolf-Ostermann, K. (2011a). Editorial – Themenschwerpunkt Ambulant betreute Wohngemeinschaften. *Praxis KlinischeVerhaltensmedizin und Rehabilitation, 89* (2), 71–73.

Wolf-Ostermann, K. (2011b). Ambulant betreute Wohngemeinschaften für Menschen mit Pflegebedarf. Die Berliner Studie zur outcomebezogenen Evaluation der gesundheitlichen Versorgung von Menschen mit Demenz (DeWeGE). Informationsdienst Altersfragen. 38(3): 5–10.

Wolf-Ostermann, K. &. Fischer T. (2010). Mit 80 in die Wohngemeinschaft — Berliner Studie zu Wohngemeinschaften für pflegebedürftige Menschen. *Zeitschrift für Pflegewissenschaft* (05), 261–272.

Wolf-Ostermann, K., Worch, A., Fischer, T., Wulff, I. & Gräske, J. (2012). Health Outcomes and Quality of Life of Residents of Shared-Housing Arrangements Compared to Residents of SpecialCare Units – Results of the Berlin DeWeGE-study. *Journal of Clinical Nursing*. Epub first

Wolf-Ostermann, K., Worch, A., Wulff, I., Gräske, J. (2011). Ambulant betreute Wohngemeinschaften für pflegebedürftige ältere Menschen – Angebots- und Nutzerstrukturen. Praxis Klinische Verhaltenstherapie und Rehabilitation. 89 (2), 83–96.

Wood, S., Cummings, J. L., Hsu, M.-A., Barclay, T., Wheatley, M. V., Yarema, K. T. & Schnelle, J. F. (2000). The Use of the Neuropsychiatric Inventory in Nursing Home Residents: Characterization and Measurement. *American Journal of Geriatric Psych*, 8, 75–83.

Woods, R. (1996). Institutional Care. In: Woods, R. (Hrsg.). *Handbook of the clinical psychology of ageing*. (S. 369–398). Chichester: John Wiley&Sons.

Worch, A., Gräske, J., Dierich, K. & Wolf-Ostermann, K. (2011). Wissensbasierte Qualitätsindikatoren zur Verbesserung gesundheitsbezogener Zielgrößen für Menschen mit Demenz in ambulant betreuten Wohngemeinschaften. *Praxis Klinische Verhaltensmedizin und Rehabilitation, 89* (2), 137–51.

WTG – Gesetz über Selbstbestimmung und Teilhabe in betreuten gemeinschaftlichen Wohnformen (Wohnteilhabegesetz) in der Fassung vom 03.07.2010 (GVBl. Seite 285)

Wulff, I., Gräske, J., Fischer, T., Wolf-Ostermann, K., (2011). Versorgungsstrukturen für ältere, pflegebedürftige Menschen mit und ohne Vorliegen einer Demenzerkrankung im Vergleich zwischen ambulant betreuten Wohngemeinschaften und Spezialwohnbereichen vollstationärer Einrichtungen. *Praxis Klinische Verhaltenstherapie und Rehabilitation, 89* (2), 97–105.

Wurm, S. & Tesch-Römer, C. (2006). Gesundheit, Hilfebedarf und Versorgung. In: Tesch-Römer C., Engstler, H. & Wurm, S. (Hrsg.). *Altwerden in Deutschland. Sozialer Wandel und individuelle Entwicklung in der zweiten Lebenshälfte*. 1. Aufl. (S. 329–383). Wiesbaden: VS Verl. für Sozialwiss.

Ziegler, U. & Doblhammer, G. (2009). Prävalenz und Inzidenz von Demenz in Deutschland – Eine Studie auf Basis von Daten der gesetzlichen Krankenversicherungen von 2002: Diskussionspapier. (Rostocker Zentrum zur Erforschung des Demografischen Wandels, Hrsg.) Verfügbar unter: http:// www.rostockerzentrum.de/publikationen/rz_diskussionpapier_24.pdf [02.02.2012].

Zuidema, S. U., Derksen, E., Verhey, F. R. J. & Koopmans, R. (2007c). Prevalence of neuropsychiatric symptoms in a large sample of Dutch nursing home patients with dementia. *International Journal of Geriatric Psychiatry, 22,* 632–638.

Zuidema, S. U., Jonghe, J. F. de, Verhey, F. R. J. & Koopmans, R. T. (2007a). Neuropsychiatric Symptoms in Nursing Home Patients: Factor Structure Invariance of the Dutch Nursing Home Version of the Neuropsychiatric Inventory in Different Stages of Dementia. *Dement Geriatr Cogn Disord,* (24), 169–176.

Zuidema, S., Koopmans, R. & Verhey, F. (2007b). Prevalence and predictors of neuropsychiatric symptoms in cognitively impaired nursing home patients. Journal of Geriatric Psychiatry and Neurology, 20 (1), 41–49.

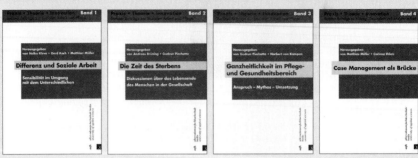
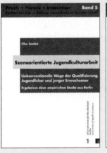
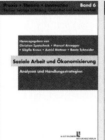
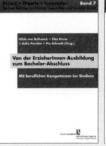
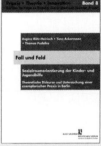
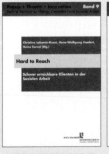
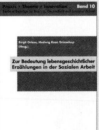
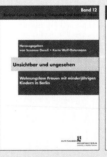